KB065231

하비 다이아몬드 박사의

자연치유 불변의 법칙

하비 다이아몬드 박사의

자연치유 불변의 법칙

독소가 빠지면 비만과 질병은 저절로 사라진다

하비 다이아몬드 지음 | 이문희 · 강신원 번역

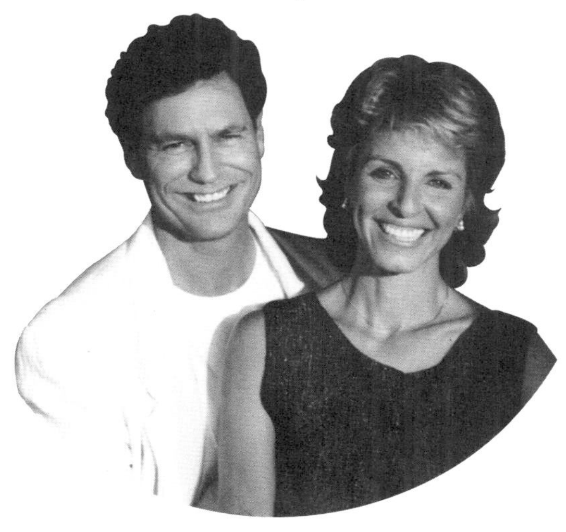

사이몬북스

Fit for Life 2 : Living Health

추천사

'코로나19, 제대로 알면 별거 아니에요'라고 외쳤던, 저 역시 이 주제로 이야기를 풀어갑니다. 지금 인류는 코로나바이러스 감염증(COVID-19)에 눈과 귀가 쏠려 있습니다. 잘 움직이던 공장을 멈춰 세우고 비행기 시동을 꺼버리며 인류 모두는 공포에 숨죽이며 지내고 있습니다. 직경 60에서 140나노미터에 불과한 이 작디작은 바이러스 때문에요.

사람들은 치료약과 예방약을 목을 빼고 기다립니다. 그러나 그런 약은 존재하지 않으며, 발명을 해도 곧 무용지물이 될 겁니다. 바이러스는 아주 빠르게 진화하는 특성이 있고, 항생제에 내성을 보이는 균이 출현하기 때문이지요. 인플루엔자의 경우, H1N1(1918년), H2N2(1957년, 110만 명 사망), H3N2(1968년, 일명 홍콩 독감, 100만 명 이상 사망), 돼지 독감(2009년) 등 주기적으로 새로운 아형이 출현해왔으며, 미국에서만 매년 1만 명 정도 사망하며, 2018년에는 8만 명 가량 사망했습니다.

그럼 어떻게 해야 할까요? 속수무책으로 포기하고 절망할까요? 이 책 속에 답이 있습니다. 완전하고 영원히 지속되는 예방법이자 치유법, 자연치유 불변의 법칙이지요. 이 법칙은 건강한 다이어트, 암과 심장병과 당뇨병 등 모든 기저 질병의 예방과 치료에 대한 답이기도 합니다. 그래서 이 책은 엄중한 이 시기에 때마침 신의 선물이구나 하는 생각이 들어 무척 반갑고 고마웠지요. 지금이라도 이 책에 담긴 선물을 받길 간절히 바랍니다.

자연치유의 법칙은 예외가 없습니다. 뿌린 만큼 거둡니다. 그래서 불변의 법칙이라는 말이 더 와닿습니다. 자연의 섭리, 자연의 이치, 이 법칙은 누구도 예외가 없습니다. 그래서 COVID-19는 우리에게 호소합니다.

더 늦기 전에 육식을 끊고 순리에 맞는 음식, 자연(햇볕, 숲 등)과 더불어 누리며 살아가라고. 신종 인플루엔자를 포함하여 1970년대에 에이즈와 에볼라, 2003년 SARS, 2012년 MERS, 광우병, COVID-19 등 모든 세계 대유행병은 동물(가금류와 새와 돼지, 침팬지, 낙타, 소, 박쥐, 천산갑 등)에서 기인하기 때문입니다.

공장식 축산과 도살을 중지하면, 값싼 가축사료 생산을 위한 산림파괴를 멈추면, 자연은 회복되고 감염병은 사라지고 더불어 암과 심혈관

질환과 당뇨병도 좋아져 건강해지고 동시에 동물들도 행복해집니다.

인류의 의식이 진보하고 지혜로운 양심적 전문가도 많이 늘어났지만, 아직도 제약회사와 자본의 주장을 그대로 받아들이는 전문가들이 주류인 사회입니다. 자본은 결코 여러분을 위해 상품을 만들거나 정확한 정보를 제공하지 않습니다. 하얀 가운을 입고 담배 광고를 한 의사, 음식은 암이나 심장병과 무관하다고 주장했던 전문가들, 상상이 가나요? 지금은요? 아이템만 바뀌었지 반복됩니다.

DDT, 모유 대신 분유, 가습기 살균제, 요즘 이슈가 되고 있는 GMO, 그리고 자궁경부암 백신 등에는 모두 전문가의 소견이 밑바탕이 됩니다. 지금도 탄수화물이 당뇨병의 주범이라고 주류 의사들은 외칩니다. 아닙니다. 당뇨병의 주범은 동물성 식품('동물성' 단백질과 '동물성' 지방)입니다.

천재 과학자 아인슈타인은 '과학이 과학자에게 생계수단만 아니라면 경이로운 것이다(Science is a wonderful thing if one does not have to earn one's living at it).'라는 말을 남겼습니다. 여러분의 생명을 맡겨왔던 전문가들은 경제와 자본에서 자유로운 사람인가요?

버터에 대해선 관대한 반면, 식초와 발효식품에 관해 엄격한 태도를 보인 일부 책 내용은 제 견해와 다소 다르지만, 그건 중요치 않습니다. 살아온 환경과 문화가 다르기 때문이며, 우리 몸이 선택할 폭이 그리 좁지 않다는 것을 의미할 뿐입니다. 할 수만 있다면 저자가 강조하는 생채식이 가장 좋습니다. 그러나 김치, 된장, 청국장, 집간장 등 수천 년간 먹어온 한민족의 건강한 발효식품도 괜찮고 유용하기도 합니다. 누려도 괜찮습니다. 아는 만큼 보이고, 누릴 수 있습니다. 의료비용을 천문학적으로 늘려도 암, 고혈압, 당뇨병, 치매 등 거의 모든 질병은 늘고 있습니다. 의사인 저는 20년 전 다행히 현재의 진료실엔 답이 없다는 사실을 깨닫고 모두가 선망하는 청진기를 놓아 보냈고 대신 자연치유를 택했습니다. 이후 연례행사였다시피 한 감기, 만성 축농증과 중이염 재발이 없어졌습니다. 고등학교 몸매로 날씬해졌고 (3개월 만에 약 17kg 감량) 모든 증상이 저절로 사라졌습니다. 그러나 여러분은 지금까지 그 보물을 밀쳐놓았고 그래서 지금 COVID-19에 발목을 잡혀 있고 각종 질병으로 신음하고 있는 것입니다.

늦지 않았습니다. 지금이라도 자기 호주머니에서 꺼내 누리십시오. 오직 여러분 자신만이 자기 몸의 전문가입니다. 몸이 들려주는 소리에 진지하게 귀 기울이십시오. 증상이나 질병은 우리 몸이 해독하는(살고자 노력하는) 자연스런 반응입니다. 여러분 몸은 완전합니다. 고통스럽다고 증상을 잠재우는 데만 빠지지 말고 왜 이런 현상이 일어났는지 자기 삶을 들여다보십시오. 그럼 더 빠르게 가라앉을 겁니다. 더구나 이 책 같은 올바른 안내서들이 있으니 우리는 정말 행운아입니다. 온 우주에 건강과 평화가 깃들길 바랍니다.

지리산 자락에서, 농부의사 임동규 드림

● **현미채식하는 농부의사 임동규**

가정의학과 전문의, 〈내 몸이 최고의 의사다〉 저자,

'채식평화연대' 자문위원, '베지닥터' 이사, '안전한 예방접종을 위한 모임' 자문위원

채식평화연대(네이버) https://cafe.naver.com/vegpeace

자연치유와 성찰(다음) http://cafe.daum.net/naman4

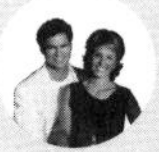

차례

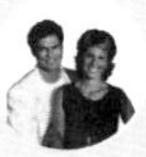

차례

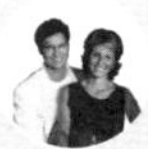

●●●

FIT FOR LIFE
LIVING HEALTH

●●●

서문

나의 남편 하비 다이아몬드를 소개합니다

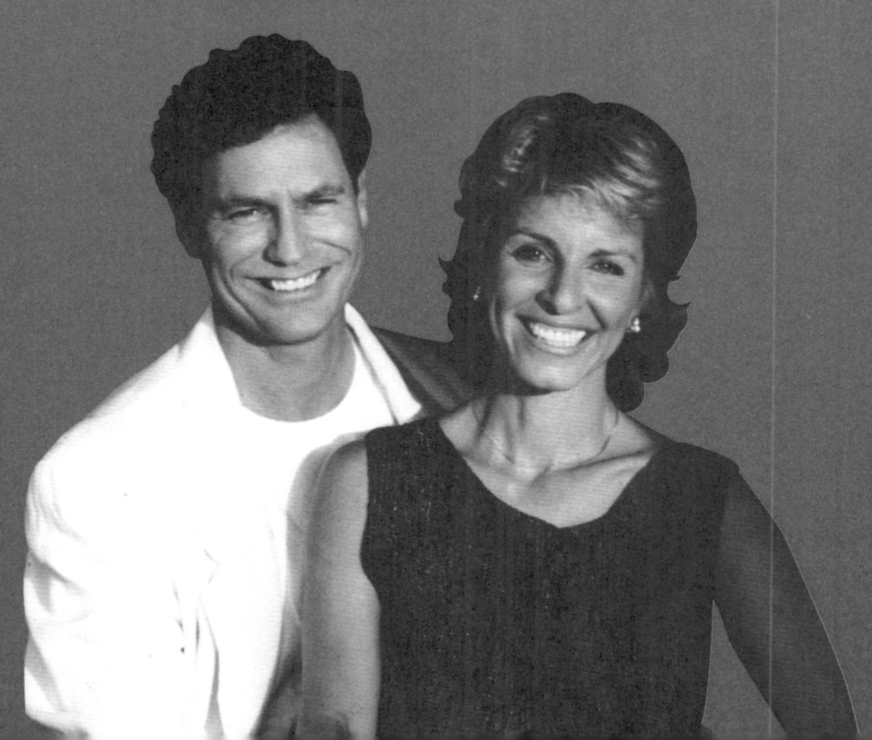

●●●

나는 병원의 힘을 빌리지 않고 자연분만으로 아들을 낳았습니다. 진통시간은 겨우 1시간 20분에 불과했습니다. 그 짧은 진통 끝에 우리 집에서 아들이 태어났습니다. 프로그램을 실천하면서, 임신 중 경험한 그 에너지는 나도 믿기 힘들 정도였습니다.

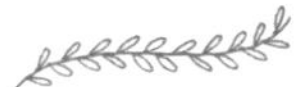

수십 년 전에 있었던 일입니다. 캘리포니아 베니스Venice라는 해안 도시의 건강식품 매장 앞 잔디밭에 앉아 처음으로 하비와 얘기를 나누던 31살의 나는 아프고 절박했습니다. 당시 나는 소화기관의 경련으로 20년 넘게 고생해오고 있었습니다. 배 속이 타들어가고 찌르는 듯한 격렬한 통증을 아직도 생생히 기억하고 있습니다. 10대 때에는 몸이 너무 힘들어 데이트나 학교 댄스파티에서 자리를 지키지 못하고 화장실로 달려갔습니다. 고통이 너무 심해 바닥에 누워버리는 일도 잦았습니다. 그 고통은 대학 때까지 이어져 다들 즐기는 사교활동에도 거의 참가할 수가 없었습니다.

그러다 보니 짜증과 화가 많아지고 대인관계에도 문제가 생겼습니다. 그러다가 20살 때 병원에 입원해 수술 받을 일이 생겼습니다.

위나 소화기관의 문제가 아니라 만성적 '무릎뼈 탈골' 때문이었습니다. 무릎뼈 탈골이란 무릎뼈가 제 위치에 있지 않고 오른쪽 또는 왼쪽으로 벗어난 상태를 말합니다. 육류, 유제품, 달걀의 비중이 높은 미국표준식단Standard American Diet, SAD을 충실하게 따르는 '골고루 식단' 덕분에, 내 두 무릎은 칼슘결핍이 심각했고 결국 수술대에 오를 수밖에 없었습니다.

내가 병원치료의 실상을 눈으로 똑똑하게 경험하게 된 건 바로 그 수술 덕분이었습니다. 뉴욕시의 재정지원을 받는 한 공공병원(뉴욕의과대학 부속병원)에서 나는 고통의 현장을 직접 목격했습니다. 당시의 충격은 지금도 여전히 남아 있습니다. 내 수술을 담당한 의사는 남아프리카 출신의 무릎 전문의였는데, 다른 병원에서는 허락되지 않는 수술을 집도하는 의사였습니다. 그런 사정 덕분에 나는 민간병원에 갈 형편이 못 되는 가난한 사람들이 겪어야 하는 일을 직접 볼 기회를 얻게 된 것입니다. 그 병원에서 내가 목격한 장면들은 평생 내게 영향을 미쳤습니다.

그 공공병원의 병상들은 너무 빽빽이 정렬돼 있어서 환자들이 손을 뻗으면 실제로 서로 손이 닿을 정도였습니다. 병실은 음울하고 답답했습니다. 해야 할 일에 비해 일하는 사람의 숫자가 너무 부족했습니다. 당연히 환자들은 제대로 돌봄을 받을 수 없었습니다. 환자들이 아무리 도움을 요청해도 돌아오는 건 진정제, 진통제, 안정제 따위였습니다. 아주 중병의 환자가 아니면, 동료환자들이 다른 환자를 위해

변기를 가져오거나 비우거나 하는 식으로 부족한 일손을 도와야 하는 경우도 많았습니다. 천장의 눈부신 불빛과 손바닥만 한 쇠창살 창문, 그 고통이 너울대는 악몽 같은 병실에서 나는 약물에 취해 덫에 갇혀 있는 듯했습니다.

환자에게 공급되는 음식들은 더 지독했습니다. 꼭 전쟁터에서 우편물을 나눠주듯 음식이 우리에게 내던져졌습니다. 병원에서 우리에게 대하는 태도보다 음식 자체가 악몽이었습니다. 기름범벅인 감자샐러드, 딱딱한 잿빛 고기, 흰 빵과 마가린, 묽은 채소통조림, 과일통조림, 퀴퀴한 설탕범벅 디저트 따위가 주요 메뉴였습니다. 이 얼마나 미영양협회에 감사할 메뉴인지, 가슴이 턱턱 막혀왔습니다. 세상에 이런 식이요법으로 어느 누가 몸이 좋아지길 기대할 수 있단 말인가요? 나는 음식을 먹을 수 없어 거의 아사 직전까지 갔습니다. 마침내 내 담당의사는 그 병원에서 치료가 불가능하다고 판단했고, 덕분에 나는 퇴원했습니다. 집에 돌아와 나는 3주 동안 침대에 누워 요양을 하면서 수술과 입원생활의 여파에서 벗어날 수 있었습니다.

그러나 그 무시무시한 경험은 내 인생의 전환점이 되었습니다. 환자의 기본적이고 인간적인 요구사항이 그렇게 간단히 무시되는 의료시스템에 대한 불편함을 도무지 떨쳐낼 수가 없었기 때문입니다. 나는 아무 생각 없이 자행되는 관습적인 현대의학에서 벗어나, 자연치유의 방법을 모색하기로 결심했습니다.

다행히 수술은 식단이 망가뜨린 무릎을 어느 정도 고쳐주었지만, 복통은 계속 이어졌습니다. 어찌어찌 버텨나가고는 있었지만 20대 중반에 이르자 그 고통은 마치 칼로 베이는 듯 심해졌습니다. 그리고 통증은 등으로까지 번져갔습니다. 때로는 몸 가운데가 불타는 것 같았습니다. 유일한 탈출구는 5년을 정기 복용해온 신경안정제 발륨Valium이었습니다. 발륨을 칵테일, 와인, 다른 진통제들과 섞어 먹는 일도 많았고 그 양은 계속 늘어만 갔습니다.

그러던 중 나는 어떤 계기로 뉴욕에서 로스앤젤레스로 이사를 가게 되었습니다. 거기에서 나는 건강에 대한 새로운 생각들을 가지게 되었고 실천하게 되었습니다. 먼저 생활습관을 바꿔나갔습니다. 과일과 채소와 통곡물을 먹고, 술을 줄이고, 약물을 끊기 시작했습니다. 나는 약물중단 후 겪게 될 고통스러운 금단증상들을 전혀 생각지 못한 채 발륨 복용을 중단했습니다. 정신이 극도로 혼란스럽고 우울해졌습니다. 복통도 도저히 견딜 수 없을 정도로 심해졌습니다. 그것은 마치 마약중독자가 단번에 마약을 끊었을 때 나타나는 금단증상과 같은 것이었습니다.

그날, 그러니까 하비와 잔디밭에 앉아 세상 그 어디서도 본 적 없는 그의 맑고 푸른 눈을 들여다보고 있었을 때, 나의 건강은 최악의 상태였습니다. 내 몸은 육체적으로 무너지고 있었고, 정신적으로도 난파상태였습니다. 그러나 하비의 눈과 햇볕에 그을린 부드러운 그의 피부에서, 살면서 한 번도 본 적 없는 깨끗한 광채를 보았습니다.

그에게서는 생기가 흘러넘쳤습니다. 그것은 완벽한 모습이었습니다. 거기에다 내겐 너무 생소한, 삶에 대한 경쾌함까지 그는 보여주었습니다. 그날 내가 목격한 그 건강함과 경쾌함은 너무 낯설어 압도감과 위협감까지 느껴졌습니다. 그럼에도 불구하고 그의 광채는 나를 유혹했고, 나는 직감적으로 그 광채를 따라가야 한다고 직감했습니다.

그가 10대 때에는 깡마른 소년이었다는 사실에 놀랐고, 20대 때에는 우중충한 뚱보였다는 사실에 또 한 번 놀랐습니다. 나는 하비를 따라 하고 싶었습니다. 그 당시 내게 그 어느 것보다 간절했던 것은 하비가 배운 것을 그대로 따라 하는 것이었습니다. 하비에게서 본 바로 그 내면의 자신감과 넘치는 건강의 광채로 나도 빛나고 싶었습니다. 하비가 그 해답을 알려주리라는 것을 나는 알았습니다. 우리는 거의 모든 시간을 함께 보냈고, 나는 의사나 병원에 내 몸을 맡기지 않고, 나 스스로 내 건강을 관리할 수 있음을 깨우쳤습니다. 내 몸 안에 의사가 있다는 사실을 깨닫게 되었습니다. 2달 후 하비와 나는 우리의 첫 만남의 장소이자 하비의 일터였던 그 건강식품 매장에서 결혼식을 올렸습니다. 그 예식은 이슬 머금은 신선한 과일과 채소로 둘러싸인 이른 아침의 촛불의식이었습니다.

결혼식 장소는 앞으로 함께할 우리의 삶이 내게 무얼 가져다줄지 분명히 암시하고 있었습니다. 그럼에도 불구하고 처음 몇 년은 우리의 힘과 인내를 테스트하는 고통스러운 일들이 많았습니다. 첫해에는 내가 성인이 된 후 장기간 복용했던 약물들의 독성을 제거하는 해독작용의 금단증상들이 내 몸에서 일어났습니다. 그러면서 내가 겪은 그 극단적 증상들은 나뿐만 아니라 하비에게도 큰 충격이었음은 물론 당연한 일이었습니다. 그 증상들을 이해하는 일은 결코 쉽지 않았습니다. 당시에는 그게 발륨의 금단증상이란 사실을 누구도 몰랐습니다. 오르락내리락하는 회복과정에서 하비가 보여준 그 견고함과 의연함에 나는 끊임없이 놀랐습니다.

이제 그가 어떤 사람인지 나는 압니다. 그 견고함은 바로 인간의 건강과 자연치유에 대한 확신에서 시작된 것입니다. 그때까지도 제도권 밖 대체의학에 불과했던 자연위생학Natural Hygiene은 탄압을 받고 있었습니다. 공식적인 의학이 아니라서 공개적으로 실천하고 비즈니스를 하는 것이 금지되었기 때문입니다. 하비는 그래도 계속 자기 일을 해나갔습니다. 관심을 보이는 모든 사람들에게 자신의 지식을 나누었고 함께 어깨동무를 하며 실천해갔습니다. 처음에는 모두들 반신반의했습니다. 그러나 하비는 확고하게 밀고나갔습니다. 그렇게 계속 지식을 나누고 사람들을 돕다 보면 결국엔 세상이 알아줄 날이 올 거라고 하비는 오히려 나를 다독여주었습니다.

우리는 마침내 〈다이어트 불변의 법칙〉Fit For Life이라는 프로그램을 개발했고 같은 이름의 책을 출간했습니다. 나는 로푸드Raw Food 위주의 자연식물식으로 방향을 틀었고 나를 계속 따라다녔던 복통이 사라졌습니다. 3년 후에는 아기를 가질 수 있을 만큼 몸이 좋아졌습니다.

나는 병원의 힘을 빌리지 않고 자연분만으로 아들을 낳았습니다. 진통시간은 겨우 1시간 20분에 불과했습니다. 그 짧은 진통 끝에 우리 집에서 아들이 태어났습니다. 프로그램을 실천하면서, 임신 중 경험한 그 에너지는 나도 믿기 힘들 정도였습니다. 나는 아이를 위해 책 한 권을 직접 쓰고 그림까지 그렸습니다. 세상에 단 한 권밖에 없는 책이었습니다. 출산 전 1주는 밤낮을 재봉틀 앞에 앉아 소중한 우리 아이를 맞이해줄 퀼트 침대커버를 만들었습니다. 아들을 낳고 나서도 몸 상태가 얼마나 좋았던지, 해산 후 45분 만에 나는 자리에서 일어나 직접 아들 목욕까지 시켰습니다. 믿어지시나요? 수십 년간 망가진 몸으로 살았던 사람에게 그것은 건강이 회복되었다는 사실을 직접 확인하는 중요한 사건이었습니다. 그뿐만 아니라 자연식물식을 실천한 임신 여성이 얼마나 건강하고 강해지는가를 확인해주는 사건이기도 했습니다.

'당신들은 왜 이 일을 하느냐'고 많은 사람들이 내게 묻습니다. 정말로 새로운 삶을 살 수 있는 두 번째 기회가 내게 주어졌기 때문입니다. 이것이 바로 내가 이 일을 하는 이유입니다. 병들어 약을 달고 살며, 아파서 미칠 것 같다면 그건 삶이 아니라 악몽입니다. 과거의 나만큼 아파본 사람, 그리고 정말 하늘의 축복으로 그 문제의 해답을 알게 된 사람이라면 그 해답을 다른 이들과 나누라는 소명을 절대 뿌리칠 수 없을 것입니다. 사람들이 쓸데없이 고통을 당하고 있는 현실에 나는 견딜 수 없습니다. 그래서 나는 이 일을 합니다. 이 일은 하비가 시작한 일이지만 내 일이기도 합니다. 우리는 동지처럼 손잡고 무소의 뿔처럼 앞으로 나갈 것입니다.

하비의 사랑하는 아내 메릴린 Marilyn **씀**

1장

나는 질병을 달고 사는 뚱보였다

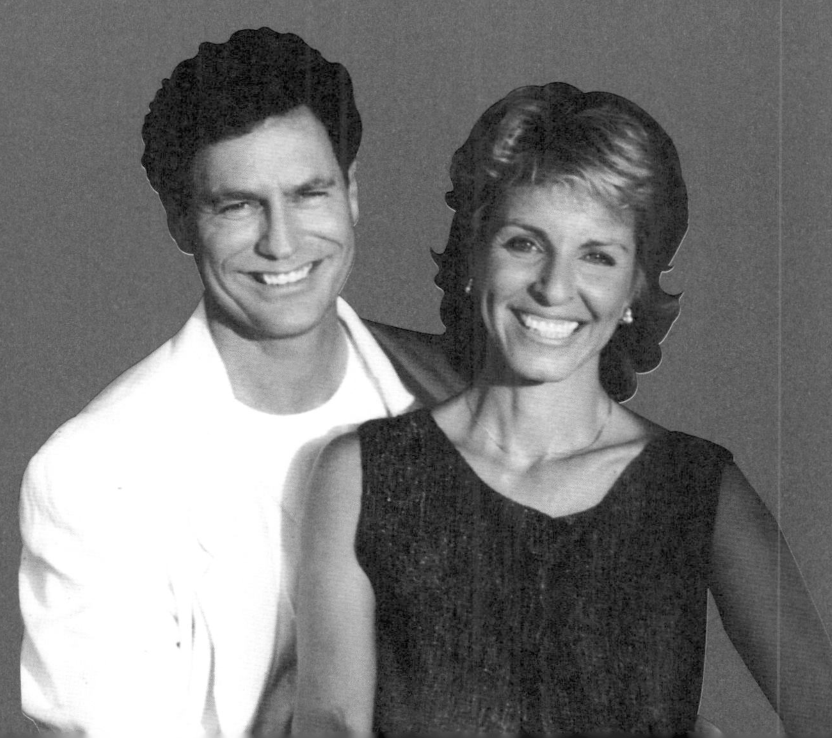

●●●

아버지는 그동안 '입증된 3가지의 과학적 치료법'을 전부 사용해봐야 했다. 위를 잘라내고 장의 상당부분을 잘라내는 수술이 1번 타자였고, 피부 물집을 불러온 방사선치료가 2번 타자였고, 그 끔찍한 고통을 잠재우기 위한 약물들을 맹렬하게 투하하는 화학요법이 3번 타자였다. 그러니까 아버지의 몸은 칼을 사용하는 중세시대의 전쟁과, 2차 세계대전의 방사능전쟁과 화학전의 실험대상이 된 것이다.

● 어릴 땐 기침과 감기를 달고 살았다

나는 태어날 때부터 기침을 했다. 작디작은 몸으로 병원 신생아 침대에 누워서도 기침을 했다. 불행하게도 그 건강상태는 계속해서 나빠져만 갔다. 태어난 지 3주 만에 다시 병원으로 실려가 응급치료를 받기도 했다. 신생아에게 보기 힘든 각종 증세들이 나타났다. 병원에서 처방받은 분유가 심각한 영양결핍이었음이 밝혀졌다. 그로 인해 3주밖에 되지 않은 신생아의 목숨이 날아갈 뻔했다. 내 인생의 출발은 그렇게 험난하게 시작됐다. 이 모든 이야기는 어머니에게서 들은 것들이다.

어린 시절부터 25살 때까지는 무언가를 먹기만 하면 극심한 복통이 찾아왔다. 워낙 일상적인 일이라 먹는 일이 으레 그런 거려니 생각했다. 식사를 하고 디저트를 먹고 나면 복통이 찾아왔고 그 고통을 견디다 잠들곤 했다. 어려서는 복통 때문에 한밤중에 깨서 화장실로 가서, 무릎에 베개를 올려놓은 채 잠드는 일도 잦았다. 그러면 아침에 형제들 중 누군가 나를 발견하고는 '하비가 또 욕실에서 잠을 잤다!'고 외치곤 했다. 나는 배가 아프다는 사실을 아무한테도 알리려 하지 않았다. 얘기를 하면 당장에, 펩토 비스몰Pepto Bismol이라는 소화제를 억지로 먹어야 했기 때문이다. 내게 그 약은 복통보다 더 힘든 악몽이었다. 수만 마리의 모기떼 사이를 알몸으로 통과하는 느낌이라고 하면 지나친 표현일까? 소화제보다 차라리 복통을 택하는 것이 나을 정도였다. 소화제는 나를 치료하는 것이 아니라 극심한 고통에 빠지게 하는 또 하나의 통증에 불과했다.

거기에다 나는 감기까지 달고 살았다. 1년에 3~4차례는 기본이었고 어떤 해는 6차례씩이나 감기를 앓았다. 코 푸는 일도 일상이었다. 장담하건대 그런 나 덕분에 크리넥스Kleenex 주가가 2포인트쯤 상승했으리라. 당시 내 감기는 한 며칠 재채기를 하고 기침을 하거나 코를 풀다 보면 끝나버리는 그런 사소한 종류의 감기가 아니었다. '아, 이러다 죽는구나!' 하는 쪽에 더 가까웠다. 그러니까 뜨거운 샌드페이퍼Sandpaper가 목 안쪽을 벗겨내는 듯한, 그런 거친 기침을 한 번만 더 하면 비명이 터져 나올 것 같은 그런 감기였다. 당신은 상상할 수 없으리라. 기침을 할 때마다 누군가가 각목으로 관자놀이를 후려치는 듯한 그런 감기였다.

약을 너무 많이 먹어서 걷기조차 힘들었던 기억도 있다. 기침약, 코막힘약, 두통약, 코뿔소도 멈춰 세울 정도로 무시무시한 감기약 나이퀼NyQuil까지 복용하고 나면 마치 트럭에 치인 듯한 느낌이었다.

● 20대엔 스모 선수처럼 뚱보였다

중고등학교 시절의 나는 안쓰러울 정도로 마른 아이였다. 그냥 마른 정도가 아니라 그야말로 피골이 상접했다. 아프리카에서 식량부족으로 굶주려 죽어가는 소년을 상상하면 맞을 것이다. 바람이라도 세차게 불라치면 옆에 있는 나무라도 붙잡아야 했다. 나는 지금 과장해서 하는 말이 아니다. 그 시절에는 훗날 내가 뚱보로 변신하리라고는 꿈에도 생각하지 못했다.

18세에서 22세까지는 공군에서 복무했다. 군복무 마지막 해는 베트남에서 보냈는데, 그곳에서 구할 수 있는 음식은 대부분 2차 세계대전에서 사용하다 남긴 통조림이었다. 그런 음식 찌꺼기들은 한밤의 불침번보다 끔찍했다. 나오는 음식들은 주로 전투식량인 C-레이션 통조림이었는데, 파운드케이크나 달걀가루로 만든 스크램블 등이 주류를 이루었다. 1960년대의 전쟁터에서 '제조년도 1944년'이 찍힌 깡통에 담긴 '다진 고기 세트'를 먹어본 적이 없는 사람은 행운아다. 하늘에 감사하라. 유통기한이 없는 수십 년 전의 통조림이라니….

제대 직후 나는 '오늘이 먹을 수 있는 마지막 날'이라는 선고를 받은 사람처럼 먹는 일에 매달렸다. 전쟁의 참상을 목격하면서, 또 내가 태어나기도 전에 제조된 작은 녹색 깡통 속 다진 고기를 먹으면서 생긴 우울증 탓이었다. 입속에 넣을 수 있는 것이면 무엇이든지 닥치는 대로 먹었고 일본의 스모 선수보다 더 빠르게 체중이 늘었다. 한때는 안쓰러울 정도로 말랐던 아이가 90kg을 순식간에 넘겼다. 그리고 그 체중을 다시는 되돌릴 수 없었다. 믿기 힘들었지만, 나는 마침내 뚱보가 되었다. 내가? 한 달 굶은 아이처럼 보였던 내가? 바람이 불면 휘청거리던 그 깡마른 아이가….

깡말랐던 청소년기의 외모도 싫었지만 뚱보가 되어 놀림감이 된 나 자신은 더욱 싫었다. 살은 모두 배꼽 밑에서 무릎 사이에 몰려 있었다. 둥그런 수박에 위로는 두툼한 머리와 팔이 올라와 있고 아래는 무처럼 생긴 다리가 내려와 있는 그런 꼴이었다. 그런 내 모습이 너무 창피했다. 걸을 때면 양 허벅지가 마치 두 마리의 고래처럼 부딪쳤다. 수천수만의 다른 사람들처럼 나도 다이어트라는 회전목마에 올라탔다. 굶어서 빼고 다시 잔뜩 먹고 원점으로 돌아가는…. 매일의 복통, 잦은 감기, 넘치는 체중의 쳇바퀴를 돌리는 나는 결코 행복한 사람일 수 없었다.

● 아버지는 57세에 위암으로 돌아가셨다

그리고 10대 후반, 한 비극적 사건을 통해 새로운 사실을 깨달은 나는 세상 그 무엇도 막을 수 없는 절박함으로 구원의 손길을 찾지 않을 수 없었다. 그 사건은 바로 아버지의 죽음이었다. 그러나 솔직히 말하면 아버지가 돌아가셨다는 사실이 아니라, 아버지가 돌아가신 그 처절한 과정을 내가 직접 눈으로 목격했다는 사실이었다. 아버지는 몇 년에 걸쳐 극심한 복통을 호소하시다가 결국 위암으로 돌아가셨다. 그때 아버지의 나이가 겨우 57세였다.

나는 아버지를 사랑했지만 솔직히 아버지와의 관계가 그리 썩 좋은 것만은 아니었다. 우리는 자주 부딪쳤다. 하지만 분명히 나는 아버지를 깊이 사랑했다. 불행하게도 그 사랑을 한 번도 말하지 못했을 뿐이었다. 나는 아버지가 돌아가시기 몇 달 전 공군에 입대했고, 아버지의 임종 직전에 긴급휴가로 귀가명령을 받았다. 입대 이후 아버지를 한 번도 본 적이 없었다. 집으로 돌아오는 비행기에서 나는 이번이 살아계신 아버지를 보는 마지막 기회이므로, 아버지에게 사랑을 표현해야 한다는 절박함을 가지고 있었다.

아버지에게 무슨 말을 할지 마음속으로 수천 번 되뇌었다. '아버지 사랑해요. 그동안 한 번도 말하지 않았지만 이제 말씀드려요. 아버지, 그동안 무슨 일이 있었던 간에 아버지를 진심으로 사랑해요….' 슬픔을 안고 병원에 도착할 때만 해도 나는 내 속의 가장 내밀한 사랑을 아버지께 고백하리란 기대에 안도감을 가졌다. 오히려 흥분감도 느꼈다. 병실에 들어설 즈음에는 사실상 흥분상태였다. 오랫동안의 오해와 불만을 내려놓으리라. 거침없이 사랑을 쏟아 내리라. 아버지를 끌어안고 그 오해의 세월을 이제는 보상하리라.

쿵쾅거리는 심장과 가슴 깊숙한 곳에서 솟아오르는 수만 가지 감정을 안고 병실에 들어서는 순간…, 나는 충격을 받아 어쩔 줄 몰라 했다. 그 순간 내가 받은 충격은 아마 두 팔을 들어 올려 불타는 쇠스랑을 내 가슴에 꽂으려는 악마를 본 것보다 더했을 것이다. 나는 아버지와 상봉하는 데에 긍정적인 측면들만 생각하고 있었다. 내가 군에 입대한 후 몇 달 동안 아버지가 겪어야 했던 일을 나는 모르고 있었다.

아버지는 그동안 '입증된 3가지의 과학적 치료법'을 전부 사용해봐야 했다. 위를 잘라내고 장의 상당부분을 잘라내는 수술이 1번 타자였고, 피부 물집을 불러온 방사선치료가 2번 타자였고, 그 끔찍한 고통을 잠재우기 위한 약물들을 맹렬하게 투하하는 화학요법이 3번 타자였다. 그러니까 아버지의 몸은 칼을 사용하는 중세시대의 전쟁과, 2차 세계대전의 방사능전쟁과 화학전의 실험대상이 된 것이다. 아버지는 듣지도 못하고 보지도 못하고 말하지도 못하는 껍질만 남은 새우처럼 오그라들어 있었다.

나는 충격과 놀라움에 휩싸여 그냥 그 자리에 서 있었다. 어머니는 아버지의 귀에 대고 고함을 내질렀다. "여보, 하비가 왔어요. 하비가 당신을 보러 왔어요." 거대한 파도에 강타당한 난파선처럼, 난 아버지께 그토록 하고 싶었던 사랑한다는 말을 할 수 없었다. 나는 여기에서 솔직하게 말하겠다. 아버지의 그 허물어지고 뒤틀린 몸을 보는 순간 배 속 깊은 곳에서부터 메스꺼움이 올라왔다. 울부짖으며 토악질을 하며 나는 병실에서 뛰쳐나왔다. 그날이 내가 아버지를 본 마지막 날이었다. 암은 결국 아버지의 생명을 앗아갔다. 병원에서 그렇게 당연시 여기던 '입증된 과학적 치료'는 한 인간으로서의 존엄성을 빼앗아갔고, 아버지는 그렇게 떠나셨다. 그 마지막 아버지의 모습은 마치 인두로 지진 듯 내 가슴속에 검은 자국을 남겼다.

● 서양의학은 정답이 아니었다

그 후 몇 년에 걸쳐 나는 밤마다 화들짝 놀라 잠에서 깨곤 했다. 땀은 웅덩이를 이루고 목구멍 속에선 심장이 쿵쾅거리고, 두려움에 떨며 나는 그날 죽음의 병상에 누워 있던 아버지의 모습을 다시 보았다. 그때 나도 아버지와 똑같은 운명을 맞게 되리라는 확신이 들었다. 왜 아니겠는가? 그 모든 증상이 나한테도 있었으니까 말이다. 과연 내 기분이 어떠했는지 이 책을 읽고 계신 당신도 짐작하리라. 우리 아버지는 위암으로 돌아가시기 전 극심한 위통을 호소했고, 나 또한 매일매일 격렬한 위통에 시달렸다. 그때 내 나이 겨우 스물다섯, 그 젊고 푸릇한 나이에 내 머릿속에 가득 찬 것은 결혼이나 돈이나 성공이 아니었다. 암과 통증이 닥쳐오리라는 고통이었다. 거기다가 몸도 90kg까지 불어나 있었는데, 그 걱정이라는 것도 행운처럼 찾아오는 한두 시간, 그러니까 위가 아프지 않은 시간이 생겨야 가능했다.

그런데 갑자기 화가 나기 시작했다. 정확히 무엇인지 모른다. 꼭 집어 말할 수 있는 무엇이 아니었다. 갑자기, 상황이 나빠지길 기다리는 무기력한 피해자 같은 느낌 대신 화가 치밀었다. 그 모든 현실이 엉망진창이었기 때문이다. 그러니까 복통, 감기, 끊임없는 다이어트, 암의 악령에 나는 화가 치밀었다. 내가 정말 또 한 명의 암환자가 된다면 분명 결투가 벌어지리라. 실제로 나는 하늘에 맹세했다. 그런 일이 벌어지게 하지 않으리라. 눈으로 뻔히 볼 수 있는 이 파국을 막기 위한 일이라면 무슨 일이든 하리라.

나는 모든 것을 벗어던지고 오직 건강연구에 매진했다. 흥미로워지기 시작했다. 장기전이 되리라는 걸 예감하고 있었다. 그러나 나는 희망을 잃지 않았다. 위는 여전히 아팠지만 내 태도는 서서히 바뀌고 있었다. 의사가 되겠다는, 암을 정복하겠다는, 수백만의 생명을 구하겠다는 생각들로 가득 찼으며 희망을 갖게 되었다. 내가 내 인생에서 해야 할 일을 처음으로 찾게 된 것이다.

나는 먼저 다양한 기관들을 다니며 어떤 학교에 들어가야 하는지, 연구방향을 어느 쪽으로 잡아야 하는지에 대해 알아보았다. 나는 건강하길 원했고, 그래서 건강에 대해 공부하고 싶었다. 부자가 되고 싶은 사람이 부자가 되는 법을 알려고 가난에 대해 공부할 필요가 있겠는가. 그런데 이 학교 저 학교를 다니며 건강에 대해 공부할 수 있는 최고과정이 어디냐고 물어봐도 들려오는 대답은 매번 똑같았다. 먼저 질병에 대한 공부부터 시작해야 한다는 것이었다. 커리큘럼들은 한결같이 병리학, 그러니까 질병에 대한 강좌들이 주를 이뤘고 건강강좌는 전무했다. 나는 이해할 수 없었다. "그러니까 질병을 연구하는 분야는 있는데 건강처럼 중대한 문제를 연구하는 학문은 없다는 얘깁니까? 왜죠?"

열정이 수그러들기 시작했다. 솔직히 환멸이 느껴지기 시작했다. 하지만 삶이 나한테 이상한 장난을 치고 있다는 느낌을 갖게 된 실제 계기는, 건강을 좋게 하려면 어떻게 나를 관리해야 하는지에 대한 조언을 들으려고 의사들을 만나면서부터였다. 당시 내가 만난 의사들은 대부분 나만큼이나 과체중이었다. 또 많은 경우는 머리가 벗겨지고, 피부가 창백하고, 심지어 흡연자였다. 그래서 나는 무례하게도 '선생님은 선생님의 처방대로 생활하시나요?'라고 묻곤 했다. 그러자 그들은 한결같이 불쾌한 표정으로 '여기서 환자는 내가 아니라 당신이오!'라며 문을 닫고 나가버렸다. '네, 그렇지요, 잘 알겠습니다….'

이 관습에 얽매인 서양의학은 내가 걷고 싶은 길이 아님이 확실해졌다. 그 당시는 인터넷이 없던 시절이라 몸으로 직접 찾아나서야 했다. 하지만 '대체의학'이라는 제목으로 전화번호부를 뒤져본들 관련 학교들을 찾을 수 있을지 자신도 없었다. 그런 곳이 아예 존재하지 않았다는 얘기가 아니다. 듣지도 보지도 못한 산골짜기까지 찾아갈 엄두가 나지 않았다. 전화번호를 안다고 한들 땅덩어리 넓은 미국 전역을 어떻게 헤매야 할지, 그리고 그곳에 정말 진실이 있을지도 장담할 수 없는 노릇이었다. 더 드라마틱하고 강력한 행동이 필요했다.

● 죽음 직전에 현자(賢者)를 만나다

나는 여행을 떠나야겠다고 결심했다. 누군가 내게 말해주었다. "눈과 귀와 마음을 여는 것이 중요하다. 그런 열린 마음으로 돌아다니다 보면 네가 찾고 있는 바로 그것이 너를 찾아올 것이다…." 과연 그랬다. 미국 전역 수천수만km를 여행한 끝에 나는 로스앤젤레스 부근에 있는 산타바버리Santa Barbara에 닿았다. 출발지에서 겨우 150km 떨어진 곳이었다. 그곳은 너무나 아름다운 항구도시였다. 나는 작열하는 태양빛 아래 누워 조용히 죽음을 맞이할 수도 있었으리라. 그러나 수시로 찾아오는 복통은 내가 왜 거기를 찾아갔는지 일깨워주었다.

그리고 얼마 후, 그곳에서 나는 살면서 만나본 사람들 가운데 가장 눈부신 건강을 자랑하는 한 사람을 만났다. 그 놀라운 사람은 내게 자신의 건강에 대한 철학을 소개해주었고, 그 철학은 내 인생을 완전히 바꾸어놓았다. 그 철학은 바로 '자연위생학'Natural Hygiene이었다. 어쩌면 당신은 이렇게 생각할지도 모르겠다. 자연위생학이라…. 양치하고 귀도 씻고 얼굴도 씻고 그런 것인가? 물론 전혀 틀린 질문은 아니다. 그러나 내가 알게 된 자연위생학은 그런 수준을 훨씬 뛰어넘는다.

자연위생학의 역사와 배경에 대해서는 첫 번째 책 〈다이어트 불변의 법칙〉과 〈나는 질병 없이 살기로 했다〉에서 이미 얘기한 바 있다. 나는 그 책들에서 다이어트와 에너지 강화라는 측면에서 자연위생학을 다루었다. 그러나 사실 자연위생학은 그런 수준을 훨씬 뛰어

넘는다. 자연위생학은 다이어트와 건강을 넘어 삶의 전 영역을 커버한다. 그러니까 육체적인 문제뿐 아니라 정신적인 측면까지 관통하고 있다는 말이다. 이러한 접근법을 통해 건강과 장수를 위한 일관되고 단순하고 합리적인 공식을 제시한다. 이것은 복잡하고 난해한 이론이 아니다. 초등학생도 알 수 있을 정도로 단순하다. 한마디로 말해볼까? 그렇다. '몸속의 독소와 노폐물을 제거하면 비만과 질병은 사라진다'는 것이 자연위생학의 핵심이다. 어떤 환경에서도 일관되며 지속 가능한 몸과 자연에 대한 합일점을 주장한다.

나는 마침내 내 삶에서 중대한 의미를 지니게 될 무언가를 찾았다는 사실을 알게 되었다. 그를 처음 만나는 순간 직감적으로 그의 말이 진실임을 깨달았다. 그 사람 자체가 진실이었기 때문이다. 내게 자연위생학을 소개해준 그 사람의 맑은 눈, 빛나는 머리칼, 거의 투명에 가까운 피부, 군더더기 없는 완벽한 몸, 오랜 세월 만나보지 못한 한 생명의 활력이 그의 얼굴과 몸에 모두 나타나 있었다. 나는 그에게 혹시 복통을 앓아본 적이 있냐고 물었고 기다렸다는 듯 그에게서 튀어나온 대답은 '전혀 없었음'(Never)이었다. 그러니 내가 어찌 그를 믿지 않을 수 있었겠는가.

나는 그에게, 20년이 넘는 지난 세월 동안 내가 매일매일 얼마나 극심한 복통에 시달려왔는지 말해주었다. 우리 아버지도 나와 똑같은 고통을 겪다가 결국은 위암으로 돌아가셨으며, 분명 나도 그 똑같은 운명을 맞이할 거라고 말해주었다. 그는 내게 한 가지 간단한 원칙(적절한 음식조합)을 얘기해주었다. 그리고 그것을 실천하면 증상이 어느 정도나 완화되는지 확인해보라고 했다.

그날이 내가 복통을 앓은 마지막 날이었다. 그렇다, 당신은 지금 잘못 읽은 게 아니다. 나는 지금 과장해서 말하는 것이 아니다. 단 며칠만에 20년여 년의 고통과 통증이 끝났다. 나도 믿을 수 없었다. 나는 복통이 다시 시작되길 초조하게 기다렸다. 그러나 헛수고였다. 그다음 나는 발 빠르게 자연위생학에 관한 정보들을 더 찾아보았고 그것들을 내 생활에 적용하기 시작했다. 거짓말처럼 정말 두통과 감기가 발길을 끊었고 체중도 20kg이 넘게 빠졌다. 나는 절대로 굶지 않았다. 계속해서 먹었지만 질병이 사라졌고, 계속해서 먹었지만 체중이 빠진 것이다. 나는 마침내 불교에서 말하는 열반(涅槃, Nirvana)에 이른 것일까?

그때가 25살이었다. 그 이후로 나는 한 번도 그런 고통들을 겪지 않았고 체중도 전혀 늘지 않았다. 나는 그 효과를 믿기 시작했다. 당시 내게 흘러넘치던 그 기쁨과 흥분, 그리고 자연위생학의 모든 것을 알고자 불태운 그 열정은 그 누구도 상상하기 힘들 것이다. 당연히 나는 자연위생학을 공부할 수 있는 공식기관을 알고 싶었다. 그러나 아무리 찾아보아도 그런 기관은 없었다. 자연위생학의 역사가 150년이나 되고 관련 서적도 내가 다 읽을 수 없을 정도로 많을 텐데도, 학습과정을 제공하는 곳은 그 어디에도 없다는 것이었다.

도대체 어찌된 일인가? 이것은 마치 엄청난 금액의 귀중한 보석이 가득 담긴 보물상자가 어디에 있는지 들었지만, 그곳에 이르는 길이 없다는 얘기와 마찬가지였다. 그렇게 효과적이고 쉬운 방법으로 건강을 찾을 수 있는 자연위생학에 대해 가르치는 곳이 하나도 없을 수 있다는 것이 가능하다는 말인가? 죽어가는 사람을 되살리는 귀한 정보가 어떻게 지금까지 줄곧 비밀에 부쳐질 수 있었단 말인가?

그랬다. 그래서 나는 혼자 힘으로 자연위생학을 공부했다. 구할 수 있는 관련 서적은 전부 구해 읽었다. 또한 그 원칙들을 삶 속으로 받아들이며 살고 있는 산타바바라 사람들과도 연대했다. 3년 후에는 로스앤젤레스에 정착해 공부도 계속 하고 비공식적으로나마 자연위생학 상담도 시작했다.

●●●

FIT FOR LIFE

LIVING HEALTH

●●●

2장

진실을 말하자
나는 손가락질을 받았다

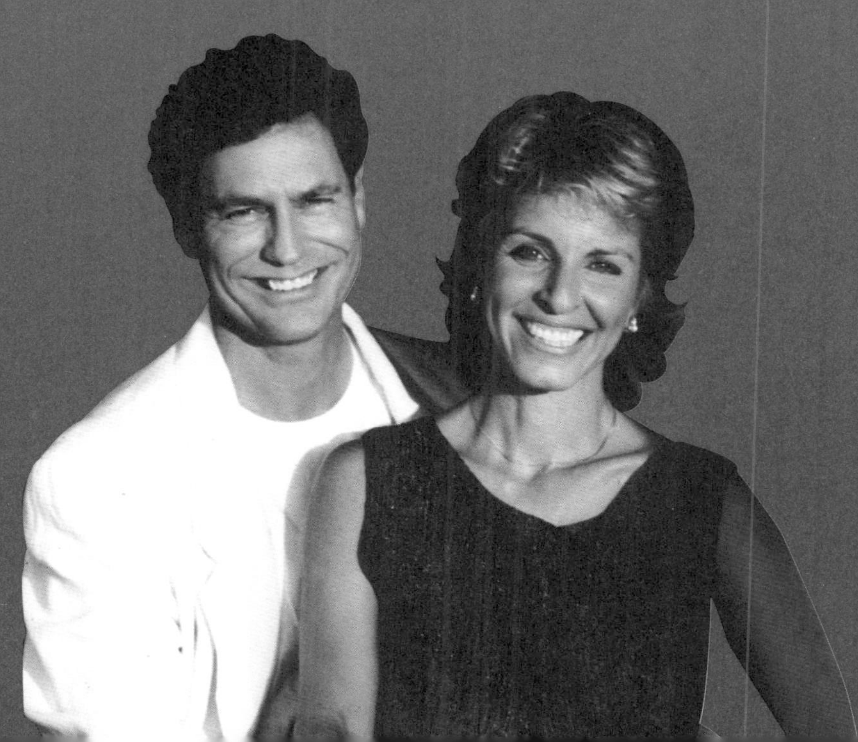

●●●

진실한 사람들은 진실이라고 확신하는 일에 매진하며, 역시 진실한 사람들과 논의하는 것을 꺼리지 않는다. 자신이 하는 일을 철저하게 검사받거나 테스트를 받고 싶어 한다. 논쟁에서 지더라도 상대방을 비난하지 않고 오히려 상대방에게 자신의 약점과 믿음의 결함을 알게 해줘서 고맙다고 얘기할 것이다.

● 기성세대는 왜 진실을 거부하는가

홍미진진한 얘기를 해보겠다. 세상에서 가장 흥미로운 얘깃거리가 될 것이다. 그것은 바로 '새로운 진실'이다. "뭐라고? 새로운 진실이라니?" 대부분 이렇게 반응할 것이다. 스키를 타는 것도 아니고 월드 시리즈 7차전을 관람하는 것도 아니고 독립기념일에 불꽃놀이를 구경하는 것도 아니고 새로운 진실을 발견하는 것이 세상에서 제일 흥미진진하다니…. 믿기 어려우신가? 그렇다면 새로운 진실이 없는 세상을 한번 상상해보자. 새로운 진실은 항상 과거의 관습과 통념을 대체한다. 이런 사실이 없었다면, 우리는 아직도 지구가 평평하다는 믿음을 가지고 지구 끝에서 밑으로 떨어질까 봐서 배를 타고 멀리 나가지도 못할 것이다.

당장 주변을 둘러보라. TV, 자동차, 스마트폰, 전화, 펜, 컴퓨터, 책, 난로 등 우리에게 유용한 것들도 새로운 진실이 없었다면 존재하지 못했다. 만일 오늘부터 새로운 진실이 전혀 생기지 않는다면 이 세상이 어떻게 될까 상상해보자. 머지않아 삶이 진부해지고 따분하고 견딜 수 없이 지루해질 것이다. 단조로움이 우리 삶을 지배하고 비참할 정도로 무료해질 것이다.

수 세기 동안 사람들은 하늘을 나는 것을 꿈꿔왔다. 라이트 형제Wright brothers가 키티 호크Kitty Hawk에서 인류 최초로 비행기를 띄울 때까지 이것은 꿈에 불과했다. 그들의 비행기는 다루기 힘들고 투박했지만 그들이 있었기에 인류는 후세대에 달까지 38만km를 날아갔다가 다시 돌아올 수 있는 정교한 우주선을 만들 수 있었다.

마찬가지로, 건넌방 사람과 통화할 수 있는 기계를 발명했던 알렉산더 그레이엄 벨Alexander Graham Bell이 있었기에 현재 다른 대륙에 있는 사람과 통화할 수 있는 기술 수준을 달성할 수 있었다. 토머스 에디슨Thomas Edison의 전기 발명은 또 어떤가. 전기가 없는 세상을 상상이나 할 수 있을까? 현대생활은 전적으로 전기에 의존하고 있기 때문에 전기가 조금만 부족해도 일상생활이 거의 마비된다. 우리가 지금 살고 있는 전기를 기반으로 한 세상은 천문학적인 양의 새로운 진실이 있었기에 탄생할 수 있었던 것이다.

핵심은 이것이다. 우리의 삶은 정기적으로 새로운 진실을 얻지 못하면 시련을 겪게 된다. 우리는 새로운 진실로 번창하고, 새로운 진실을 필요로 하고, 새로운 진실에 의존한다. 그리고 새로운 진실을 요구한다. 과학자들에 대해 생각해보자. 과학자들이 늘 연구에 매진하는 이유는 새로운 진실을 발견하기 위해서다. 새로운 것을 발견해내는 임무가 없었다면 과학자는 존재하지 않았을 것이다. 이처럼 거의 모든 사람이 새로운 진실을 애타게 기대하고 열망하고 간절히 고대하고 있는데도 불구하고, 놀랍게도 새로운 진실은 역사적으로 늘 부정적인 시선과 적대감과 격렬한 반대에 부딪혀왔다.

호모 사피엔스는 이상한 종족이다. 가장 열망하는 것에 저항한다. 새로운 것이라면 일단 거부부터 하는 것이 마치 정상인 것처럼 말이다. 불평불만을 늘어놓는다. 새로운 진실을 알려준 고마운 사람들을 오히려 비난한다. 훌륭한 연기를 보여준 연기자에게 열렬히 '앙코르'를 외쳐놓고 막상 다시 무대에 오르면 썩은 달걀을 던지는 꼴이다. 지구가 둥근 것이 명백한 사실이 된 것처럼 새로운 진실은 필히 옛것을 대체할 것이다. 그럼에도 불구하고 새로운 것이 등장하면 어김없이 저항이 일어난다.

300년 전, 갈릴레오Galileo는 최초의 망원경을 사용하여 하늘에서 움직이는 것은 태양이 아니라는 코페르니쿠스Copernicus의 지동설을 증명했다. 사실 움직이는 것은 지구이며 지구의 자전 때문에 태양이 움직이는 것처럼 보이는 착시가 발생하는 것이다. 그렇다면 이 역사적으로 중대한 정보를 새롭게 발견한 갈릴레오는 과연 세계적인 명성과 존경을 얻을 수 있었을까? 아니, 오히려 이단아 취급을 받아 감옥에 갇혔다. 그는 종교재판에 회부되었고 지동설의 포기를 명령받았다. 그는 고집을 꺾지 않았고 석방된 후 종신 가택연금에 처해졌으며 집에서 쓸쓸히 최후를 맞이했다. 그러나 지금 그의 지동설을 인정하지 않는 사람이 있던가?

200여 년 전의 의사인 이그나츠 젬멜바이스Ignaz Semmelweis는 '의료 종사자들이 수술실이나 분만실에 들어가기 전에 손을 씻지 않으면 환자들에게 위험하다'고 주장했다. 질병으로 사망한 시체를 부검한 후에도 손을 씻지 않고 분만실에 들어가는 의사들도 있던 시절이었다. 그들에게 이 새로운 진실이 어떻게 받아들여졌을까? 젬멜바이스 박사는 동료들로부터 무자비한 비난을 받다가 결국 퇴출당하고 말았다. 그 후 그는 신경쇠약으로 정신병원에 입원한 후 불명예스럽게 생을 마감했다. 당신은 요즘에도 수술 직전에 손을 씻지 않는 의사를 본 적이 있는가?

기성세대가 새로운 진실에 저항하는 이유는 그것이 새롭기 때문이다. 정체되어 있는 사람들, 특히 기존의 방식에 기득권을 가진 사람들이 불만을 표시한다. 이런 사람들은 다르거나 새로운 것을 배우는 것을 금기시한다. 새로운 것들이 그들의 자리를 차지하면 그들의 기득권(돈과 명예)이 침해받기 때문이다. 그러나 우리가 가장 당혹스러워하는 점은, 새로운 진실을 가장 적극적으로 찾는 집단이 바로 그 정보에 가장 강력하게 저항한다는 사실이다. 그 누구보다도 새로운 진실과 참신한 지식을 갈구하면서 막상 변화가 일어나면 가장 극심하게 반발하다니 이게 무슨 경우인가? 이 집단은 바로 '과학분야'에 종사하는 사람들이다. 이와 관련해서 아내와 나는 아주 엄청난 경험을 한 바 있다.

〈다이어트 불변의 법칙〉을 처음 출간하면서 나는 새로운 진실을 쏟아 냈다. 그것은 새로운 진실도 아니었다. 단지 새롭게 폭로된 진실이었을 뿐이다. 그것은 새로운 진실이 아니라 '자연이 우리에게 선물한 음식을 그대로 먹기만 하면 질병과 비만에서 해방된다'는 자연의 법칙을 설명한 내용이었다. 역시나 여기저기서 불만이 터져 나왔다. 저명한 약사와 영양학자 및 영양사 등 주변의 소집단에서 반감을 표시했다. 하지만 다행스럽게도 이 프로그램으로 큰 성공을 거둔 많은 양심의사들이 더 많은 지지를 보여주었다. 사실 의사들은 의대에서 영양학을 거의 공부하지 않는다는 사실을 나는 그 누구보다도 잘 알고 있다. 미국 내 127곳의 의대 중에서 1/3만이 영양학 수업을 제공하고, 그중 절반만 출석을 요구하고 있다. 그럼에도 불구하고, 몇몇 영양학자 및 영양사들은 무슨 성배라도 수호하려는 듯이 〈다이어트 불변의 법칙〉에 소개된 새로운 진실에 즉각적으로 거부감을 표시했다. 현실성이 없어서가 아니라 자신들이 배운 내용과 다르다는 이유에서였다. 그들은 고집스럽게도 수십 년 동안 똑같이 '골고루 먹어라'라는 음식습관을 사람들에게 심어주려고 했다. 잘못된 내용이 있어도 신경 쓰지 않았다.

영양학이 절대로 변해서는 안 되고 새로운 진실로 혜택을 받아서는 안 되는 분야라도 되는 것일까? 그럴 리가 없다. 아직도 영양학에서는 새로운 진실이 일부 영양학자나 영양사로부터 공격을 받는 일이 흔하다. 단지 자신의 동료들이 제공한 정보가 아니라는 이유로 말이다.

16세기 프랑스 철학자 몽테뉴Montaigne는 새로운 진실이 겪는 역경을 이렇게 묘사했다. "과학계에서 새로운 것이 발견되면 사람들은 '아마 사실이 아닐 것이다'라고 말한다. 그리고 그것에 대한 진실이 의심의 여지 없이 증명되면 '사실인지는 모르지만 중요하지 않다'고 말한다. 마지막으로 시간이 흘러서 그 중요성이 충분히 입증되면 '중요하긴 하지만 새롭지 않다'라고 말한다."

● 100년 전에 한 양심의사가 있었다

〈다이어트 불변의 법칙〉의 경우에는 이러한 반대론이 다소 주춤해졌는데 많은 사람들이 사실을 증명해보였기 때문이다. 새로운 진실을 통해 많은 사람들이 이득을 보았다면, 누군가 반대의견을 내도 아무도 진지하게 받아들이지 않는다. 어느 분야에서든 공평하게 설명할 기회가 주어져야 한다. 기존의 확립된 신념과 반대되는 새로운 진실, 받아들이기 쉽지 않은 진실을 처음으로 접하면 본능적으로 거부감이 드는 것이 사실이다. 하지만 모든 새로운 진실은 관심 있게 지켜볼 필요가 있다. 가치가 있을 수 있기 때문이다. 반드시 면밀하고 철저하게 조사해보아야 한다. 잘 알아보지도 않고 비난하는 것은 최악의 무지와 오만함이다. 미국의 의사였던 아이작 피플스Isaac Peeples가 1912년에 쓴 책에는 다음과 같은 구절이 있다.

"진실한 사람들은 진실이라고 확신하는 일에 매진하며, 역시 진실한 사람들과 논의하는 것을 꺼리지 않는다. 자신이 하는 일을 철저하게 검사받거나 테스트를 받고 싶어 한다. 진실이 아닌 것은 믿고 싶어 하지 않으며 진실이라면 어떤 테스트든지 통과할 것이라 믿는다. 테스트를 받으면 받을수록 어떤 정보가 진실일 가능성은 높아진다. 설사 진실이 아님이 밝혀져도 논쟁에서 진 것이라고 여기지 않는다. 논쟁에서 지더라도 상대방을 비난하면서 위안을 얻으려고 하지 않고 오히려 상대방에게 자신의 약점과 믿음의 결함을 알게 해줘서 고맙다고 얘기할 것이다."

모든 제약회사와 영양학자와 의사들이 이렇게 청렴한 자세를 가지고 있다면 얼마나 좋을까? 새로운 진실은 기존의 가치와 사상에 비해 도발적이고 논쟁의 여지가 있는 것도 사실이다. 자연위생학Natural Hygiene의 대가인 허버트 셸턴Herbert M. Shelton 박사는 다음과 같이 말했다.

"인류가 이룩한 모든 발전은 과거의 질서와 맞서 싸우는 과정을 거쳤다. 질서는 그 시기의 사상을 이루는 핵심이었기 때문에, 발전은 오직 정신적 혁명을 통해서만 가능했다. 그들은 발전이 우주의 파괴를 의미하지 않는다는 사실을 배워야 했다. 또한 사물에 대한 새로운 관점을 확보해야 했다."

자연위생학의 아버지 중 한 명인 러셀 트레일Russell T. Trail 박사도 이렇게 말했다.

"기존의 잘못된 정보를 비난하지 않으면서 새로운 진실을 제시하는 것은 역사적으로 가장 어려운 문제 중 하나였다. 사람들은 자신의 의견에 대한 반론을 자신에 대한 공격으로 받아들이는 경향이 있기 때문이다. 그리고 자신의 뿌리 깊은 편견과 통념과 관습을, 마치 확립된 원칙으로 착각하기도 한다."

우리 인간은 태어날 때부터 부여받은 본능, 관념, 상식과 같은 능력을 동원해서 새로운 진실을 이해하기 위해 노력한다. 이러한 선천적인 특성은 우리 삶 전반에 걸쳐 함께하면서 우리를 돕고 방향을 제시한다. 두 명의 전문가가 나와서 서로 완전히 반대되는 얘기(가령 'MSG가 해롭다', '해롭지 않다'와 같은)를 한다면, 단순히 건강해지고 싶은 우리 평범한 사람들은 누구의 말을 믿어야 할까? 선천적으로 부여받은 본능과 상식을 이용해서 자신이 느끼기에 가장 유익한 내용을 따르면 된다.

● 건강에는 전문가의 승인이 필요 없다

건강해졌다는 말을 하기 위해 '공인된 전문가'의 승인이 필요한 것은 아니다. 몸이 날씬해지고 건강해졌다면 자신 있게 말하면 된다. 새로운 진실을 습득하고 실천해서 당신이 날씬해지고 건강해졌다고 치자. 그런 당신을 보고 소위 '하얀 가운의 전문가'라는 사람이 나타나서 당신에게 새로운 방법을 버리고 옛날 방식으로 돌아가라고 당신을 협박할 수 있을까? 절대 그런 법은 없다. 성공적인 결과보다 그 가치를 더 잘 증명할 수 있는 방법은 없다. 이론이란 무엇인가? 그 이론이 진실이라면 훌륭한 결과물의 집대성이어야 한다. 무엇인가를 사용하면서 효과를 봤다면 그 효과에 대한 다른 증거가 왜 필요하다는 말인가? 왜 우리는 베타세포니 인슐린이니 하는 이태리어와 그리스어의 복잡한 단어를 동원해야 하는 것일까?

먹는 음식을 바꾸었더니 수년간 고생했던 복통이 사라졌다고 치자. 이 경우에, 그런 음식습관은 복통을 치료하는 데 효과가 없다는 복잡한 연구결과가 나왔다고 해서 당신은 그 음식습관을 버릴 것인가? 제약업계의 후원을 받는 의사나 영양사가 TV에 출연해서 수백억 달러 규모의 제약업계를 보호하려는 음모로 당신의 새로운 음식습관을 비난한다고 해서, 당신은 그 음식습관을 버릴 것인가? 우리는 자신의 건강관리에 대한 정보를 타인으로부터 듣는 것에 너무 익숙해서 자신의 직감을 믿는 것을 두려워한다. 그러나 우리 인간은 자신이 믿는 것보다 훨씬 더 많은 능력을 가지고 있다. 이를 위해서는 먼저 자신의 본능과 논리, 그리고 상식에 대해 더 많은 신념과 자신감을 가져야 한다. 당신이 '골고루 먹어라'라는 논리를 버리고 '맑고 깨끗한 음식을 먹으면 살이 빠지고 질병이 낫는다'는 새로운 진실을 받아들여 몸이 쾌적해졌다면, 그 쾌적함을 믿으면 된다는 말이다.

당신은 철석같이 믿고 따랐던 미식품의약청FDA 재정의 절반 가까이가 제약회사로부터 나온다는 사실을 알고 있는가? 당신은 미국인의 백신접종을 주관하는 미질병통제센터CDC가 사실은 백신회사라는 사실을 알고 있는가? 이 기관이 20개가 넘는 백신특허를 보유하고 있으며 연간 백신 판매수익이 46억 달러(5조 5천억 원)라는 사실을 알고 있는가? 우리는 수많은 음모의 희생양이고 상업자본주의의 희생양이라는 사실을 알아야 한다. 자신의 몸을 믿고 자신의 본능을 믿으시라.

사실 나 자신도 이 글을 쓰면서 감격스러워하고 있다. 운 좋게도 이러한 교훈을 배우고 삶에 직접 응용함으로써 날씬해졌고 건강을 되찾을 수 있었기 때문이다. 당신도 자신의 건강을 직접 통제할 수 있다는 점을 꼭 강조하고 싶다. 우리 몸이 어떻게 기능을 하는지 전혀 지식이 없었던 나 또한, 건강을 회복하고 수십 년 동안 유지할 수 있는 방법을 알게 되기까지 꽤 많은 시간이 걸렸다. 나는 내 몸을 두려워하던 병약하고 무지한 사람이었지만, 이제 비만과 질병 없이 장수할 수 있다고 확신하는 사람이 되었다. 이론이 아니라 내 스스로 마루타가 되어 생체실험으로 증명한, 바로 내가 그 증거물이기 때문이다.

3장

다이어트 5대 불변의 법칙

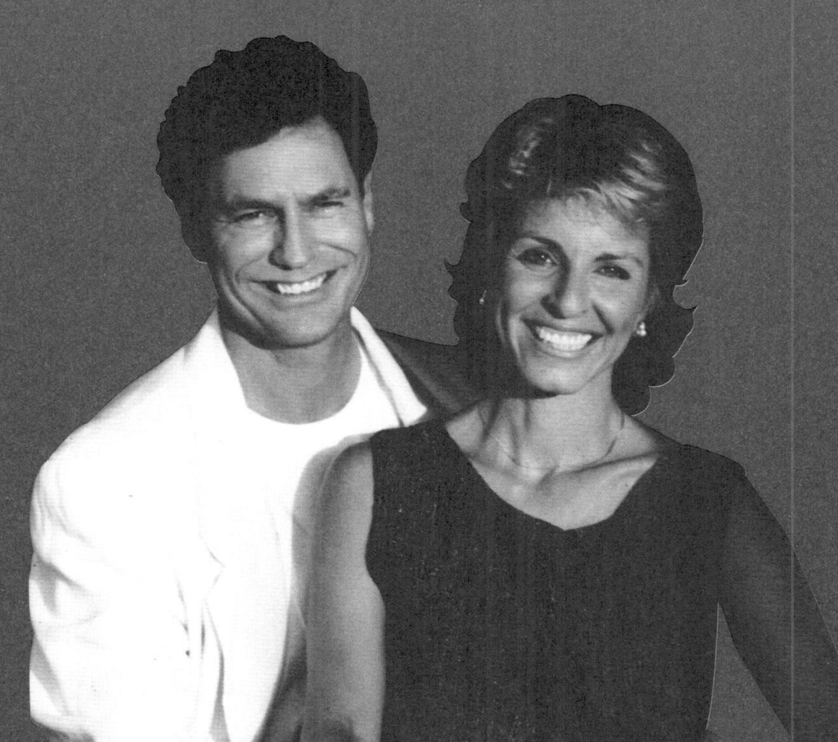

●●●

많은 해부학자들은 같은 영장류인 인간과 침팬지의 장 구조가 놀랍도록 유사하다고 한결같이 증언한다. 지구상의 모든 꿀벌은 서로 완전히 똑같은 소화기관을 가지고 있다. 모든 기린, 말, 캥거루, 웜뱃, 고릴라, 또는 인간의 소화기관 역시 같은 종이라면 서로 똑같은 방식으로 작용한다. 그 어느 대학교의 생리학 교재에서도 인간이 자연적으로 서로 다른 소화기능을 가지고 있다는 내용은 찾을 수 없다.

어떤 것의 가치를 입증할 수 있는 최선의 방법은 그 결과물을 보여주는 것이다. 확실한 결과물 말이다. 당신은 내가 앞으로 펼치는 새로운 이론을 무조건 맹신할 필요가 없다. 그저 무시해도 좋다. 자연위생학의 효과를 당신이 직접 쉽게 증명할 수 있기 때문이다. 복잡하지도 않기 때문에 초등학교 고학년 정도면 이해할 수 있다. '자연이 명령한 대로 따라 하면' 99% 확실한 결과물이 나오기 때문에 쉽게 검증할 수 있다. 당신이 살을 빼기 원하든 질병을 치료하기 원하든 상관이 없다. 얻고자 하는 것이 무엇이든 기본 원칙만 따르면 된다. 시중에는 수많은 다이어트 방법이 넘쳐난다. 그러나 나는 자연의 질서에 따라 '반드시 살이 빠지는' 원칙이 있다고 강조해왔다. 다음과 같이 5가지 법칙으로 정리해보겠다.

독소에 대한 이야기는 〈다이어트 불변의 법칙〉과 〈나는 질병 없이 살기로 했다〉에 자세히 설명되어 있긴 하지만 여기에서 다시 한 번 검토해보겠다. 자연위생학의 핵심은, 우리 몸속을 깨끗하고 청결한 상태로 유지하는 '살아 있는 음식'을 먹어야 한다는 것이 핵심이다. 몸속이 깨끗하면 겉모습에서도 그대로 드러난다. 당신이 심리적으로 불안하면 그 불안함도 얼굴에 그대로 드러난다. 부끄러우면 얼굴이 빨개지고 놀라면 얼굴이 창백해진다. 그런 심리적인 것도 몸에 드러나는데, 몸의 건강상태가 밖으로 드러나는 것은 당연하지 않겠는가? 당신이 뷔페에 가서 3인분의 음식을 먹고 나오는데 초원의 사슴처럼 상쾌한 발걸음을 할 수 있겠는가? 당신이 복통으로 시달리는데 밝은 얼굴로 남편에게 상냥한 말을 건넬 수 있겠는가?

〈다이어트 불변의 법칙〉은 에너지 강화와 체중감량에 주력하고 있지만 사실 기본적인 목표는 몸속을 깨끗이 하는 것이다. 몸의 내부를 깨끗이 청소하면 비만과 질병은 절대 존재하지 않는다고 나는 강력하게 주장한다. 우리 몸은 다른 모든 것과 마찬가지로 더럽혀질 수 있다. 자동차의 내부 부품들에 기름때가 끼면 깨끗이 제거할 때까지 제대로 작동되지 않는다. 우리 몸도 마찬가지다. 우리 몸속에 노폐물이 있으면 제대로 작동할 수 없다. 어떤 사람은 그 노폐물을 제거하는 습관을 가졌지만, 어떤 사람은 그것을 무시하면서 살아간다. 무시하면 어떻게 될까? 노폐물은 점점 더 쌓이게 되는데, 이것은 100km로 달리는 트럭 앞으로 뛰어드는 것만큼 위험해진다.

그렇다면 우리 몸의 기능이 떨어지는 이유는 무엇일까? 바로 독혈증(毒血症)Toxemia이 그 원인이다. 독혈증은 음식을 섭취하고 그중에서 우리 몸에 유용한 것을 취한 다음, 신체에서 나머지를 제거하는 모든 과정에서 발생한다. 우리가 음식을 먹으면 그 영양분을 흡수한 후 체내의 노폐물을 내보내는 신진대사가 일어나는데, 몸에서 노폐물을 제거하는 속도보다 노폐물이 쌓이는 속도가 더 빠르면 몸에 독혈증이 생긴다. 이 독성이 강해질수록 살은 더 찌고 몸은 더 아프게 된다.

우리 몸에는 100조 개의 세포가 있다. 이 세포 중에서 매일 300~800억 개의 세포가 사망한다. 이 세포의 시체들은 몸에 쌓인다. 따라서 우리는 이 세포들을 제거해야 한다. 왜 그럴까? 죽은 세포는 우리 몸에서 더 이상 필요하지도 않을뿐더러 독성이 강하기 때문이다. 독혈증이라는 단어도 독성Toxic에서 유래한 말이다. 사용이 끝난 세포는 죽는다. 죽은 세포가 제거되는 속도보다 쌓이는 속도가 빠르면, 우리 몸이 유독물질로 오염되어 장기들이 망가지기 시작한다.

세포의 시체만 독성물질을 발생시키는 것이 아니다. 우리 몸에 해로운 독소를 발생시키는 또 다른 원인이 있는데 무엇일까? 그렇다. 당신이 맞혔다. 바로 음식이다. 우리 모두가 아끼고 사랑해 마지않는 오랜 친구 음식 말이다. 미국을 비롯한 선진국에서 섭취하는 가공식품의 양은 상상을 초월한다. 소장과 대장에서 쓸모없는 노폐물과 유독한 첨가제가 흡수된 다음 신속히 배출되지 않으면 이 독성물질들은 서서히 축적된다. 세포의 시체, 소화된 후의 음식물 찌꺼기, 그리고 가공식품의 첨가제들이 만들어내는 독성의 잔여물이 독혈증을 유발하는 원인이다.

우리 몸이 깨끗한 상태를 유지하려면 이 독성노폐물이 없어야 한다. 비만과 질병 없이 장수하려면, 자신의 몸속에 독성물질이 얼마나 되는지 파악하고 이를 최소화해야 한다. 1920년대 초에 독혈증을 발견한 존 틸든John H. Tilden 박사는 자신의 대표 저서인 〈독혈증 설명서〉Toxemia Explained에서 최초로 연구결과를 발표했다. 틸든 박사는 약물을 이용한 치료법에 환멸을 느끼고 자연위생학으로 전환한 의사였다. 그는 자연위생학의 원칙을 응용하여 환자들을 치료함으로써 성공을 거두었고 결과적으로 자연위생학의 우수성과 가치를 입증할 수 있었다. 그는 인류가 고통받고 있는 각종 질병에서 독혈증이 어떤 역할을 하는지 설명했다. 그는 다음과 같이 결론을 내렸다.

> "우리가 흔히 질병이라고 부르는 것은 모두 독혈증이 원인입니다. 질병에서 보여지는 각종 증상은 사실, 우리 몸이 독소를 제거하기 위해 발버둥치는 현상일 뿐입니다."

질병이란 독소를 제거하기 위해 우리 몸이 발버둥치는 현상이라고? 그렇다. 그는 벌써 100년 전에 진실을 발견했다. 그러니까 복통이란, 우리 몸이 배 속에서 과잉독소를 배출하기 위해 발버둥치는 현상이라는 말이다. 그러니까 두통이란, 우리 몸이 머리에서 과잉독소를 배출하기 위해 발버둥치는 현상이라는 말이다. 노폐물의 제거에 사용되는 신체 부위에 따라 각각의 질병은 다른 이름으로 불린다. 그래서 수많은 질병이 있는 것처럼 보인다. 질병의 숫자만 해도 무려 4만 개다. 하지만 대부분의 질병은 서로 다른 종류의 독혈증이라고 할 수 있다. 이것이 핵심이다. 자본을 계속 확장해야 할 사명을 가지고 태어난 제약과 병원 비즈니스는 각각의 질병을 서로 관련이 없는 개별적인 것으로 본다. 이를 통해 수천수만의 질병이 탄생(?)했다. 이를 통해 '그냥 의사'에서 이름도 생소한 수백수천 종류의 '전문의'가 탄생했다. 그러나 그것은 물, 이슬, 얼음, 서리 및 눈이 모두 서로 명확히 다른 본질을 가지고 있다고 보는 것과 같다.

방대한 양의 물을 막고 있는 거대한 제방을 상상해보시라. 이 제방은 벽돌과 모르타르로 만들어진다. 폭풍우가 지속되면 물의 양이 늘어나서 제방에 점점 더 많은 압력을 가하게 된다. 결국 제방은 점점 불어나는 물에 밀리기 시작한다. 그러면 먼저 모르타르의 일부가 떨어져나가서 물이 새기 시작한다. 그다음에는 벽돌이 떨어져나가서 뚫린 구멍을 통해 물이 넘쳐 들어온다. 머지않아 제방 자체에 균열이 생기고 토대가 흔들리기 시작한다. 이어서 일부 구조가 붕괴된다. 그리고 결국에는 제방 안에 갇혀 있던 엄청난 양의 물이 가공할 수압으로 제방을 무너뜨리고 범람하게 된다.

여기서 문제는 벽돌이나 모르타르나 토대나 구조 차체가 아니다. 문제는 제방도 견뎌낼 수 없이 급격하게 불어난 방대한 양의 물이다. 4가지 원인이 있는 것이 아니라 물의 범람이 유일한 원인인 것이다. 독혈증이 어떤 현상을 일으키는지 쉽게 이해하려면 우리 몸이 제방이고 물이 독성수치라고 생각하면 된다. 당신의 체력이 아무리 좋아도, 당신이 체력을 유지하기 위해 그 어떤 노력을 해도 독성수치가 높으면 반드시 대가를 치르게 된다. 결국 당신은 독성에 굴복하여 질병으로 앓아눕게 될 것이다. 앞서 독성수치를 최대한 낮게 유지하는 것이 날씬한 몸매와 장수의 비결이라고 말한 것도 그런 이유에서다.

〈다이어트 불변의 법칙〉의 원리에 따라 음식습관을 가지게 되면 다음 3가지 중요한 목표를 달성할 수 있다. 첫째, 식사 시간이 즐거워진다. 독단적이고 지속 가능하지 않은 식이요법을 따르지 않아도 된다. 당신은 맛있게 음식을 즐기기만 하면 된다. 둘째, 몸속에 유독한 음식 잔류물이 최소화된다. 셋째, 몸에 쌓인 유독성 노폐물이 지속적으로 몸에서 배출된다. 이 원리는 응용하기 매우 쉽고, 거의 즉시 효과를 볼 수 있다. 이 음식습관이 확실한 효과를 보이는 이유는 우리 몸의 주기인 생체리듬과 조화를 이루기 때문이다. 24시간 생물학적 주기란 '하루 종일'을 의미한다. 생체리듬이란 24시간이라는 각 기간 동안 특정시간에 신체의 여러 기능들이 발생시키는 리듬이다. 이러한 리듬이 존재한다는 사실은 그 누구도 반박하지 못한다. 이에 관해 지금까지 수백 가지 연구가 실시된 바 있다. 어떤 의학 도서관에 가든 생체리듬에 관한 책을 수백 권 발견할 수 있다. 하버드 의대의 찰스 체이슬러Charles Czeisler 박사는 생체리듬에 관한 연구에서 '신체의 모든 생리학적인 기능은 명확히 정의된 특정주기에 따라 작용한다'고 결론을 내렸다.

제2법칙 | 3대 주기(섭취, 동화, 배출)에 당신을 맞추어라

음식의 신체 활용 측면에서 볼 때 24시간마다 각각 대략 8시간씩 섭취(먹고 소화시킴), 동화(흡수 및 사용) 및 배출(몸속의 노폐물과 음식 찌꺼기의 제거), 3개의 주기가 반복된다. 이러한 주기는 편의상 구분했을 뿐, 8시간마다 딱딱 떨어지는 것은 아니다. 서로 배타적인 것이 아니라 3가지 주기가 동시에 발생할 수도 있다는 말이다. 그러나 이 3개의 주기는 서로 다른 시간대에 활발한 경향을 보인다. 1940년대에 스웨덴의 과학자인 아레 와에르랜드Are Waerland는 각 주기가 하루 중 언제 발생하는지 처음으로 설명한 바 있다. 그는 먼저 배출주기가 어느 시간대인지를 파악했다. 배출주기가 언제 집중적으로 발생하는지 알게 되면 나머지 주기는 자연적으로 알 수 있다. 동화주기는 섭취주기 뒤에 온다. 만약 24시간 동안 매 시간마다 혈액 검사를 받는다면 오전 4시와 정오 사이에 혈류에 신진대사의 부산물이 가장 많이 포함되어 있음을 알 수 있다. 이때가 바로 집중적인 배출주기로 혈액이 노폐물을 장, 신장, 폐, 피부, 4곳의 해독기관으로 운반한다. 3가지 주기와 각각의 시간대는 다음과 같다.

■ ■ ■ 인체의 8시간 주기

낮 12시 – 저녁 8시 : 섭취주기(먹고 소화시킴)

저녁 8시 – 새벽 4시 : 동화주기(흡수 및 사용)

새벽 4시 – 낮 12시 : 배출주기(몸의 노폐물과 음식 찌꺼기의 제거)

이 3가지 작용은 우리 몸에서 24시간 항상 진행되고 있다. 그러나 각 기능은 하루 중 특정시간에 집중된다. 낮 12시부터 시작되는 섭취주기는 우리 몸이 가장 효율적으로 음식을 섭취하고 소화할 수 있는 시간대이다. 저녁 8시부터 시작되는 동화주기는 우리가 잠들어 있는 동안에 더 집중된다. 이 동화주기는, 음식물에서 추출되고 소화기관에서 흡수된 영양소가 가장 많이 사용되는 시간이다. 새벽 4시부터 시작되는 배출주기는 몸이 하루의 모든 일을 끝내고 자체적으로 노폐물을 없애는 시간이다. 배출주기는 단순히 장의 움직임을 말하는 것이 아니다. 몸속의 모든 세포와 조직에서 노폐물을 없애는 전체적인 과정을 말한다.

아침에 잠에서 깼을 때 유독 입 냄새가 심해지는 경험을 해보셨는가? 아침에 일어나 거울을 보았을 때 혓바닥의 색깔이 하얗게 되어 있는 설태(舌苔)Tongue Coating를 본 적이 있으신가? 이 입 냄새와 설태는 새벽부터 배출주기가 작용했다는 흔적이다. 배출주기는 건강유지와 질병의 예방에 있어서 의심할 여지 없이 결정적인 요소이다. 나는 지금 추측으로 얘기하는 것이 아니다. 당신이 눈으로 똑똑히 확인한 팩트Fact를 말하고 있다는 말이다. 만일 당신이 매일 몸에 축적되는 유독성 노폐물을 매일 제거할 수 있다면 당신의 몸은 깨끗해질 것이다. 날씬한 몸매로 질병 없이 쾌적한 삶을 살 수 있다는 말이다. 나는 내가 펴낸 책들에서 항상 이 배출주기를 강조해왔는데, 독소의 배출이 건강의 핵심이기 때문이다.

몸 안에서 유독한 노폐물을 없애는 것이 배출주기의 목적이다. 이것은 몸을 청소하기 위한 신체의 기본 메커니즘이며 매일 '저절로' 진행된다. 저절로 진행된다는 말은 무엇인가? 우리가 숨을 쉬거나 눈을 깜박이는 데 어떤 노력도 필요 없는 것처럼, 노폐물을 제거하기 위해 의식적으로 무엇인가를 할 필요가 없다는 말이다. 그저 이 주기가 자연스럽게 흘러가게 내버려두기만 하면 된다. 어떤 방식으로든 방해하지만 않으면 된다. 이 배출주기를 상업적인 방법으로 간섭하는 것은 아프게 해달라고 애원하는 것과 마찬가지다. 반드시 아침을 먹어야 한다는 말을 의심의 여지 없이 받아들여 우유에 시리얼을 타먹는다든가, 박사님의 준엄한 명령에 따라 고기반찬을 든든히 먹는다든가 하는 것들 말이다. 앞에서 언급했듯이 '다이어트 불변의 법칙'들은 이러한 생리학적인 주기를 고려하여 만들어졌다. 당신은 그대로 따르기만 하면 된다. 굳이 따를 필요도 없다. 방해하지만 않으면 된다. 이것은 자연의 법칙이기 때문이다.

제3법칙 | 수분이 많은 음식을 먹어라

당신이 깨끗한 음식을 먹는다는 것은, 당신의 몸속에 쌓인 노폐물을 청소해주는 음식을 먹는다는 뜻이다. 자동차, 싱크대의 그릇들 그리고 집 앞의 도로를 청소할 때 당신은 무엇을 사용하는가? 그렇다. 바로 물이다. 물은 자연을 청소하는 청소부다. 인간도 자연의 일부다. 당연히 몸 청소에는 물을 사용해야 한다. 당신은 식용유로 자연을 청소할 수 있는가? 당신은 우유로 자연을 청소할 수 있는가? 당신은 피자 조각이나 파스타면으로 자연을 청소할 수 있는가 말이다.

나는 지금 당신에게 '하루에 2리터의 물을 마시라'는 TV 속 전문가의 말을 되풀이하는 것이 아니다. 자동차나 그릇이나 도로는 무기물이므로 물로 청소할 수 있다. 그러나 우리 인간은 생리학적으로 청소해야 한다. 생명이 가득한 수분으로 청소를 해야 한다는 말이다. 그것은 무엇인가? 그렇다. 바로 과일과 채소에 들어 있는 '생명의 물'이다.

과일과 채소에 들어 있는 수분은 매우 독특한 특성을 가지고 있다.

평범한 식수와 달리 과일과 채소에 포함된 수분은 두 가지 매우 중요한 역할을 한다. 하나는 영양소를 운반하는 매개체 역할이다. 과일과 채소에 함유되어 있는 비타민과 미네랄 및 수도 없이 많은 미량영양소들은, 셀룰로오스 및 섬유질에서 추출되어 '생명의 물'에 의해 장으로 옮겨진 다음 장 안으로 흡수된 후 몸에서 사용된다. 생명의 물이 가진 또 하나의 역할은 무엇일까? 그렇다. 영양분을 공급하고 나서 몸 안의 노폐물을 모아 몸 밖으로 배출하는 역할이다.

영양분을 공급하고 노폐물을 제거하는 이 2가지 역할은 너무나 중요하다. 영양분을 섭취하고 노폐물을 배출하지 않으면 인간은 죽기 때문이다. 따라서 과일과 채소와 같이 '수분함량이 높은 음식'을 섭취하는 것은 매우 중요하다. 그러나 우리가 수분함량이 높은 음식을 식사 때마다 섭취하는 것은 불가능에 가깝다. 나는 다만 수분함량이 높은 음식을 먹으면 먹을수록 날씬해지고 건강해진다는 방향을 제시할 뿐이다. 불로 익혀서 가공하고 조리하면 할수록 수분은 제거된다. 불로 익혀서 온갖 양념을 투하한 인위적이고 가공된 음식을 먹을수록 질병에 노출된다. 수분이 많은 국물을 먹는다고 해결될 일이 아니다. 그것은 이미 불에 의해 사망선고를 받은 후 소금과 양념에 절여진 '죽은 물'이다. 살아 있는 생명의 물이 아니라는 말이다.

당신은 당신의 몸속도 외모만큼 신경을 써줘야 한다. 대부분의 사람들은 매일 목욕이나 샤워를 한다. 당신은 6개월 동안 씻지 않은 사람의 몸에서 어떤 악취가 날지 상상해보았는가? 아마도 악취가 너무 심해서 1m 가까이 가면 저절로 손으로 코를 막게 될 것이다. 이 사람과 함께 밀폐된 방에 있어야 한다면 아마 고성능 화생방 마스크가 필요할 것이다.

그러나 당신은 이 사실을 모르고 있다. 지구상에는 수십 년 동안 자기 몸속을 청소하지 않는 사람들이 수십억 명이라는 사실 말이다. **당신은 미국에서 매일 4천여 명이 암과 심장병으로 사망한다는 사실을 아시는가? 911사태로 죽은 사람이 3천여 명이다. 그러니까 미국 한 나라에서만 911사태가 매일 일어난다고 생각하면 맞다. 그들의 몸속에 수십 년 동안 쌓여온 노폐물이 가득 차 있어서, 장기들이 그냥 기능을 멈춰버렸기 때문이다.** 그러나 너무 겁먹지는 마시라. 늦었다고 생각할 때가 가장 빠른 때다. 당신이 그렇게 몸속 청소를 게을리했는데도 지금 살아서 이 책을 읽고 있기 때문이다. 당신은 '기회만 있으면 자체적으로 정화되고 복구되고 유지되는 몸의 자연치유력'으로 지금 살아 있다.

나는 이 책을 통해서 몸속을 청소하는 방법에 대해 설명할 것이다. 그중에서 가장 중요한 것은 수분함량이 높은 음식, 즉 '생명의 물'이 가득한 신선한 과일과 채소를 계속해서 섭취하는 것이다. 당신이 지금 비만과 질병으로 고통을 받고 있다면, 돈을 위해 당신의 주머니를 터는 상업적인 방법을 피하시고 신(자연)이 명령한 그 방법을 따르시라.

당신은 뷔페에 가서 수십 가지 음식을 먹어보았을 것이다. 당신은 파티나 잔치에 초대되어 뷔페음식을 먹어본 경험도 있을 것이다. 그러나 그것들을 다 먹고 집으로 가는 길의 몸의 느낌은 어떠했는가? 음식 먹기를 누구보다 즐겼던 나 또한 그 묵직하고 더부룩했던 느낌은 지울 수 없다. 입이 즐거울수록 몸이 힘든 법이다.

소화가 편하게 되는 음식을 조합해서 섭취하는 것은 최적의 건강을 위해 필수적이다. 그런데 이 '음식조합의 원리'는 누구나 짧은 기간 내에 시도해서 확인할 수 있다. 어떤 사람들은 대부분 전혀 시도조차 해보지 않았으면서 이 원리가 과학적이지 않고 엉터리라고 말한다. 20세기 들어 〈플렉스너 보고서〉Flexner Report와 약물과 수술을 위주로 하는 관습적인 의학이 득세하면서, 실제로 엄청난 효과를 보이는 '음식조합의 원리'는 비과학적인 것으로 밀려났다.

어떤 주제에 대해 특정한 철학을 지지하는 사람들이 과학이라는 단어를 낚아채서 이론을 독점하는 일이 있어서는 절대 안 된다는 것이 나의 주장이다. 과학은 실제로 효과가 있어야 한다. 그 효과는 겨우 몇 시간 지속하는 순간적인 것이 아니라 지속 가능한 것이어야 한다. 그리고 그 과정에서 돈이 개입되어서는 안 된다. 그래야만 그 효과를 진실로 인정받을 수 있다. 어쩌면 과도한 지식이나 과도한 학위(진실은 많은 것을 안다고 해서 획득될 수 없는 것이기 때문에)를 가진 사람들에게는 너무 뻔한 이론일 수도 있다. 그럼에도 불구하고 '음식조합의 원리'는 탁월한 효과가 있기 때문에 과학적이다.

이 사실을 반박할 수 있는 사람은 지구상에 아무도 없다. 음식조합의 원리는 약물과 수술로 치료를 하고자 하는 현대의학과는 전혀 상관이 없다. 그러나 이것은 자연위생학에서 중요한 원칙이다. 이 원리가 비과학적이라고 주장하는 바로 그 사람들이 10년 전에는 고섬유질 음식이 간암의 원인이라고 주장했었다. 이 사람들이 또 10년 후에는 음식을 적절하게 조합하라고 조언할지도 모른다. 왜 하얀 옷의 전문가들에게는 오늘의 진실과 내일의 진실이 다른 것일까?

개인적으로 나는 20년 이상 극심한 위 통증으로 고생했었는데 음식조합의 원리를 실천하자 24시간 후에 통증이 사라졌다. 그것도 완전히 사라졌다. 〈다이어트 불변의 법칙〉 발행 이후, 나는 미국 전역에서 유사한 효과를 경험했다는 내용이 담긴 편지를 수천수만 통 받았다. 당신도 전문가들이 아무 생각 없이 주장하는 '골고루 음식'을 섭취하는 대신, 호모 사피엔스의 소화기관이 원하는 대로 음식을 조합함으로써 탁월한 효과를 볼 수 있다. 이것은 무슨 신통한 기술이나 방법이 아니라 원리이기 때문이다. 인간과 유전자가 99.6% 유사한 침팬지는 빵과 파스타와 고기와 햄버거를 섞어 먹지 않는다. 오전에는 바나나 나무에서 식사를 하고 오후에는 오렌지 나무에서 식사를 할 뿐이다.

당신도 식곤증을 경험했을 것이다. 음식을 먹은 후에 졸리고 피곤하게 느껴지는 것은 왜일까? 이것은 마치 '새는 왜 하늘을 날고 물고기는 왜 물속에서 헤엄을 칠까요?'라는 질문과 같다. 항상 그래 왔기 때문이고 너무나 당연하기 때문이다. 또한 많이 먹으면 먹을수록 먹고 난 후에 더 피곤한 법이다. 당신은 어렸을 때 '배탈이 나니까 밥 먹고 바로 물놀이를 하지 말라'는 부모님의 훈계를 들은 적이 있을 것이다. 부모님은 왜 그런 말씀을 하셨을까?

식사 후에 피곤함을 느끼게 되는 이유는 '골고루 음식'을 완전히 소화하려면 엄청난 양의 에너지가 소모되기 때문이다. 사실 소화에는 당신이 추측하는 것보다 더 많은 에너지가 소모된다. 우리가 음식을 먹으면 소장으로 들어가기 전에 소화를 위해 약 3시간 정도 위에서 머무르게 되어 있다. 그러나 음식조합의 원리를 실천하면 우리가 먹는 음식이 필요 이상으로 위에 오래 머물지 않게 해준다.

다른 모든 기능과 마찬가지로 소화기능에도 한계가 있다. 10층 건물에서 뛰어내리면 죽든가 사망하든가 둘 중 하나다. 시속 300km로 운전하다가 건물에 부딪히면 죽든가 사망하든가 둘 중 하나다. 물론 예외도 있다. 건설현장에서 일하는 내 친구는 3층 높이에서 떨어진 적이 있는데 다행히 웅덩이 가장자리에 떨어져서 바로 일어나서 걸어 나왔다고 했다. 그리고 카레이싱 선수인 셜리 멀다우니Shirley Muldowney는 시속 350km로 달리다가 벽에 충돌한 적이 있는데 1년 후에 다시 레이싱에 복귀할 수 있었다. 이처럼 우리 몸에는 고난을 극복할 초능력이 있기는 하다. 그러나 당신은 그 초능력을 믿고 무모한 일을 감행할 것인가? 우리가 살면서 얼마나 많은 충돌과 낙상을 이겨내야 하는 것일까? 물론 우리 인간은, 입으로 들어갈 수만 있다면 어떤 음식을 어떤 조합으로 섞어 먹어도 살아남을 수는 있다. 이것은 섞어 먹는 음식에도 살아남을 수 있는 인간육체의 위대함을 증명할 뿐이다. 그러나 이것이 과연 바람직한 것일까? 의심을 하는 자만이 진리에 가까이 갈 수 있다. 자세히 살펴보자.

'아무거나 골고루 먹어라'라는 조상님의 관습과 통념을 실천하느라 우리 호모 사피엔스의 소화기관은 매일 고통에 시달린다. 골고루 먹어야 건강하다는 말은 절대로 진실이 아니다. 들판을 뛰노는 야생동물을 보시라. 어디에도 '7코스 식사'나 '구첩반상'을 즐기는 동물은 없다. 이 지구상에서 유일하게 인간만이 혀끝의 즐거움을 위해서 먹을 것을 복잡하게 만든다. 야생동물들의 식사는 매우 간단하다. 거의 대부분 한 번에 한 가지 음식을 먹는다. 게토레이를 마시는 토끼를 본 적이 있는가? 소화제 텀스Tums를 복용하는 호랑이는? 젤루실Gelusil을 복용하는 기린은? 펩토 비스몰Pepto Bismol을 복용하는 판다는 또 어떠신가? 물론 바보 같은 질문이다.

미국인을 비롯한 서구인들은 왜 화학약품인 소화제를 몸속에 털어 넣느라 매년 수조 원을 낭비하는 것일까? 왜 그럴까? 의심은 진리에 도달하는 출발선임을 나는 계속해서 강조한다. 우리 소화기관 속에 들어 있는 음식이 이 문제의 원인일까? 다른 원인은 없을까? 수백 개의 풍선을 너무 세게 부는 바람에 풍선이 전부 터져버렸다면 과도

한 공기 말고 또 어떤 원인이 있을 수 있을까? 완벽한 상태의 자동차 10대에 가솔린(휘발유) 대신 디젤(경유)을 넣고 달리다가 자동차가 전부 멈춰버린다면 잘못된 연료가 원인인 것을 모르는 것일까? 소화기관의 기본기능은 정기적으로 섭취하는 음식(평균적으로 평생 평균 70톤 정도)을 처리하는 것이다. 대부분의 만성 소화장애는 음식을 섭취한 후에 발생하는데 문제의 원인이 바로 음식이라는 것을 깨닫는 것이 그렇게 어려운 일일까? 엄격히 말하면 음식 자체가 원인이라기보다는 '이것저것 무차별적으로 섞여 있는 음식'을 섭취하는 것이 결정적인 원인이라고 할 수 있다. 그 이유는 다음과 같다.

음식물의 소화는 입속의 침(타액)에서 시작된다. 침에서 시작되어서 위장에서 소화액이 나오면 본격적인 소화가 시작된다. 한 종류의 음식을 소화하기 위해 분비되는 소화액의 종류는 다른 종류의 음식을 소화하는 데는 쓸모가 없다. 사실 어떤 소화액들이 서로 접촉하면, 그 소화액 각각의 소화능력이 감소된다. 그러나 안타깝게도 우리 어리석은 인간은 섞어 먹는 것을 선호한다. 고기와 감자, 생선과 밥, 닭고기와 국수, 계란과 토스트, 치즈와 빵, 시리얼과 우유 등 거의 항상 여러 음식을 동시에 섭취하는 '골고루 방식'이다. 우리 조상들이 관습적으로 따라 했고 전문가들이 통념에 의해 추천한 이 식사 방법이 소화불량을 철저하게 '보장'하고 있다는 말이다. 당신은 이렇게 말할지도 모른다. "무슨 소리야? 난 평생을 그렇게 먹고 살아왔는데." 맞다. 나도 그렇게 먹고 살았다. 그 대신 배 속에 시뻘겋게 단 칼이 깊숙이 박혀 있는 듯한 통증을 달고 살았다. 그 이유를 간단히 설명해보겠다.

위에 언급한 모든 예(닭고기와 국수, 계란과 토스트 등)는 단백질과 탄수화물의 조합이다. 그러나 아쉽게도 단백질과 탄수화물은 위장에서 동시에 효율적으로 소화될 수 없다. 각종 육류(쇠고기, 닭고기, 생선, 돼지고기, 양고기 등), 유제품 및 견과류를 비롯한 모든 단백질은 산성 소화액이 필요하다. 빵, 파스타, 감자(조리된) 및 곡물과 같은 탄수화물은 알칼리성 소화액이 필요하다. 중학생 정도의 화학지식만 가지고 있어도 산과 알칼리가 서로 만나면 중화된다는 사실을 알 것이다. 고기와 감자를 동시에 섭취한 후 우리 배 속에 들어오면 산 성분이 분비되어 스테이크가 분해되고 알칼리 성분이 분비되어 감자가 분해된다.(사실, 위장에서는 소량의 알칼리 소화액만 분비된다. 그러나 입안에서 탄수화물을 씹으면 침과 음식이 섞여 알칼리 성분으로 변하고, 그것을 삼키면 배 속에서 산 성분과 접촉하게 되는 것이다.) 음식물은 소화의 목적으로 위장에 있는 것인데 산과 알칼리가 함께 있으면 서로 상쇄되어 소화에 필요한 소화액이 사라져버린다는 말이다.

그렇다면 우리가 섭취한 음식은 어떻게 되는 것일까? 인간의 위는 음식이 소장으로 전달되기 전까지 약 3시간 정도 머무르도록 설계되어 있다는 사실을 기억하시라. 그러나 음식이 분해되지 않으면 그대로 눌러앉게 되는데 불행하게도 썩어버린다. 식사를 마친 후 6시간, 7시간, 8시간 후까지 '속이 더부룩했던 느낌'을 가진 적이 있는가? 그 이유는 서로 대치되는 조합의 음식물(주로 단백질과 탄수화물의 조합)로 인해 음식이 제대로 소화되지 않았기 때문이다. 이런 현상이 계속되면 위장이 엉망이 되어버린다. 아마 더 이상 자세히 듣고 싶지 않을 것이다. 소화되지 않은 단백질은 부패하고 소화되지 않은 탄수화물은 발효된다. 위산과다, 가스, 더부룩함, 속쓰림, 위장장애 등을 유발한다는 말이다. 식사 후에 당신이 그토록 소화제를 찾곤 했던 이유다.

이렇게 약물을 찾게 만드는 모든 소화불량의 원인은 위에서 썩거나 발효된 음식이다. 전문가들은 무슨 이유에서인지 음식이 몸 안에서 썩는다는 말을 못 견뎌 한다. 이 말을 어찌나 싫어하는지 그중 몇몇은(확신에 찬 어투로) '위에서 음식물이 썩는 것은 불가능하다'며 얼굴마저 붉힌다. 도대체 이들의 머릿속에는 상식이라는 것이 있기는 한 것일까? 물론 모든 전문가들이 이 생리학적 진실을 거부했다는 의미는 아니다. 사실 나는 꽤 많은 전문가들로부터 새로운 진실을 깨닫고 이를 적극 활용하고 있다는 연락도 많이 받았다.

'위장에서 음식물이 썩는 일은 절대 없다'고 주장하는 사람들은, 생리학에서 가장 용서받을 수 없는 '무지의 죄'를 저지르고 있는 셈이다. 이런 발언을, 직업상 인체의 원리에 대한 지식이 그다지 필요하지 않은 사람이 했다면 별로 상관이 없다. 그러나 음식습관과 인체의 원리라는 분야에서 권위를 가졌다는 사람들이 이런 무지한 발언을 한다면 절대 용납해서는 안 된다. 이러한 소위 '전문가'들은 살면서 한 번도 음식물을 토해본 적이 없는 것일까. 역류되는 음식이 소장이나 대장이 아닌 위에서 배출된다는 사실은 이제 누구나 알고 있는 상식이다. 그리고 만약 음식(대략 3시간 후에는 위를 완전히 통과했어야 하는)을 먹고 6시간, 8시간, 10시간 후에 구토를 한다면 이것은 뭔가 단단히 잘못되었다는 신호다. 그리고 그 구토물의 냄새는 또 어떤가? 당신은 그 썩은 냄새를 경험해본 적이 없는가? 썩은 냄새가 나는 이유는 썩었기 때문이다. 너무 단순한 논리라고 생각하시는가? 그러나 사실이다.

놀랍게도 우리 몸에서 거부한 음식이라는 확실한 증거가 있는데도, 관습과 통념에서 벗어나지 못하는(또는 벗어나기 싫어하는) 전문가들의 머리는 너무 굳어 있다. 따라서 설득이 쉽지 않다. 나 또한 이처럼 고집스러운 인물을 얼마 전에도 만난 적이 있다. 어떤 토론 자리였는데 음식물은 위장에서 썩지 않는다고 주장하던 한 사람이 음식조합의 원리에 대해 의문을 제기했다. 그는 그 이론을 뒷받침할 만한 과학적인 증거가 없다고 단언했다.

나는 역사상 가장 위대한 과학자 중 한 명으로 노벨상을 수상하고 이 분야에서 혁신적인 연구활동을 펼친 이반 파블로프[Ivan Pavlov] 박사를 예로 들었다. 당연히 음식조합의 원리를 뒷받침할 수 있는 과학적 증거로 충분하다고 설득했다. 그러나 나의 이 주장은 그에 의해서 바로 묵살되었다. 그 전문가는 심지어, 자신은 그 주제에 대해 어떤 지식도 없다고 고백까지 한 상태였다. 전형적인 고집불통 사례다. 내 마음은 이미 정해졌으니 진실을 들고 와서 '나를 혼란스럽게 하지 말라'는 대표적인 사례였다.

그렇다면 그는 어떤 이유로 나의 '새로운 진실'을 거부한 것일까? 바로 전문가의 주장을 따르지 않는다는 이유 때문이다. 지금까지 파블로프의 연구가 틀렸음이 증명된 적은 단 한 번도 없는데도 말이다.

그 후에 나는 이 사람이 하는 말에 도저히 집중할 수가 없었다. 야구경기를 본 적도 없는 사람이 '메이저리그 4번 타자'의 타격 자세가 엉망이라고 지적한다면 얼마나 어이없겠는가? 많은 사람들은 그것이 무엇이든 간에 확실한 반증이 있어도 자신의 신념을 끝까지 고집한다. 그것은 마치 아직도 지구가 평평하다고 주장하는 것과 다를 바가 없다. 홀로코스트는 허구라고 주장하는 사람들도 있고 음식물은 위장에서 썩지 않는다고 믿는 사람도 있다. 그렇게 말하는 사람들은 소화제 산업을 지켜내려는 제약회사의 보호막이다. 홍보와 현상유지에 수십억 달러를 쏟아붓고 있는 제약회사 말이다. 그러나 당신은 제약회사의 희생양이 되어서는 안 된다. 나는 음식조합의 원리를 애써 거부하며 정작 남몰래 복통에 시달리는 전문가들의 얼굴이 오버랩되어서 마음이 불편하다.

그렇다면 '이것저것 골고루' 섞어서 먹고 있는데도 아직 특별히 소화불량 증세가 없는 사람들은 어떤 이유에서일까? 사실 호모 사피엔스의 신체적응력은 상당히 뛰어나다. 불편함을 견뎌내고 어렵지 않게 제 기능을 하는 것을 보면 경이롭기까지 하다. 그러나 이들이 두통, 무기력증, 피부발진, 허리통증, 감기, 불면증과 같은 불편함을 느낀 적이 없었을까?

이러한 증상들도 모두 소화불량이 원인이 되어 발생한다는 사실을 아는 사람들은 그리 많지 않다. 물론 환경과 스트레스의 영향도 무시할 수 없지만, 현대인의 대부분의 통증과 질병은 이 '골고루 음식' 때문이라고 나는 주장한다. 제약산업, 특별히 소화제산업의 번창이 이것을 증명하고 있다. 그러나 나는 이런 모든 고통을 아주 쉽고 간단하게 해결할 수 있다고 역시 주장한다. 단순한 음식으로 몸을 날씬하게 하고 질병을 치료한 수많은 나의 친구들이 이를 증명한다. 시간도 얼마 걸리지 않는다. 당신이 이 단순한 진리를 실천하기만 하면 '당뇨를 친구로 생각하라'든가 '평생 약을 먹기만 하면 아무런 문제가 없다'는 말이 얼마나 허위인지 금세 깨닫게 될 것이다.

일단 음식을 올바르게 조합해보시라. 스테이크나 닭고기나 생선을 먹고 싶다면 그 식사에서는 녹말음식(감자, 밥, 빵, 파스타)을 피하면 된다. 고기와 함께 여러 종류의 채소(찐 채소, 석쇠에 구운 채소, 오븐에 구운 채소)를 드시라. 이런 채소와 과일드레싱을 뿌린 녹색잎 샐러드를 곁들여 먹으면 더욱 좋다. 굶을 필요도 없고 좋아하는 음식을 포기할 필요도 없다. 한 번에 같이 먹지만 않으면 된다. 감자를 먹고 싶다면 감자를 드시라. 감자를 구워서 다양한 채소나 샐러드와 함께 먹으면 된다. 그러면 문제없다. 나와 취향이 비슷하다면 으깬 감자를 그레이비소스Gravy Sauce와 비스킷과 함께 먹으면 마음에 쏙 들 것이다.

완전히 살찌는 음식이 아니냐고? 반드시 그렇지는 않다. 순전히 체중을 줄이는 다이어트의 관점에서만 본다면, 탄수화물 음식과 단백질 음식을 함께 먹을 때 살이 더 찐다.

나는 지금 고기를 맘껏 먹으라고 권장하는 취지에서 말하는 것은 물론 아니다. 정 고기를 먹고 싶다면 각종 채소와 샐러드와 함께 먹으면 위험이 최소화된다는 말을 하는 것이다. 이렇게 하면 고기만 먹거나, 고기와 탄수화물을 함께 먹는 것에 비해 건강과 장수를 방해하는 위험이 대폭 줄어든다. 위 속에서 부패한 음식에는 영양분이 없다는 점을 분명히 밝혀둔다. 독혈증 수치만 높아질 뿐이다. 나는 당신에게 내 말을 절대적으로 믿으라고 강요하지는 않겠다. 그 대신 직접 실천해보시고 당신이 직접 증명해보라고 말하고 싶다. 너무나 쉬운 실천법을 소개하겠다.

먼저 한 주 동안 원래 먹던 대로 먹는다. 즉, 많은 전문가들이 권장하는 대로 매 끼니마다 각종 음식을 섞어 먹어보시라. 한 주가 지난 후 다음 한 주 동안은 단백질과 탄수화물을 같이 먹지 말라는 음식조합의 원리를 실천해보시라. 내 의견에 반대하는 전문가들도 스테이크와 감자를 함께 먹지 않는다고 해서 위험하다고 주장하지는 않을 것이다. 둘째 주가 지나면 당신은 어떤 것이 더 효과가 있었는지 내게 말할 수 있게 된다. 음식조합의 원리에 대해 더 확실히 알고 싶으신가? 그렇다면 이번에는 거꾸로 한 주 동안 채소와 고기만을 먹고, 그다음 주에는 단백질과 탄수화물을 다시 섞어서 골고루 섭취해보

라. 그러면 아주 명확해질 것이다.

이것은 당신의 신념과는 상관이 없는 일이다. 아주 명확한 생리학의 원리이자 호모 사피엔스 음식의 원리다. 우리가 우리 몸의 자연스런 원리를 존중하기 시작하면 날씬한 몸과 팔팔한 건강을 찾을 수 있다.

그렇다면 이 원리는 모든 사람에게 공통적으로 해당되는 원리일까? 그렇다. 너무 당연하다. 인간은 영장류만의 독특한 소화기관을 가지고 있다. 사람마다 다르기 때문에 체질에 맞게 서로 다른 음식을 먹어야 한다는 말은 진실이 아니다. 체질을 분류하고 나누어서 이익을 취하려는 세력의 말을 믿지 마시라. 당신이 그 말을 믿는 순간, 서로 다른 체질에 맞게 분류되어 상품화된 치료법이 대기하고 있다는 사실도 기억하시라.

모든 동물은 각각의 종(種)마다 고유한 소화기능을 가지고 있다. 많은 해부학자들은 같은 영장류인 인간과 침팬지의 장 구조가 놀랍도록 유사하다고 한결같이 증언한다. 지구상의 모든 꿀벌은 서로 완전히 똑같은 소화기관을 가지고 있다. 모든 기린, 말, 캥거루, 웜뱃, 고릴라, 또는 인간의 소화기관 역시 같은 종이라면 서로 똑같은 방식으로 작용한다. 그 어느 대학교의 생리학 교재에서도 인간이 자연적으로 서로 다른 소화기능을 가지고 있다는 내용은 찾을 수 없다. 그 어디에서도 인간의 생물학적 장기가 사람마다 서로 다르다는 증거는 전혀 찾아볼 수 없다.

한 인간의 위장에 들어가는 내용물은 이 세상 모든 인간의 위장에 들어가는 내용물과 동일하다. 신념과는 관련이 없다고 하는 것도 바로 이런 이유 때문이다. 당신이 음식조합의 원리를 믿지 않는다고 해도 그 원리는 여전히 유효하다. 심지어 자신의 능력 이상으로 과도하게 교육을 받은 전문가들에게도 그대로 적용된다. 다른 의견을 가진 그 전문가들도 700만 년 전 침팬지에서 분류되어 나온 우리의 먼 조상 유인원의 자손이고, 10만 년(길게는 50만 년) 전 그 유인원에서 분류되어 나온 우리 호모 사피엔스의 진화론적 동일성에서 벗어날 수 없기 때문이다.

적절한 음식조합의 원리를 반증하는 것은 사실상 불가능하다. 그런 사람이 있다면 내게도 알려주시라. 전문가들이 나와서 누가 옳고 누가 틀리고 하는 논쟁은 당신에게 어떤 도움도 되지 않는다. 한쪽에서는 '그것이 맞는 것 같다'라고 하고 다른 쪽에서는 '아니다, 그렇지 않다'라고 받아치는 논쟁은 이 세상에서 가장 쓸모없는 논쟁이다. 그렇다면 무엇이 진실인지 어떻게 알 수 있을까? 이 세상에서 가장 훌륭한 연구실인 바로 당신의 몸에서 직접 시험해보시라.

한 주 동안 음식을 적절하게 조합해서 섭취했더니 속이 훨씬 나아져서 소화제를 다 갖다 버렸는데, 설마 전문가가 자료를 보여주면서 예전에 고통을 주었던 음식습관으로 돌아가라고 하겠는가? 내가 지금 무리한 것을 요구하는가? 딱 한 주만 테스트해보라. 나를 포함한 수천수만의 내 친구들이 한결같이 증언하고 있는 사실이다. 그리고 반드시 기억하시라. 당신 몸에서 실제 효과가 있는 바로 그것이 과학이다!

제5법칙 | 살아 있는 음식을 먹어라

제목을 읽자마자 이런 생각이 들지도 모른다. "살아 있는 음식을 먹으라니…. 음식도 죽은 것이 있고 산 것이 있다는 말인가?" 그렇다. 지금 그것을 땅에 심어서 나중에 되살아나면 그것이 산 음식이다. 나는 지금 과일을 말하고 있다. 우리는 인간의 소화기관을 이해해야 한다. 우리 몸은 과일을 가장 효과적이고 효율적으로 활용할 수 있도록 설계되어 있다. 앞에서 '음식조합의 원리'에서 설명했듯이, 음식물은 위장에서 약 3시간 동안 머물러야 한다. 그러나 예외가 하나 있다. 바로 과일이다. 과일은 위장에서 소화할 필요가 없는 지구상의 유일한 음식이다. 과일에는 자체적으로 효소(소화효소)가 함유되어 있어서 완전히 익으면 사실상 이미 소화된 상태이기 때문에 위장 안에서 20~30분만 머무르다가 소장으로 전달된다. 그리고 소장에서 영양분을 흡수하여 우리 몸에서 활용하는 것이다.

이것은 과일과 영장류와의 계약관계를 증명하는 원리다. 무슨 말인가 하면, 과일은 자신의 맛있는 살점을 인간을 비롯한 영장류에게 내어주는 대신, 자신의 자손(씨앗)들을 널리 퍼트려 달라고 간청했다는 말이다. 그 씨앗이 부모로부터 분가하는 때는 언제인가? 그렇다. 과일이 맛있게 익어 향이 널리 퍼지고 과육이 부드러워질 때이다. 이것은 마치 벌과 꽃의 관계와 같다. 벌이 꽃의 꿀을 먹는 대신, 꽃의 유전자를 다른 꽃의 유전자에 연결시키는 관계 말이다.

과일에는 인간의 생명유지에 필요한 '최적의 영양소'가 들어 있다는 사실을 기억하시라. 즉, 에너지를 위한 탄수화물의 포도당이 들어 있다. 또한 단백질 생산을 위한 비타민, 무기질, 지방산 및 아미노산 등이 들어 있다. 바로 이 때문에 내가 '최적의 영양소'라는 말을 사용한 것이다. 이러한 최적의 영양소를 우리 몸이 사용하려면 두 가지 필수 전제조건이 충족되어야 한다.

첫째, 과일은 매우 섬세한 성질이 있기 때문에 신선하게 익은 상태에서만 섭취해야 한다. 과일이나 과일즙은 오직 신선한 상태의 살아 있는 것만이 우리 몸에 적합하다. 통조림이나 조리된 과일이나 저온살균 주스(농축액으로 만든 주스 등)는 위장에서 발효된 후 산성으로 변하여 체내에 독성을 발생시킨다. 반면에 신선한 과일과 과일즙은 몸속의 유독한 찌꺼기를 정화하는 데 결정적인 도움이 된다.

둘째, 우리 몸에서 원하는 대로 위장에서 과일을 빨리 통과시키려면 아무것도 먹지 않은 상태에서 빈속에 과일만 섭취해야 한다. 다른 음식과 함께 섞어서 먹지 말아야 한다는 말이다. 다른 음식을 먹은 직후에 섭취해서도 안 된다. 사실 과일을 다른 음식과 함께 먹거나 디저트로 먹는 관습적인 습관이 문제였다. 우리가 과일을 먹으면 살이 찌고 산이 생성되고 칼로리가 높아지고 저혈당에 방해가 된다고 잘못 알려진 것도 바로 이런 이유 때문이다. 과일이 소화가 더딘 다른 음식과 함께 위장에 남아 있으면, 빠르게 발효되어 위장 속 다른 음식의 소화를 방해한다. 이러한 상황에서 과일이 부정적인 영향을 일으키는 것은 당연하다. 그러나 제대로 먹기만 한다면, 즉 빈속에 단독으로 먹을 경우 신선한 과일과 과일즙은 건강에 매우 긍정적인 영향을 준다.

당신이 직접 실험해보시라. (1) 먼저 빈속에 과일만으로 식사를 해보시라. (2) 그다음 식사 때 먼저 과일을 먹은 다음 20~30분 후에 일반식을 해보시라. (3) 마지막으로 식사를 마치자마자 과일을 먹어보시라. 그리고 배 속에서 어떤 차이가 있는지 살펴보시라. (1) ,(2), (3)번 순으로 속이 편안하다는 사실을 바로 느낄 수 있다.

아직 〈다이어트 불변의 법칙〉을 읽지 않았다면 단도직입적으로 다음과 같은 사실을 공개하겠다. 아침식사를 강조하는 음식습관은 지구상에 존재하는 가장 '건강에 치명적인 음식습관' 중 하나라는 사실 말이다. 당신은 건강을 위해서 아침식사를 반드시 해야 한다고 어렸을 때부터 귀에 못이 박히도록 들어왔을 것이다. 나도 그랬다. 그러나 아침식사가 하루 중에서 가장 중요한 식사라는 주장은 완전히 상업적인 선동이다.

이 선동적인 문구를 인간의 생리학을 전혀 알지 못하는 전문가들이 맹신하고 있으며, 그 신념을 당신과 나처럼 어리석은 인간들에게 퍼트리고 있다. 그러나 이런 행위는 상업자본주의의 '돈의 논리'와 관련이 있다. 누구보다 정확한 정보를 알고 있어야 하는 영양사 및 영양학자들조차도, 20세기 초반에 곡물 생산업자와 식품업자들이 꾸며 낸 계략에 넘어가 아침에 일어나자마자 그들의 제품을 먹어야 한다고 선동했다. 사실 아침식사는 하루 중에서 가장 불필요한 식사다. 아니, 나는 건강에 해가 된다고 감히 주장한다. 나는 현대의 '전문가들'에게 결여되어 있는 생리학적 기초상식만으로 이 진술의 타당성을 입증할 수 있다.

내가 앞에서 '골고루 음식'을 소화하는 데 얼마나 많은 에너지가 소모되는지 언급했던 사실을 기억하는가. 소화는 다른 모든 기능보다 더 많은 신체 에너지를 필요로 한다. 위장에 음식물이 들어오면 그것이 1순위가 되어 즉시 소화를 시작한다. 이것은 엄청난 에너지가 소모되는 과정이다. 식사 직후에 물놀이를 하지 말라는 어른들의 경고를 보면 알 수 있다. 에너지를 소화에도 사용해야 하고 신체활동에도 동시에 사용해야 하기 때문이다.

당신은 식사 후에 주로 무엇을 하시는가? 휴식을 취하는가 아니면 산을 오르시는가? 지난 명절을 기억해보시라. '딱 한 점만 더 먹자'를 실천한 후에 팔 벌려 뛰기를 하고 싶었는가, 아니면 소파와 한 몸이 되고 싶었는가?

아침에는 하루 어느 때보다도 더 많은 에너지가 필요하다. 아침부터 '풍성한 식사'를 하면 엄청난 양의 에너지를 소비하게 된다. 이것은 모든 미국인들이 즐기는 커피 브레이크와 관련이 있다. 음식조합의 원리를 따르지 않고 거하게 아침식사를 하면, 우리 몸에서 많은 음식을 처리하느라 엄청난 에너지를 써버린다. 그러면 자연히 '기력회복'을 위해 커피를 찾게 되는 것이다. 여기에서 더 비극적인 사실은 '아침밥을 소화시키는 데 사용되는 에너지가 바로 배출주기에 필요한 에너지'라는 사실이다. 독소를 제거해야 할 에너지가 위장에서 쓰이는 바람에, 가장 중요한 일일 배출주기가 심각한 타격을 입게 된다. 게다가 이런 현상이 매일 반복되면 이 중요한 주기가 제 역할을 할 시간이 완전히 없어진다. 이제 살이 찌고 질병에 걸리는 일만 남은 것이다.

이렇게 규칙적으로 배출주기가 방해를 받으면 비만과 질병은 가속화된다. 과일을 드시라. 과일은 사실상 소화 에너지가 거의 필요 없는 유일한 음식이다. 아침에 먹으면 완벽한 음식이다. 아니 아침에 먹어야 하는 유일한 음식이다. 배출주기를 통해 몸속을 제대로 청소하고 싶다면 다른 무엇보다도 아침에 일어났을 때부터 낮 12시까지 신선한 과일과 신선한 과일즙을 섭취하는 습관을 길러야 한다. 다른 음식을 섞지 말고 단독으로 먹어야 한다. 일반식을 하면 그 음식이 모두 위에 남아서 배출주기를 방해하기 때문이다. 물론 가끔씩 이 방법을 따르지 않는다고 해서 당장 큰 사고가 나는 것은 아니다. 그러나 암세포가 만들어지는 데 10년이 걸린다는 사실을 당신은 알아야 한다. 현재 당신의 비만과 질병은 10년 전에 이미 만들어지기 시작했다는 말이다.

아침에 과일을 먹는 날이 1주에 2~3번밖에 안 된다고 해도 전혀 안 먹는 것보다는 훨씬 낫다. 직접 시도해보시라. 계속해서 강조하지만 자기 자신이 직접 그 효과를 입증하는 것보다 정확한 것은 없다. 전문가들의 어렵고 현학적인 이론에 귀 기울이지 말고, 한 주만 시도해보고 나아졌는지 확인하시라. 한 주만 시도하고 그다음 주에는 안 해도 된다. 살이 빠지고 몸이 쾌적해졌다는 말을 하기 위해 전문가의 인증은 필요 없다. 어떤 것의 가치를 증명할 때 좋은 결과보다 더 나은 증거는 없다.

3장에서는 '다이어트 5대 불변의 법칙'을 검토해보았다. 날씬하게 질병 없이 사는 필수사항들이다. 벽돌로 만든 건물은 가까이 가서 확인하지 않으면 벽돌 사이를 결합해주는 모르타르가 보이지 않는다. 자연위생학과 건강의 관계는 모르타르와 벽돌의 관계라고 할 수 있다. 자세한 설명은 〈다이어트 불변의 법칙〉 책을 참고하시라.

●●●

FIT FOR LIFE
LIVING HEALTH

●●●

4장

자연치유 5대 불변의 법칙

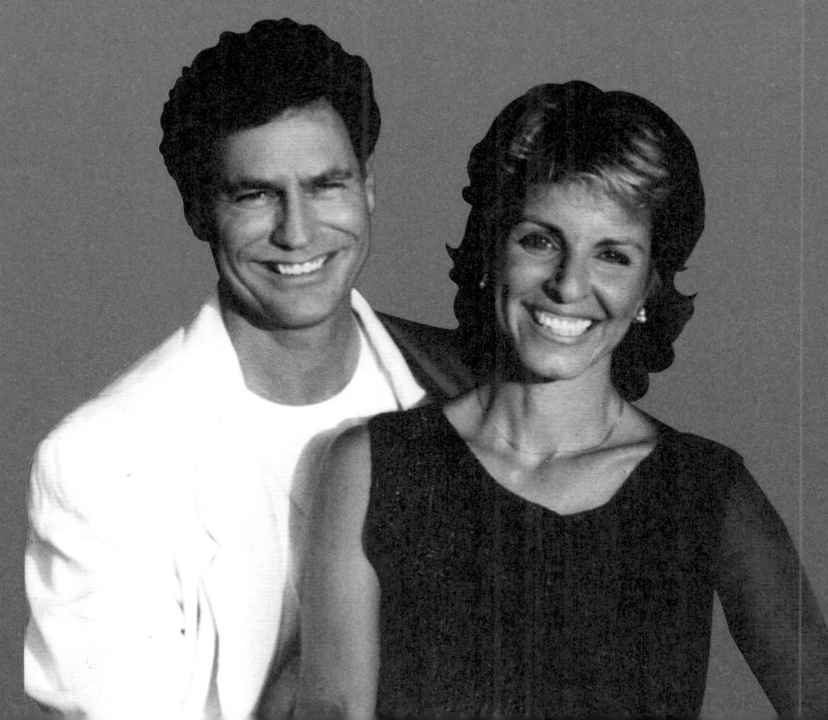

●●●

인간은 자연에서 살도록 설계되고 진화해왔다. 700만 년 전 우리 인류의 먼 조상인 유인원이 아프리카의 숲 속에서 살기 시작했기 때문이다. 아프리카 대륙에서 유럽 대륙으로 첫걸음을 뗀 지 4~5만 년이 되었다. 그렇다면 우리 인간은 무려 695만 년 동안 숲 속에서 산 셈이 된다. 우리 몸의 유전자는 그것을 똑똑히 기억하고 있다.

제1법칙(공기) | 숲으로 도망쳐 호흡하라

● 없을 때 빨리 죽는 것은 공기, 물, 음식 순서다

인간에게 가장 중요한 것은 무엇일까? 이렇게 생각하면 정확하다. 그것 없으면 가장 빨리 죽는 순서대로 나열하면 된다. 당신은 첫사랑을 잊지 못한다. 그녀와 보냈던 그리스 해변에서의 한 달은 꿈만 같았다. 그리고 헤어졌다. 당신은 죽을 것만 같았다. 자살도 생각했다. 그러나 지금 이 책을 읽고 있는 당신은 죽었는가? 당신은 포르쉐 스포츠카를 꿈꾸었다. 열심히 일했으며 사업에 성공했고 30대에 포르쉐 스포츠카를 구입했다. 매일 차를 닦았고 기름칠했다. 어느 날 동생이 그 차를 끌고 나갔다가 엄청난 사고를 냈으며 차는 폐차되었다.

당신은 지금 죽어 있는가? 당신은 재즈가수였다. 음악이 없으면 하루도 살 수 없을 만큼 재즈를 사랑했으며 기자들의 인터뷰에서도 '음악은 내 생명'이라고 고백했다. 나이가 들었다. 인기는 사라졌으며 음악도 시들해졌다. 당신은 지금 죽어 있는가?

중국의 성인 장자(莊子)는 '시와 음악을 멀리하라'고 이미 간파한 바 있다. 시와 음악을 사랑하던 나는 젊은 시절 이 글을 읽고 고개를 갸우뚱했었는데, 지금에서야 그 말을 이해할 수 있을 듯하다. 그는 아마도 인간의 교양목록인 시와 음악을 절대로 가까이하지 말라는 뜻에서 한 말이 아닐 것이다. 자연으로 돌아가라는 뜻에서, 자연의 위대함에 비하면 '시와 음악도 하찮은 것'이라는 의미로 나는 지금 받아들이고 있다. 생명처럼 여겼던 시와 음악이 사라졌다. 그 인위적인 것들이 사라졌지만 당신은 죽었는가?

그렇다. 생명처럼 중요하다고 생각했던 것들이 사라졌어도 당신은 멀쩡히 살아 있다. 그렇다면 공기는 어떨까? 그것이 없다면 나와 당신은 불과 몇 분 만에 사망이다. 몇 시간도 아니고 며칠도 아니고 몇 분 만에 당신은 지구상에서 존재하지 못한다. 물 없이는 며칠을 살 수 있다. 음식 없이도 몇 주 정도는 살 수 있다. 그러나 공기가 없으면 몇 분 만에 참나무 관에 들어갈 신세를 면할 수가 없다. 너무 가까이 있고 항상 옆에 있는 것이 더 중요하다는 사실을 우리는 깨닫지 못하고 있다.

● 신선한 공기가 환자에게 해롭다는 의사도 있었다

정말 포복절도할 얘기를 해보겠다. 당신은 믿지 않을지도 모른다. 대략 100년 전까지만 해도 서양의 많은 의사들이 신선한 공기가 환자들에게 위험하다고 생각했다. 공기는 실제로 두려움의 대상이었다. 특히 밤공기는 더했다. 창문을 단단히 닫아걸고 맑은 공기가 절대 들어오지 못하도록 모든 공기구멍을 막았다. 나는 지금 과장해서 말하는 것이 아니다. 거짓말을 하고 있는 것도 아니다. 맑은 공기는 피할 게 아니라 방 안에 적극 들여야 한다고 설명하려 한 당시의 자연위생학자들(자연위생학자 나부랭이라고 불리던)은 그렇게 '비과학적' 견해를 옹호한다는 이유로 미치광이 취급을 받았다.

새로운 진실은 기존의 보수적인 시스템에서 보통 쉽게 받아들여지지 않는다. 그러나 맑은 공기가 가장 중요하다는 명백한 진실도 거부당했다는 사실을 당신은 이해하기 힘들 것이다. 다행히도 요즘은 아무리 생각이 뒤떨어진 '전문가'라도 맑은 공기의 필요성을 입증할 실험을 요구하거나, 맑은 공기가 탁한 공기보다 더 좋다는 사실을 증명해보라고 닦달하지는 않을 것이다. 우리는 그만큼 상당한 진보를 이루고 있는 셈이다.

공기는 우리가 깨어 있든 잠들어 있든 그 어느 순간에도 없어서는 안 되는 필수불가결한 요소임에도, 어리석은 우리 인간은 공기를 너무 당연시 여긴다. 아침에 일어나면 당연히 기분 좋은 심호흡을 할 수 있으리라 생각한다. 아침에 눈을 뜨면서 '오늘은 공기가 충분해야 할 텐데, 스케줄이 정말 많은 날이라서 말이야'라는 식으로는 생각하지 않을 것이다. 가끔씩 그런 일이 있더라도, 우리가 마시는 공기의 그 중요성을 꼼꼼히 생각하는 일은 거의 없다.

지구상의 거의 모든 생명체는 두께가 고작 3km에도 못 미치는 지구공기층에 의존한다. 그래도 공기는 고갈되지 않는다. 현재 지구상에는 약 6조 톤의 공기가 존재한다. 당신은 절대로 공기의 양이 충분한지 아닌지 고민할 필요가 없다. 그러나 공기의 질에 대해서는 분명 지속적인 주의가 요구된다. 전 세계적으로 진행되어온 공기오염은 심각한 수준에 이르렀다. 남극 펭귄들(비교적 청정한 지역에서 사는)의 몸을 조사한 연구에서도 체내에 상당한 공기오염 물질이 존재하는 것으로 밝혀졌다.

● 우리 몸 100조 개의 세포는 산소로 호흡한다

당신은 공기가 왜 그렇게 중요하다고 생각하는가? 그렇다. 바로 산소 때문이다. 우리의 피, 그리고 우리 몸을 구성하고 생명기능을 수행하는 100조 개의 세포들은 정기적으로 산소를 공급받아야 한다. 안 그러면 죽는다. 어떤 사람에게 아주 잠깐 동안 공기를 차단해보라. 안색이 파래질 것이다. 공기는 질소 78%, 산소 21%, 기타(이산화탄소, 일산화탄소, 수소 등) 1%로 구성되어 있다. 우리가 폐로 들이마시는 공기에는 산소가 21%가 있어야 정상적이다. 인간은 이를 통해 호흡을 한다. 정상적인 폐에는 약 10억 개의 작은 공기주머니가 있다. 그곳에서 혈액이 정화되고 산소를 공급받아 나머지 신체 부위들로 보내진다. 숨을 내쉬면 이산화탄소를 비롯해 다른 많은 폐기물질들이 배출된다.

이산화탄소가 그저 몸에 나쁘다고 표현하는 것은 적당하지 않다. 나쁜 정도가 아니라 치명적이기 때문이다. 이산화탄소 농도가 고작 3%가 들어 있는 공기만 호흡해도 우리 몸은 완전히 기진맥진해진다. 앞에서 공기의 구성 성분은 질소 78%, 산소 21%, 기타 1%라고 말한 바 있다. 그 기타 1% 안에 이산화탄소는 0.03%가 들어 있다. 그러니까 3%면 무려 100배가 된다는 말이다. 자연상태보다 이산화탄소가 100배라면 어떻게 되겠는가? 바로 성당 뒤편에 있는 공동묘지로 가는 마차를 타게 된다는 말이다. 우리의 폐에서 하루에 배출되는 이산화탄소 양은 약 230g의 숯 덩어리와 같다.

● 소다수와 탄산수는 가스음료다

그렇다면 우리의 생활환경으로 돌아와보자. 당신은 당신이 매일 마시는 음료수에 이산화탄소가 들어 있다는 사실을 알고 있는가? 예컨대 소다수, 탄산수, 맥주 같은 모든 자극적 음료에 이산화탄소가 들어 있다는 사실을 알고 있는가? 물론 관련 업계에서는 청량음료나 맥주를 무려 약 38만 리터 정도 마셨을 때에야 비로소, 겨우 하품할 정도의 이산화탄소 양이 나온다고 설명할 것이다.

그런가? 그러나 내 귀엔 이런 소리로 들린다. "아주 살살 당신 얼굴에 주먹을 때려 줄게요. 그래도 거의 느낌도 안 올 것입니다. 한 군데를 한 열 번 정도 쳐야 작은 멍 하나 들 정도니까 너무 걱정하지 마세요." 고맙다. 그러나 나는 사양하겠다. 나는 당신의 주먹도 사양하고 이산화탄소도 사양하겠다. 하루에 담배 3~4개비는 건강에 큰 문제가 없으니 염려하지 말라고 담배회사가 말한다면 고개를 끄덕일 수 있는가? 1주에 라면 3~4개 정도는 큰 문제가 없으니 마음의 안정을 찾으라고 식품회사가 말한다면 당신은 그렇게 하겠는가?

음식과 물의 소비량을 합한 양보다 공기의 소비량이 더 많다는 사실을 이 책을 읽고 있는 당신은 알고 계신가? 오염된 공기가 당신의 몸을 어떻게 파괴하는지, 또 왜 최대한 좋은 공기를 폐에 공급하기 위해 쓸 수 있는 모든 조치들을 취해야 하는지 당신은 깨달아야 한다. 당신의 그 깨달음을 위해 나는 자연치유 5대 불변의 법칙의 맨 앞에 공기를 내세웠다.

대부분의 도시들은 '아주 약한 가스실'이라고 할 만큼 공기 중에 많은 오염물질이 뒤섞여 있다. 예컨대 일산화탄소, 황산, 염산, 질산, 청산, 벤젠, 메탄, 암모니아를 비롯한 많은 오염물질들이 그것이다. 이제 우리가 가장 질 좋은 공기를 마시려면 어떻게 해야 하는지, 또 호흡하는 공기를 가장 잘 이용하려면 어떤 조치들을 취해야 하는지 알아보자.

●숲으로 도망쳐야 하는 이유

불과 몇십 년 전만 해도 '숲으로 도망처라'라고 말하는 사람은 거의 없었다. 앞에서 말했듯이 도시의 공기가 혼탁해지면서 사람들이 깨닫기 시작한 사실이다. 요즘 같은 시대에 정말로 깨끗한 공기를 마시기란 사실상 불가능하다. 그렇다 해도 최대한 깨끗한 공기를 마실 수 있는 곳을 찾아갈 수는 있다. 아무리 노력을 하고 좋은 곳을 찾아다녀도 최적의 깨끗한 공기를 얻으리란 보장은 없지만, 도시문명에서 멀어질수록 공기가 좋아진다는 사실을 알기란 그리 어렵지 않다. 다행스럽게도 자연에는 자체 방어메커니즘이 있어서 끊임없이 공기를 정화하고 청소한다. 비는 더러운 공기를 씻어준다. 그래서 비 갠 날이 상쾌한 것이다. 식물은 이산화탄소를 산소로 바꿔주며, 바다는 지구 곳곳의 공기를 끊임없이 재순환시키고 씻어준다.

우리는 산소와 질소와 이산화탄소의 농도를 숫자로 표시해가면서 지식을 과장하는 '전문가의 우월감'을 떨쳐버려야 한다. 가령 갓난 아기를 안고 숲 속으로 가면 그 아기는 방실대며 웃겠지만, 그 아기를 약품냄새가 나는 병원에 데려가면 본능적으로 울게 된다. 가장 예민한 아기는 본능적으로 무엇이 자연스러운 것인가를 알기 때문이다. 당신은 어느 곳에서 기분이 더 좋은가? 수만 대의 자동차들이 일산화탄소를 뿜어대는 도시와 고속도로를 정신없이 돌아다닐 때인가, 아니면 시골길을 산책할 때인가? 대답할 필요조차 없다. 이는 마치 남방의 아름다운 섬에서 휴가를 즐길 것인지, 휴가기간 내내 시베리아 벌판을 걷는 극기훈련을 할 것인지 묻는 것과 다르지 않다. 숲 속 산책 후에 더 편하고 새로워지는 느낌이 드는 이유는, 식물의 왕국과 동물의 왕국 사이에 작동하는 그 신선하고 경이로운 대자연의 공생 시스템 덕분이다.

숲의 공기가 맑은 까닭은 그곳에서 자라는 풀과 나무들이 이산화탄소를 흡수하고 산소를 내뿜기 때문이다. 식물과 동물은 끊임없이 서로에게 생명에 필요한 것들을 공급한다. 한쪽의 폐기물은 다른 쪽의 필수품이다. 이는 말로써 표현하기 힘든 자연의 위대함이다. 이 같은 정교함을 들여다볼 때마다 나는 이 지구의 그 웅장한 설계, 45억 년 지구진화의 눈부신 위대함에 압도된다.

인간은 자연에서 살도록 설계되고 진화해왔다. 700만 년 전 우리 인류의 먼 조상인 유인원이 아프리카의 숲 속에서 살기 시작했기 때문이다. 또한 우리의 직접적인 조상 호모 사피엔스가 그곳에서 첫걸음을 떼었기 때문이다. 아프리카 대륙에서 유럽 대륙으로 첫걸음을 뗀 지 4~5만 년이 되었다. 그렇다면 우리 인간은 무려 695만 년 동안 숲 속에서 산 셈이 된다. 우리 몸의 유전자는 그것을 똑똑히 기억하고 있다.

복잡한 도시의 거리에서 소비하는 시간과 공원이나 숲 속을 걸으면서 보내는 시간의 차이를 비교해보라. 우리의 폐와 혈액에 신선한 공기가 공급될 때 나타나는 건강의 차이는 명백하다. 당신이 비만과 질병으로 고생하고 있다면, 지금 당장 숲으로 나가서 당신에게 돈과

명예보다 더 귀한 것들을 선물하시라. 생명을 위한 제1의 필수요소는 바로 공기다. 산으로 갈 수 없다면 근처의 공원도 좋은 장소다. 공기가 가장 맑은 곳에서 산책하는 일을 생활의 일부로 삼아야 한다.

나는 항상 음식의 중요성을 강조하지만 맑은 공기는 당연히 건강의 1순위다. 당신이 가스실에 앉아 유기농의 과일과 채소를 먹는다한들 그것이 무슨 소용이 있겠는가? 수많은 화재현장에서 발생하는 사고에는, 우리의 예상과는 달리 뜨거운 열이 아니라 항상 가스중독이 사망원인의 1순위라는 점을 반드시 기억해야 한다.

오래전에 우리 인간이 초목에 둘러싸여 자연과 조화를 이루며 살 때는 별다른 노력 없이도 신선한 공기에 대한 생물학적 요구가 저절로 충족되었다. 그러나 우리는 월~금요일 내내 좁은 공간에서 갇혀 지낸 다음, 하루 이틀 쉬는 날에도 자발적으로 쇼핑몰 안에 스스로를 가둔다. 내가 숲으로 도망치라고 강조하는 이유는, 공기 최적의 조합(질소 78%, 산소 21%, 기타 1%)을 발견할 수 있는 곳이 숲이기 때문이다. 우리 인간이 숲으로 들어올 때 쾌적함을 느끼는 이유는, 바로 그런 공기의 조합이 최적화된 숲에서 태어나고 진화했기 때문이다. 그것은 마치 박쥐가 동굴에서 안정감을 취하고 두더지가 땅속에서 편안함을 느끼는 것과 전혀 다를 바가 없다.

● 오전에 운동해야 하는 이유

우리 인간은 숲 속에서 빠져나와 도시를 만들었다. 편리함을 얻었지만 많은 문제가 발생하기 시작했다. 열매를 따거나 채집을 하면서 항상 몸을 움직였던 호모 사피엔스가 난관에 봉착하게 되었다는 말이다. 몸을 움직여서 열을 내고 혈액을 순환시키면서 건강을 유지하던 인간은 마침내 '앉거나 누워 있는 동물'이 된 것이다. 우리의 몸속에 내재되어 있는 유전자는 '걷거나 달리는 동물'임에도, 편리함에 취해버린 인간은 마침내 나무늘보로 진화되기 직전의 느릿한 동물이 된 것이다.

이제 우리는 열매를 따기 위해 산천을 헤맬 필요가 없어졌고, 부싯돌을 쳐서 힘들게 불을 피울 일도 없어졌다. 어쩔 것인가? 그렇다. 이제 우리는 몸을 움직이며 건강을 유지해오던 '진화론적인 방법'에서 '인위적인 방법'으로 전환해야 될 필요가 생겼는데 그것이 바로 운동이다.

여기에서 한 가지 짚고 갈 중요한 사실은, 우리 몸 전체에서 일어나는 '산소화 과정'에서 운동이 큰 역할을 한다는 점이다. 특히 심장박동을 가속화시키는 유산소 운동이 그렇다. 나는 지금 산소가 최적의 상태로 존재하는 바로 그곳에서 유산소 운동을 하라는 말을 하고 있다. 닫힌 곳에서 하지 말고 열린 곳에서 하라는 말이다.

그렇다면 산소가 가장 많이 나오는 시간은 언제일까? 해가 뜨기 바로 전 시간(5~7시)이다. 이 시간은 식물들이 광합성작용을 통해서 산소를 몸 밖으로 내뿜는 시간이기 때문이다. 자동차들이 전부 나와 돌아다니면서 공기를 더럽히기 전에 해야 한다. 아침에 걷거나 조깅을 하려면 숲 속 오솔길, 공원, 해변을 찾기 바란다. 최소한 자동차들이 다니지 않는 골목길이라도 찾아라.

나는 가끔씩 차도에서 1미터도 떨어지지 않은 인도를 달리는 사람들을 볼 때마다 움찔움찔한다. 자동차 배기관에서 나오는 일산화탄소를 격렬한 심호흡을 통해서 곧바로 들이마시며 뛸 정도로 몰상식한 사람이 그렇게 많은 걸 보면 정말 당황스럽다. 또한 헬스클럽에서 다른 사람들이 뿜어대는 일산화탄소를 듬뿍 마시며 땀을 뻘뻘 흘리는 사람들을 TV에서 보는 것도 고통스럽다. 그들은 땀을 흘려 몸속의 노폐물을 빼는 것에만 관심이 있지, 다른 사람들이 뿜어대는 이산화탄소를 호흡해서 몸의 세포가 고통을 받는다는 사실에는 관심이 없다.

그뿐만 아니라 도시의 조깅이나 헬스클럽은 지속 가능하지 못하다. 나는 회원권을 6개월 끊어놓고 마지막 날까지 사용한 사람을 주위에서 본 적이 없다. 나는 비가 오나 눈이 오나 도시의 한복판을 계속해서 달리는 사람을 주위에서 본 적이 없다. 그런 일들은 지속 가능하지 않은 일들이다. 도대체 무슨 생각들을 하는 것일까? 무료 유럽여행 티켓에 당첨되어 비행기 좌석을 고를 때 일등석 대신 화물칸을 고르는 격이다.

똑똑한 선택을 하시라. 규칙적으로 운동을 하기 원한다면 가능한 한 깨끗한 공기를 마셔라. 공기가 깨끗한 만큼 운동효과도 높아진다. 그 가치는 날씬한 몸매와 건강한 수명으로 평가될 것이다.

● 입을 닫고 코로 숨을 쉬어야 하는 이유

정말로 중요한 것은 바로 옆에 있는 법이다. 우리는 그것을 찾으러 히말라야로 떠나기도 하고 돛단배를 띄워 먼 바다로 향하기도 한다. 미래의 행복한 삶을 위해 초등학생 때부터 공부를 시작해서 박사공부까지 하곤 한다. 질병을 치료하고 건강을 찾기 위해 학위가 뛰어난 종합병원의 교수님을 찾기도 하고 용하다는 첩첩산중 도사를 찾아가기도 한다. 그러나 내가 지금 언급한 것들은 모두 잘못되었다.

진정한 행복이란 그렇게 멀리 있는 것이 아니라고 우리 선배 격인 수많은 현자(賢者)들이 충고했는데도 불구하고, 우리 인간은 그것을 금방 잊어버리는 어리석은 동물이다. 당신이 그것을 얻는 순간 새로운 집착과 목표가 당신을 등 떠밀기 때문이다. 참된 맛이란 허기와 노동을 반찬으로 했을 때 마주하는 음식이다. 참된 행복이란 당신이 절망에 허우적거릴 때 손 내미는 따뜻한 껴안음이다.

우리 인간은 하루 종일 나의 생명을 지켜주는 공기의 고마움을 잊고 산다. 여기에 또 하나의 '잊고 사는 고마운 존재'가 있는데 바로 호흡이다. 숨을 쉬지 못하면 바로 사망이다. 서구사회에는 호흡의 영향력을 이해하는 사람이 거의 없다. 호흡이 우리 삶의 구석구석에 엄청난 영향을 미친다고 말하면 껄껄 웃는 사람이 99%다. 대부분의 사람은 호흡을 무시한다. 호흡은 자신과 무관한 일인 양 행동한다. 하지만 숨 쉬는 것은 바로 당신 자신이다. 숨은 생명력이다. 몸을 드나드는 생명력이다.

호흡이 멈추면 생명도 끝난다. 호흡이 깊고 고르면 생명도 강하다. 숨이 얕고 불안하다는 말은 세상과 인연이 거의 끝나간다는 말이다. 호흡을 깊게 하려면 입을 닫고 코로 숨을 쉬어야 한다. 이것이 핵심이다. 모든 야생동물은 음식을 먹거나 적으로부터 무리를 보호하는 경고음을 내기 위해 입을 사용한다. 인간은 거기에 지능을 더하는 언어를 추가했을 뿐이다. 직업상 항상 말을 많이 해야 하는 사람이나 머리에 '정리되지 못한 지식'이 많아서 말이 많은 사람은 일반적으로 건강도 좋지 못하고 수명도 길지 않은 법이다. 말을 많이 한 후에 뒤따라오는 그 갈증과 헛헛함을 당신도 경험해보지 않았는가 말이다.

날씨가 너무 덥거나 고된 노동으로 숨이 차서 입을 열어야 할 경우를 제외하고는 항상 입을 닫는 것이 좋다. 그래야 단전으로 호흡할 수 있다. 그래야 깊은 호흡을 할 수 있다. 우리가 정리되지 못한 수많은 책을 읽는 것보다 더 빨리 깨달음에 이를 수 있는 방법은, 바로 '입을 닫고 코로 숨을 쉬는 것'이다. 그래서 동양의 불교에서는 단전호흡을 커다란 수행법으로 여겨왔다.

오늘 하루만 입을 닫고 코로 숨을 쉬어보시라. 마음이 안정되고 세상을 바라보는 차분한 시선을 갖게 될 것이다. 입으로 숨을 쉬는 행위는 마음을 조급하게 만들고, 그 빈자리를 메우기 위해 식욕을 촉진해서 비만의 원인이 된다. 이것은 내가 그냥 하는 말이 아니다. 하루만 실행해보면 당신도 그 진가를 눈치챌 수 있을 것이다. 당신은 깊은 밤 진리를 깨우쳐주는 책을 읽은 후, 또는 가슴 깊은 곳을 울리는 영화를 본 후의 깊은 심호흡을 기억할 것이다. 이때 당신은 절대 치킨과 감자튀김이 생각나지 않았을 것이다.

호흡은 생명을 지속시키는 연료를 공급한다. 어떻게 호흡하느냐는 어떻게 몸속으로 산소를 흡수시키느냐에 영향을 미친다. 산소는 뇌와 신경과 모든 세포에게 양식을 제공한다. 그런데 서구문화는 우리 존재에 엄청난 영향을 미치는 이런 신체기능을 과소평가해왔다. 호흡은 태어나자마자 방해를 받는데, 종합병원의 분만실이 바로 주범이다.

막 태어난 아기는 폐를 한 번도 사용해본 적이 없는 상태다. 그 전까지, 필요로 하는 모든 산소를 엄마와 연결된 탯줄을 통해 제공받았기 때문이다. 따라서 막 태어난 아기의 폐는 바로 사용될 준비가 되어 있지 않다. 출생 직후의 1시간은 중요한 전환기다. 그동안 아기가 자력으로 폐호흡에 적응할 수 있게끔 해야 하며, 탯줄을 절대 잘라서는 안 된다. 오직 스스로의 힘으로 호흡을 할 수 있을 때까지는 엄마에게서 받는 산소에 의존하기 때문이다.

그때 아이는 엄마 배 위에 눕히는데 엄마의 심장 박동을 느낄 수 있도록 머리를 엄마 심장 근처에 두고, 천천히 자력 호흡을 시작하는 동안 조용히 쉴 수 있게 해줘야 한다. 잠시 후, 탯줄에 남아 있는 산소가 풍부하게 담겨 있는 액체가 전부 빠져나오면 그때 탯줄을 잘라야 한다. 이것이 바로 대부분의 전통적인 산파들이 실천해온 분만의 지혜다. 그리고 이 과정을 통해 올바른 호흡의 기본토대가 만들어진다.

● 병원은 신생아의 호흡을 방해한다

그런데 병원에서는 어떤 일이 벌어지는가? 우리가 흔히 목격하는 신생아를 다루는 방식은, 호흡이라는 생명유지기능의 기본적인 메커니즘을 무시하는 방식으로 진행된다. 속도를 최우선하는 메커니즘을 선호한다는 말이다. 전쟁이 일어났을 때 대피하는 속도로 엄마의 자궁에서 아이를 꺼낸다. 그다음 무슨 일을 자행하는가? 아이가 자력으로 호흡할 기회를 빼앗는 일이다. 곧바로 탯줄을 자르는 행위다. 그리고 너무 작아서 자력으로 호흡할 수 없는 아이를 거꾸로 들어 등을 후려친다. 아이는 억지로 헐떡거릴 수밖에 없다.

사실상 아이의 첫 호흡은 헐떡거림이 되어버렸다. 그 전까지 아이의 생명을 구성하는 것들은 엄마의 체온 36.5도 상태에서 공급되었다. 그런데 갑자기 차가운 공기가 아무런 준비도 되어 있지 않은 갓난아기의 폐로 흘러들어간다. 이것은 나중에 천식 등과 같은 호흡손상의 원인이 된다. 게다가 의사의 명령에 따른 간호사의 후려치는 무지함에 갓난아기의 척추 혈관들이 터지는 경우도 발생한다.

갑작스런 영아사망을 불러오는 경우도 허다하다. 그러한 행위는 또한 아이에게 심각한 정서적 손상을 가하기도 한다. 생물학적으로 아이는 출생의 순간 가장 부드럽고 섬세한 손길을 기다리는 존재다. 손바닥으로 후려치는 충격을 감당할 준비가 되어 있지 않기 때문이다. 동물의 세계에서도 그러한 무지막지한 행위는 결코 찾아볼 수 없다. 동물들은 출생의 순간 우리 '우월한 인간'들이 잃어버린 부드럽고 사랑스러운 본능을 행동으로 보여준다.

그 가혹한 손길은 평생에 걸쳐 인간의 호흡에 영향을 미친다. 첫 호흡은 헐떡거림이며, 대부분의 경우 그 후의 모든 호흡은 얕고 가쁘게 진행된다. 그렇다면 어떤 호흡이 올바른 것인가? 서구사회의 아이들은 가혹한 출생의 경험을 통해 정상호흡을 방해받고 있다. 그것은 인간이라는 종을 위해 설계되고 진화된 호흡방식을 역행하는 일이자 반역에 가깝다. 우리는 우리의 호흡이 올바르지 못하며 그로 인해 큰 고통을 받고 있다는 사실을 분명히 인식해야 한다. 따라서 원초적인 호흡법을 배워야 한다. 나와 아내는 캘리포니아 산타모니카와 뉴욕시의 요가 스튜디오에서 앨런 핑거Alan Finger로부터 큰 가르침을 받았다. 정확한 호흡과 운동에 대한 다음 설명은 앨런의 가르침에 바탕을 둔 것이다.

● **왜 복식호흡이 정상호흡인가**

우리 호모 사피엔스는 복식호흡을 하도록 설계되어 있다. 복식호흡은 완전한 호흡이다. 하지만 대개의 경우 가슴 위쪽으로 빠른 호흡을 한다. 전체적인 호흡메커니즘을 사용하지 않기 때문에 충분한 공기를 들이마시려면 더 빠르게 호흡해야 한다. 호흡속도가 빨라질수록 긴장감도 높아진다. 이는 쉽게 증명할 수 있다. 놀라거나 화가 나면 호흡이 빨라진다. 그 호흡은 가슴 위쪽에서만 이뤄진다. 충격을 받으면 헐떡거린다. 얕은 목 호흡을 한다는 말이다. 긴장을 풀고 태양 아래 누워 있거나 마사지를 받을 때는 호흡이 느려지고 깊어진다.

호흡은 마음에 직접적인 영향을 미친다. 이것은 아주 중요하다. 호흡이 빠르고 얕으면, 마음이 급해지고 몸은 긴장한다. 호흡이 느리고 깊으면 마음이 안정되고 몸의 긴장이 풀린다. 너무 많은 사람들이 출생 때의 경험 덕에 정상호흡을 할 수 없게 되었다. 그뿐만 아니라 너무 복잡하고 급박하게 돌아가는 세상에 보조를 맞추느라 얕은 호흡만 하면서 살게 되었다. 따라서 이제 우리는 본능적으로 하고 있어야 할 그 호흡을 다시 배워야 한다. 당연히 이뤄져야 하지만 저절로 이뤄질 수 없는 그 호흡을 우리는 먼저 머리로 이해해야 한다.

일단 정상호흡법을 머리로 이해해야 실천에 들어갈 수 있다. 평생에 걸친 부정확한 호흡과 결별하고 정상호흡을 시작하면, 몸의 느낌이 완전히 달라진다는 사실을 알게 될 것이다. 호모 사피엔스를 위해 설계되고 진화해온 호흡방식에는 엄청난 장점들이 있다. 이 호흡은 당신의 삶 전반에 걸쳐 영향을 줄 것이다. 건강뿐만 아니라 정신과 가치관에도 영향을 준다는 말이다. 호흡은 삶 그 자체다. 당신이 비만과 질병과 공황장애와 불면증으로 고통을 받고 있다면 폐부 깊숙이 호흡하는 법을 배우시라. 차분하고 맑아진 정신으로 세상을 바라보는 진정성을 키울 수 있으리라 장담한다. 우리 부부는 실제로 그런 변화를 겪었다.

올바른 호흡이 실제로 작동하는 방식은 다음과 같다. 제일 먼저 복부에서 시작한다. 우리 몸에는 횡격막(橫膈膜)이라는 것이 있다. 횡

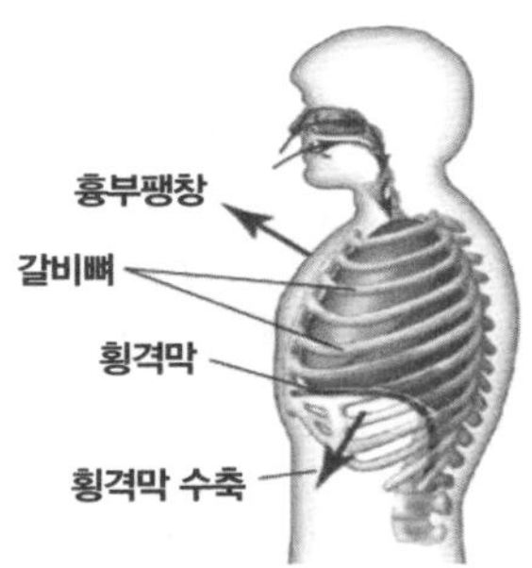

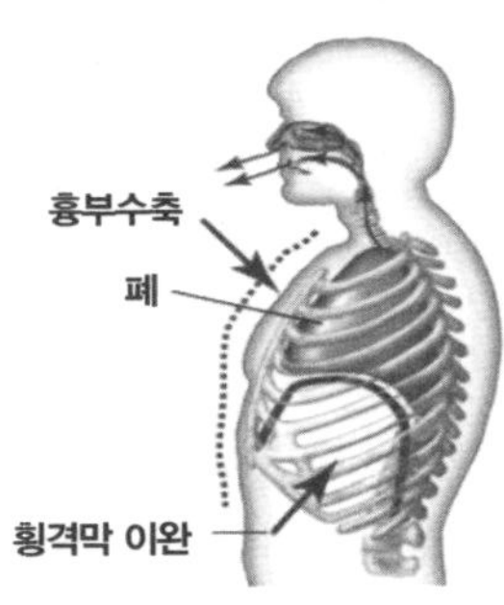

격막은 가로막이라고도 불린다. 이것은 폐 바로 아래 위치하며, 몸의 장기들을 둥근 바가지 모양으로 가로지르며 감싸고 있다. 쉽게 말하면 갈비뼈 아래쪽에 바가지가 하나 엎어진 채 들어앉아 있다고 생각하면 쉽다. 숨을 들이마시면 바가지 모양의 횡격막 근육이 내려가야 한다. 그러려면 위와 각종 소화기들이 자리를 비켜줘야 한다. 복부 근육들은 위와 소화기들이 내려올 공간을 만들기 위해 밀치고 나와야 한다. 그래서 숨을 들이마시면 배가 불룩해진다. 위도 내려오고, 횡격막도 내려오면서 가슴으로 공기가 들어온다. 가슴으로 공기가 들어오면 공백이 만들어지는데, 이로써 근육이 없는 폐는 공기로 부풀어 오른다.

이것은 기본적으로 폐 아래쪽에서 일어나며, 그곳으로 산소의 약 80퍼센트가 흡수된다. 20퍼센트의 남은 산소는 폐의 위쪽으로 흡수되는데, 그 부분은 신경계가 스트레스를 받거나 '투쟁 혹은 도주' 상황에 직면해 추가적인 운동이 일어날 때만 사용된다. 다시 말해 누군가(적이든 맹수든) 당신을 공격해서 달아나야 하는 상황, 또는 격렬한 신체운동이 일어날 경우에만 폐의 상부가 쓰인다는 말이다. 즉, 폐의 위쪽은 아주 위험한 상황에서만 사용된다는 말이다.

호흡기 전체를 쓰지 않고 오직 폐의 윗부분만 이용해서 호흡하는 당신의 호흡방식은 아주 위험하다. 신(자연)이 당신을 그렇게 설계하지 않았기 때문이다. 따라서 그런 급박한 상황이 아닌 일상생활에서는 폐 아래쪽만 작동하는 복식호흡을 해야 한다. 이 경우 정상생활에 필요한 공기의 80퍼센트가 폐에 공급될 것이다. 산소를 몸에 가득가득 채워야 맑은 피부를 갖게 되고 날씬하고 질병 없는 삶을 살게 되는 것은 당연한 이치 아니겠는가?

● 가슴호흡은 왜 문제인가

출생의 순간 경험한 고강도 스트레스와 그로 인해 계속되는 잘못된 호흡 때문에, 우리는 점점 더 얕은 호흡에 의지해 헐떡거리며 삶을 헤쳐가게 되었다. 게다가 갈수록 복잡해지는 현대문명은 충격과 스트레스들을 공중에서 끊임없이 투하하고 있다. 이렇듯 몸을 압박하는 얕은 호흡과 외부에서 오는 스트레스 공격으로 우리는 늘 스트레스에 억눌린 채 살아간다. 요즘 사람들은 대부분 가슴으로만 호흡한다. 배를 전혀 쓰지 않기 때문에 폐 아랫부분이 채워지지 않는다. 당연히 몸으로 산소의 80퍼센트를 공급하는 일에 차질이 빚어진다.

그래서 요즘 사람들은 반쯤 질식한 상태로 살아가는 것이다.

그렇다. 당신이 매일 피곤한 이유가 바로 그것이다. 당신은 늘 초조하고 불안하고 긴장되어 있다. 많은 사람들이 수면제와 안정제에 의지해 산다. 정말 절실하게 필요한 건 공기인데도 말이다. 깊은 복식호흡을 배워 폐 아래쪽으로 공기를 집어넣는 순간 스트레스는 극적으로 줄어든다. 외부 스트레스는 계속 들어와도 내면은 평화로울 것이므로 스트레스 관리가 쉬워질 것이다. 다른 사람들이 머리를 쥐어뜯는 동안 당신은 현대사회의 광기를 유유하게 헤쳐 나갈 수 있다. 호흡과 마음상태는 직접적으로 연결되어 있다. 호흡이 짧고 얕으면 마음은 헐떡거리며 질주한다. 호흡을 천천히 깊게 하면 마음은 더 평화로워진다. 의식 전체가 바뀐다. 당연히 몸도 바뀌고 얼굴색도 화사하게 변한다.

마음이 헐떡거리면서 과도하게 흥분된 상태가 가라앉으면, 자신을 명료하게 의식하게 되고 주변의 압박으로부터 스스로를 분리시킬 수 있게 된다. 이때 올바른 방식으로 좀 더 깊은 호흡에 집중하면, 비로소 압박과 혼란이 완전히 사라진다. 지금까지 그런 스트레스를 만들어낸 건 다름 아닌 바로 자기 마음이었음을 깨닫게 될 것이다. 그런 상태를 불교에서는 '깨달음'이라고 표현한다. 호흡만으로 깨달음에 이르는 것이다. 호흡이 얼마나 중요한 것인지 당신은 10분만 실천해보면 느낄 수 있게 된다.

당신은 이렇게 질문할 수도 있다. '그렇게 복식호흡으로 깨달음을 얻으면 행동이 느려지고 두뇌회전도 멈추지 않을까요?' 나의 대답은 '10분만 실천해보고 다시 질문하십시오'이다. 복식호흡은 오히려 몸을 민첩하게 해주고 두뇌의 활동성을 높여준다. 복식호흡은 정신을 맑게 하고 긴장을 풀어주기 때문이다. 멍하게 만들지 않는다. 균형을 잡아준다. 긴장을 완화시키고 몸을 산소로 채우는 데 복식호흡이 9할을 차지한다고 자신 있게 말할 수 있다. 복식호흡을 하지 않으면 긴장도가 높아지고 산소가 결핍된다. 당연히 몸은 항상 찌뿌둥하게 된다. 서서히 질병으로 가는 완행열차에 탑승하는 셈이다.

과일과 채소와 통곡물을 먹는 자연식물식을 하루도 안 거르고 실천하는데도 몸의 변화가 없는 사람들의 대부분은, 스트레스에 자기를 방치한 상태로 헐떡거리며 호흡을 하는 사람일 가능성이 크다. 맑은 음식을 먹으면서 매일 애인과 헤어지는 사람이 건강할 수 있겠는가? 맑은 음식을 먹으면서 매일 식구들과 다투는 사람의 피부가 맑을 수가 있겠는가? 나는 지금 스트레스를 받지 말라고 얘기하는 것이 아니다. 형식이 내용을 규정한다는 칸트Immanuel Kant의 말을 가슴에 새기시라. 형식, 즉 호흡을 바꾸면 내용, 즉 스트레스를 스스로 조절하는 능력이 생긴다고 감히 주장한다.

폐는 양쪽 가슴에 한 개씩 두 개가 있고 심장은 그 사이에 중앙에 위치해 있다. 가슴으로 얕은 호흡을 하면 압박이 안쪽으로 가해지면서 심장을 옥죈다. 우리 몸은 이런 식으로 호흡하도록 설계되어 있지 않았기 때문에 옥죄는 것이다. 반면 복식호흡을 하면 심장에 압박이

가지 않는다. 올바른 호흡이 우리 삶의 얼마나 중요한 열쇠인지를 다시 한 번 보여주는 예다.

복식호흡의 효과는 스트레스와 긴장의 완화에만 해당되는 것이 아니다. 복식호흡은 신경계에도 놀라운 효과를 발휘한다. 호흡은 자율신경계의 무의식적 기능이다. 그러나 호흡은 우리가 의식적으로 자율신경계를 중단시키기 위해 실질적으로 조절할 수 있는 유일한 기능이기도 하다. 자율신경계란 내버려두면 저절로 알아서 작동하는 기능이다. 당신은 땀샘에게 '땀을 그만 내시오'라고 말할 수 없다. 땀샘은 당신의 명령을 무시할 것이다. 또 창자에게 '소화작용을 멈추시오'라고 명령할 수도 없다. 당신은 이들 자율신경계의 기능을 통제할 수 없다.

그러나 이 기능 중의 한 가지, 호흡만은 통제할 수 있다. 호흡을 바꿈으로써 의식적으로 자율신경계의 긴장을 풀고 지배권을 확보하는 것은 얼마든지 가능하다는 말이다. 어리석은 우리 보통의 인간들은 자율신경은 일반적으로 통제가 불가능하다고 생각한다. 그러나 요가 수행자들은 수천 년 전에 다른 생각을 하고 있었다. 인간은 자율신경계를 완벽한 통제할 수 있다는 사실 말이다. 우리는 깊은 복식호흡을 통해 우리 몸의 자율적 기능들을 얼마든지 늦출 수 있다.

지금까지 우리는 복식호흡의 메커니즘과 장점들을 지적인 차원에서 탐구해보았다. 그러나 안타깝게도 복식호흡이 정상호흡이라는 사실을 머릿속으로 안다고 해도 우리 몸이 저절로 복식호흡을 시작하지는 않는다. 복식호흡이 이뤄지게끔 만들어야 한다. 처음에는 부정확한 호흡습관과 결별하기 위해 복식호흡이라는 목표에 집중해야 한다. 기본적으로 이뤄져야 하는 일은 다음과 같다. 숨을 들이마시면서 복부를 확장시킨다. 그런 뒤 필요한 만큼, 혹은 편안한 정도까지 공기가 가슴 쪽으로 올라가게 한다. 그다지 높이 올라가지 않을 수 있는데, 이는 편안한 상태로 정상호흡을 하면 그다지 많은 공기가 필요하지 않기 때문이다.

이것은 마치 살아 있는 음식(과일과 채소)만 먹을 때와 같은 현상이다. 살아 있는 음식을 먹으면 당신은 일부러 더 많이 먹을 수도 없고 더 적게 먹을 수도 없다. 몸이 알아서 멈출 양을 정해주기 때문이다. 살아 있는 음식을 아무리 먹어도 살이 찌지 않는 이유가 바로 이것이다. 당신은 죽은 음식(불을 가해서 인공적으로 만든 공장음식)을 먹지 않도록 주의하기만 하면 된다. 죽은 음식은 당신이 언제 먹는 것을 멈추어야 하는지 알려주지 않는다. 햄버거를 5개나 먹고서도 집에 돌아와 밤늦게 죄의식을 가지고 부엌을 들락거리는 이유가 바로 그것이다.

호흡도 마찬가지다. 계속해서 복식호흡을 유지하고 숨이 얕아지지 않도록 노력하기만 하면 된다. 복식호흡은 당신에게 매우 중요하지만 '어떤 공기를 마시는가' 하는 문제 또한 아주 중요하다. 얼마나 많은 사람이 아무 생각 없이 스스로 탁하고 오염된 공기 속으로 자신을 몰아넣는지 알면 경악을 금치 못할 것이다. 종종 사람들에게 침실 창문을 자주 열어 두냐고 물어보면, 그때마다 주로 돌아오는 답은 대부분 '아니오'다.

● 왜 창문을 열고 자야 하는가

더 좋은 방향으로 거대한 변화를 만들어내기 위한 작고 간단한 실천방법을 소개하겠다. 기억하시라. 숨을 내쉴 때마다 우리는 유독한 이산화탄소를 비롯해 각종 독성 폐기물들을 내뿜는다. 8시간 동안 밀폐된 방에서 잠을 잔다고 하면, 그 방에는 이산화탄소가 계속 늘어나고 우리는 그중 일부를 다시 들이마시게 된다. 게다가 숨을 들이마실 때마다 산소의 양은 점점 적어진다. 물론 잠을 자는 동안에는 신체기능들도 대부분 휴식에 들어가지만, 여전히 작동 중인 기능들도 많다. 예컨대, 영양분을 흡수하고 이용하는 동화작용이 그렇다. 수면 중인 신체에 신선한 공기가 공급되지 않으면 동화작용의 효과는 현저히 떨어진다.

사람들이 아침에 혼미한 상태로 잠에서 깨는 가장 큰 이유 중의 하나는 우리의 폐가 밤새도록 탁한 공기와 씨름해야 했기 때문이다. 그리고 자는 사람이 둘로 늘면 공기도 2배 빨리 탁해진다. 여기 아주 단순하고도 좋은 방법이 있다. 나는 항상 진리는 단순하다고 주장해왔다. 창문을 여시라! 추운 계절이라면 창문을 2,3cm 정도만 열고 필요하면 담요를 꺼내 덮으시라. 부탁하건대 이 조언을 가볍게 넘기지 마시라. 간단하지만 엄청나게 이로운 이런 행동을 실천한다면 눈에 띄는 활력의 증가를 바로 경험할 것이다.

다시 한 번 말하지만, 이건 단순한 상식이다. 신선한 공기를 쐴 수 있을 때마다 그 기회를 적극 이용하라. TV에서는 겨울이 되기 전에 '단열하는 법'에 대한 프로가 많이 나온다. 그러나 이것은 잘못되었다. 집 안을 맑은 공기로부터 완벽하게 차단하게 되면 열효율을 높여서 난방비 절약할 수 있다. 그러나 당신은 엄청나게 많은 치료비를 의사의 뒷주머니에 넣어주어야 하고, 살을 뺀답시고 1달도 출석하지 못할 6개월짜리 회원권에 월급의 대부분을 헌납해야 한다.

이것은 참으로 바보 같은 일이다. 초등학생과 같은 순수한 마음으로 생각해보시라. 그것은 마치 공기 좋은 숲 속의 호텔에 휴양을 가서 사방이 꽉 막힌 유리상자 속으로 들어가 잠을 청하는 것과 무엇이 다르단 말인가? 가스요금 몇 푼을 절약하려다가 수백~수천만 원의 병원비가 청구된다는 사실을 명심하시라.

삶은 귀한 선물이다. 당신은 아프거나 불행하거나 고통받거나 때 이른 죽음을 맞이하길 원치 않는다. 인생은 정말 그냥 낭비하기엔 너무 아름답다. 생명을 위한 생물학적 필수요소 리스트의 맨 앞에 바로 공기가 있다는 사실을 명심하시라. 미국과 비슷한 식생활을 가진 서구국가에서 질병으로 인한 사망원인의 순위는, 심장질환과 암과 뇌혈관질환이 1,2,3위를 다툰다. 그러나 나이가 들어 자연사하는 노인의 사망원인 1위는 폐렴이다. 호흡이 문제가 되어 사망한다는 말과 다르지 않다. 그 공기를 생명으로 바꾸는 도구가 바로 폐라는 사실을 뻔히 알면서도 신성한 당신의 집을 유리상자로 만들겠는가? 한 가지 확실한 사실은 이것이다. 폐의 기능을 방해하는 모든 시도는, 병원침대 위에 피골이 상접한 당신의 육체를 남겨놓고, 하나밖에 없는 당신의 집을 저당 잡혀야만 지불 가능한 엄청난 병원비 청구서를 남겨놓는다는 사실 말이다.

제2법칙(물) | 물은 목마를 때만 마셔라

생각해보자. 당신은 지금 보물창고에서 발견한 황금 100kg을 낙타 등에 싣고 사막을 건너고 있다. 언제 끝날지 모르는 사막을 당신은 닷새 동안 걸어왔다. 사막 중간에 간혹 물을 파는 가게가 있다고 가정해보자. 물 한 컵에 1kg의 황금을 요구한다면 당신은 어쩔 것인가? 황금을 줄 것인가, 쓰러져 죽을 것인가? 양도 엄청나고 어딜 가나 널려 있어 아무리 써도 바닥나지 않는 것이 있다면 우리는 그것을 당연하게 여긴다. 물이 그런 경우다.

하지만 갈증으로 목이 타는 사람이라면 물이 얼마나 소중한지 뼈저리게 실감할 것이다. 가령, 사막 한가운데에 고립되어 탈수와 목마름으로 죽을 지경이라면, 물 한 모금 삼키기 어렵고 쓰러지기 직전인 사람에겐 세상 그 어떤 보물보다 물 한 잔이 소중할 것이다. 이렇듯 측량할 길 없는 물의 중요성에도 불구하고 실제로 당신은 물이 차지하는 그 중요성을 깨닫지 못하고 있다는 것이 나의 주장이다.

물은 공기처럼 지금 당장 없으면 5분 안에 사망할 정도로 중요한 것은 아니지만, 그래도 공기와 동등한 대접을 받을 자격이 있다. 사실, 호흡은 자동작용이며 마시는 행위는 의식적인 과정이라는 점을 고려하면 관심을 더 기울여야 하는 쪽은 오히려 물이다.

물을 안 주면 식물은 시들어 말라 죽는다. 물이 없으면 동물은 목이 말라 죽는다. 물은 생명의 정수다. 물이 없으면 생명도 없다. 씨앗은 싹을 틔우지 못한다. 식물은 자라지 못한다. 동물은 살지 못한다. 물이 없었다면 지구는 생명을 잉태하지 못하는 거대한 바윗덩어리, 죽은 사막으로 남았을 것이다.

물은 흔히 생명의 원천으로 숭배되고 찬양되어왔다. 이집트인은 나일강을 숭배했다. 힌두교도는 갠지스강을 숭배한다. 그리스에서는 자연의 샘터를 신전부지로 선택했다. 물론 세례의식도 물속에서 치러진다. 물이 없으면 우리 몸은 한 줌의 먼지로 전락할 것이다. 물을 필요로 하지 않는 신체기능은 하나도 없다. 우리 몸의 70%는 물이다. 아래는 다양한 신체부위에서 수분이 차지하는 비율을 보여준다. 당신은 아래 신체부위를 어떤 물로 채우고 싶은가? 맑고 순수한 물인가, 아니면 찌들고 오염된 물인가?

치아	10%
뼈	13%
연골	55%
적혈구	68.7%
간	71.5%
근육조직	75%
비장	75.5%
폐	80%
뇌	80.5%
담즙	86%
혈장	90%
혈액	90.7%
림프액	94%
침	95.5%
위액	95.5%

● **물이 신체에 미치는 6가지 기능**

물이 우리 몸에 얼마나 광범위하게 관여하는지를 알면 경외심마저 느낄 것이다. 물이 담당하는 기능들 중 상대적으로 중요한 기능

몇 가지를 소개하겠다.

첫째 | 물은 모든 영양의 진행과정을 돕는다. 물은 영양분의 소화, 흡수에서 배설에 이르기까지 전 과정에 관여한다. 음식물이 입으로 들어가는 순간부터 그 음식물이 피와 뼈와 근육 및 조직으로 바뀌는 데 필요한 모든 과정(결코 쉬운 일이 아니다)이 물의 도움으로 이루어진다. 자연과학자들은 세상에 기적은 없다고 말한다. 그렇다면 사과를 피와 뼈로 바꾸는 것은 기적이 아니던가? 우리는 엄청난 기적들을 너무도 당연시 여기며 살고 있다. 생명의 기적을 창조하는 일련의 과정에서, 어느 지점에서라도 물이 부족하면 질병과 사망으로 이어질 것이다.

둘째 | 물은 영양소들을 물속에 녹여서 세포로 운반한다. 음식물의 영양소들이 어떻게 자기 자리를 찾아가서 우리 몸 100조 개의 세포에게 에너지를 공급하는지 궁금하지 않은가? 음식물에는 비타민, 미네랄, 단백질(아미노산), 탄수화물, 지방 및 기타 기본 영양소들이 들어 있다. 과연 그 영양소들은 어떻게 추출되고 배분될까? 그렇다. 물을 통해서다. 우리 몸은 물을 이용해 영양소를 추출하며, 모든 영양소를 각각 적절한 장소로 운반해 정확히 제시간에 정확한 필요량을 공급한다. 이것 또한 기적이 아니던가?

셋째 | 물은 세포 노폐물과 독소를 실어 배출기관으로 운반한다. 음식 분해 과정의 부산물과 세포 노폐물이 독성물질로 만들어지는 과정에 대

해서는 앞에서 설명했다. 또한 최대한 빨리 그 독소와 노폐물을 제거해야 하는 필요성에 대해서도 강조했다. 이산화탄소, 단백질 대사과정에서 나오는 질소, 요소, 암모니아는 그러한 독성물질들 중 일부로, 반드시 모아서 희석시키고 배출시켜야 한다. 물은 그런 독소들을 네 곳의 배출기관(장, 방광, 폐, 피부)으로 운반한 다음 처리할 수 있도록 돕는다. 이 얼마나 정교한 처리방식인가. 물은 몸이 필요로 하는 것을 받아들이고 필요로 하지 않는 것은 배출한다.

넷째 | 물은 모든 세포와 조직과 체액의 구성요소 역할을 한다. 물이 충분하지 않으면 침도 마른다. 침이 없으면 아무것도 삼키지 못한다. 혀는 구강 내 표면에 달라붙게 된다. 당연히 말을 할 수도 없다. 위액은 실질적으로 거의 물이기 때문에, 물이 없으면 결국 위 속 음식물의 소화도 불가능해진다. 중대한 생명줄인 혈액은 90% 이상이 물이다. 생명기능을 수행하는 중요한 기관들은 다른 어느 기관보다 물이 많다.

다섯째 | 물은 조직 표면의 마찰을 방지해주는 윤활유 역할을 한다. 몸속에 윤활유가 없으면 기관들은 서로 들러붙고 찢어질 것이다. 뼈들도 관절을 중심으로 부드럽게 움직이지 못하고 서로 부딪쳐 삐걱거리고 이가 빠질 것이다. 근육은 유연성을 잃어 제 기능을 못 할 것이다. 우리의 모든 몸속 기관은 체액의 바다에서 떠 있는 셈인데 그 체액은 거의 다 물이다.

여섯째 | 물은 자동차 냉각수처럼 신체의 체온조절 역할을 한다. 몸속의 수분균형이 건강에 매우 중요한 이유 중 하나가 체온조절 역할이다. 몸

속의 온도가 단 몇 도만 바뀌어도 죽음에 이를 수 있다. 우리 몸은 장과 폐와 피부에서 끊임없이 물을 발산한다. 땀은 증발하면서 피부를 식혀준다. 이 모든 작용을 통해 체온이 안정적으로 유지된다.

이상의 내용에서 보듯, 생명유지를 위한 물의 핵심적 역할에는 이론의 여지가 없다. 전 세계 영양학자 중 내 의견에 동의하지 않을 사람은 한 명도 없을 것이다. 우리 몸은 보통 하루에 약 3~4리터의 물을 배출하며, 그 양은 매일 다시 채워져야 한다. 물이 이렇게 우리 몸에 끼치는 영향이 막대하기 때문에, 물을 마시는 가장 좋은 방법이 무엇인지 고민해보는 것은 아주 당연하다. 그렇다면 나는 당신에게 3가지 질문을 던져보겠다. 언제 물을 마셔야 하는가? 얼마나 마셔야 하는가? 어떤 물이 가장 좋은 물인가?

● **물을 마시라는 유일한 신호는 목마름이다**

물은 언제 마셔야 할까? 그렇다. 목이 마를 때다. 내가 이렇게 말하면 '왜 그리 당연한 소리를 하느냐'고 되묻는다. 나는 지금 '하루에 2리터 정도의 물을 마셔야 한다'는 전문가들의 의견을 따라 플라스틱 물통을 들고 다니는 사람들에게 충고하기 위해서 이 말을 하고 있다. 나는 도대체 그 논리가 어디서 나왔는지 궁금하다. 물을 마시고 싶지도 않은데 2리터나 마셔야 한다면 그 전문가는 신(자연) 위에 우뚝 서 있는 위대한 존재란 말인가? 자연은 우리가 섣부른 지식으로 재단할 정도로 어리석은 존재가 아니다.

물에 대한 필요성은 계절과 활동에 따라 달라진다. 뜨거운 여름 태양 아래에서 격렬한 육체노동을 하는 사람은, 분명 에어컨이 작동하는 사무실에서 일하는 사람보다 훨씬 더 많은 물이 필요할 것이다. 두말할 필요도 없이 겨울보다는 여름에, 밤보다는 낮에 더 많은 물이 필요하다. 기억해둘 가장 간단한 규칙은 이것이다. 목이 마를 때 마셔라. 우리 몸은 언제 물을 마셔야 할지 알려줄 만큼 충분히 현명하다.

이것은 마치 '태양을 피하는 법'과 너무나도 닮아 있다. 우리 인간은 700만 년을 진화해오면서 뜨거운 햇볕을 피하는 방법을 발명했다. 그것은 선글라스도 아니고 자외선 차단제도 아니다. 바로 '참을 수 없이 뜨거울 때 나무그늘로 숨는 법'이다. 당신은 지금 웃고 있을지도 모른다. 백번 양보해서 선글라스와 자외선 차단제를 인간이 발명한 것은 언제인가? 불과 수십 년도 되지 않는다. 수십 년이라는 세월은 700만 년에 비교하면 찰나에 불과한 시간이다. 당연히 부작용이 생긴다. 우리의 시신경은 멜라닌세포 생성시스템과 연결되어 있어서 시신경이 빛에서 차단되면(선글라스를 끼면) 피부는 더 타게 된다. 그래서 자외선 차단제를 덕지덕지 바르는데 이런 행위는 피부의 호흡(특히 한여름에)을 방해하고, 그 무자비한 화학성분 때문에 피부 트러블을 유발한다.

● 탄산음료는 '냄비 속의 개구리'와 같다

그렇다면 우리 인간은 700만 년간 진화하면서 언제 물을 마셨을까? 그렇다. 이제 당신은 알아차렸다. 목마를 때 마셨다. 정말 간단하지 않은가? 그런데 목이 말라도 사실상 그 갈증을 무시하는 사람들이 있다. 그리고 무언가를 마실 때도 형편없는 갈증 해소제를 찾는 사람이 점점 더 늘어나는 추세다. 사람들은 물보다 탄산음료를 더 찾는다. 심지어 부모들도 아이들이 목이 마르면 물보다는 탄산음료를 더 많이 준다. 이것은 정말 심각한 생물학적 왜곡이다. 그런 화학적 혼합음료들은 중독성 독극물이나 다름없다. 인간은 수백만 년 동안 그런 독극물을 마시고 진화해본 경험이 전혀 없다.

'냄비 속의 개구리'라는 말이 있다. 끓는 물에 개구리를 던지면 화들짝 놀라 뛰어나와 생존하지만, 미지근한 물에 개구리를 넣고 서서히 온도를 높이면 냄비에서 나오지 못하고 결국 익어서 죽는다는 이야기다. 탄산음료는 톡 쏘는 청량감과 단맛으로 인해 순간적인 마음의 안정을 준다. 그것은 개구리가 따뜻한 물에 들어가 온천욕을 즐기는 것과 같다. 당신이 아이에게 탄산음료를 반복적으로 준다는 것은, 개구리에게 열이 올라가는 냄비 속에서 자기도 모르는 채 죽도록 내버려두는 것과 전혀 다를 바가 없다. 최근 들어 유럽의 일부 국가와 미국의 일부 주의 학교에서 탄산음료 자판기를 철수하고 있다. 반가운 소식이다.

나는 이 '청량음료 철수'를 50~60년대 횡행하던 '의사들의 담배광고'에 빗대어 말하곤 한다. 당신은 의사들이 하얀 가운에 청진기를 목에 걸치고 담배광고를 했던 시절이 있었다고 하면 믿어지시는가? 실제로 그랬다. 그 담배광고의 카피는 이랬다. '의사들은 보통 카멜 담배를 더 많이 피웁니다'More Doctors Smoke Camels. 의사뿐이던가? 운동선수, 심지어는 임산부까지 등장하던 시절이 있었다. 임산부가 나와서 담배를 물고 있는 담배광고의 카피는 이랬다. '임산부들은 부드러운 맛을 더 선호합니다'The Smooth Taste Expectant Mothers Crave. 믿어지시는가? 50년 전에 아무렇지도 않던 일들이 지금에 와서는 '끔찍한 일'로 뒤바

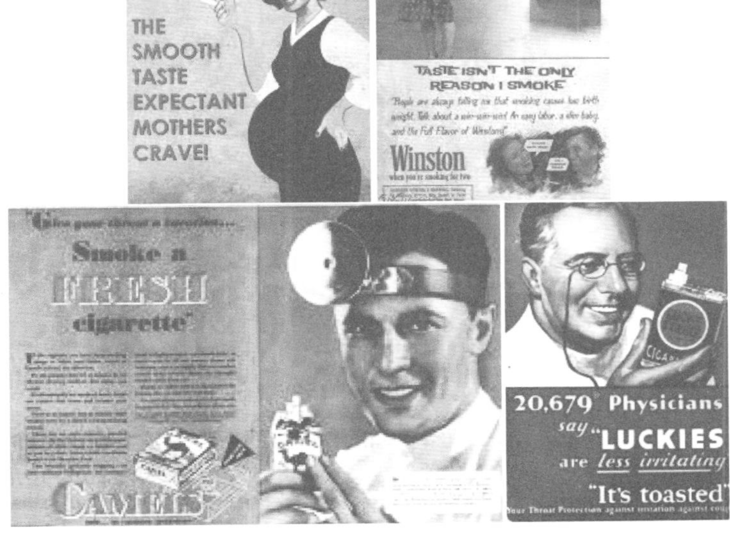

꿔었다. 진실은 결국 드러나게 되는 법이다. 아이들이 아무렇지도 않게 아무 생각 없이 따라 부르던 청량음료 CM송들이 '상업자본가들의 전략' 그 이상도 이하도 아니었음이 이제야 밝혀지기 시작하는 셈이다.

● 아침에 일어나자마자 물 한 잔을 마셔라

우리 몸의 욕구를 채워주고 탄산음료 의존증에서 벗어나게 해주는 간단한 공식이 있다. 첫째, 아침에 일어나 무엇을 먹기 전에 물을 한 잔 마셔라. 둘째, 매 식사 10분 전에 물을 한 잔 마셔라. 셋째, 아침에 일어나 과일 한 알을 먹거나, 식사 10분 전에 과일 한 알을 먹어라. 운동이나 하이킹 중에도 기운이 빠진다 싶을 때 물을 한 잔 마시든가 과일 한 알을 먹으면 다시 기운이 날 것이다. 식사 전에 물을 마시거나 과일 한 알을 먹으면, 식사 중이나 식사 후에 갈증이 생기지 않는다.

물 섭취의 부정적 측면 한 가지를 짚고 넘어가보자. 바로 식사시간과 관련한 문제다. 물은 아주 빨리(5분) 위를 떠나기 때문에 식사 전에 물을 마시는 것은 분명히 몸에 좋다. 문제는 식사 중이나 식사 후의 물 섭취다. 소화액은 액체다. 따라서 식사 중이나 식사 후에 어떤 종류든 액체를 마시면 소화액이 희석되기 마련이다. 그 결과 소화작용의 속도가 현저히 느려지고, 수많은 이들을 괴롭히는 다양한 소화장애로 이어진다. 그뿐만 아니라 음식을 먹으면서 물을 마시면 음식물을 삼키기는 쉬워도 음식물을 덜 씹게 된다. 따라서 식사 중에는 물을 마시지 않는 것이 가장 좋다. 식사 후에는 2시간 정도 지난 후 마셔야 한다. 물론 도저히 못 기다리겠다는 사람들도 있다. 무조건 물을 좀 마셔야겠다면, 아주 조금씩 나누어 마시는 방법으로 역효과를 최소화하시라. 가능하면 오이나 토마토 등으로 수분을 섭취할 것을 권장한다. 이 둘은 수분함량이 매우 높으면서 소화에 전혀 지장을 주지 않기 때문이다.

물을 얼마나 마셔야 하는가를 두고서는 분명 상당한 이견이 존재한다. 한 가지는 확실하다. 음식에서 섭취하는 수분의 양이 적으면 더 많은 물을 마셔야 한다. 사실, 갈증의 빈도는 음식물의 수분함량과 직접적으로 연관된다. 음식물에 함유된 수분이 가공 또는 조리의 과정에서 손실되었다면 당연히 물을 더 많이 마셔야 한다. 하루에 최소한 8잔의 물을 마셔야 한다는 엉뚱한 얘기를 믿고 실천하는 사람도 있다. 키가 크거나 작거나, 남자거나 여자거나, 활동량이 많거나 주로 앉아서 생활하거나, 사는 곳이 덥거나 춥거나, 젊거나 늙었거나 상관없이 누구나 다 하루에 8잔의 물을 마셔야 한다는 것은 도대체 무슨 말인가? 하루 2리터나 하루 8잔이나, 합리적인 사고로 풀어갈 수 있는 문제에 대한 터무니없고 황당한 접근일 뿐이다.

● 지나친 물 섭취는 과식만큼 해롭다

그렇다면 물을 얼마나 마셔야 한단 말인가? 여기서도 확실한 규칙은 하나뿐이다. 목이 마를 때 갈증이 해소될 만큼만 마셔라. 이 문제에 대해서도 이것 말고는 다른 명백하고 확고한 규칙은 없다. 현명한 사람이라면 섭취량을 특정하려 하지 않을 것이다. 분명히 우리 몸이 하루에 필요로 하는 최소한의 섭취량은 있다. 대부분의 사람들은 필요한 물의 2/3를 음식물을 통해 얻는다. 섭취량이 살짝 초과되더라도 별 탈은 없다. 그러나 너무 많이 마시면 조직들이 완전히 물에 잠기면서 체액이 희석되고 세포기능이 손상된다. 또 산소를 흡수하고 운반하는 혈액의 능력을 떨어뜨린다. 물을 많이 마시면 땀도 더 많이 나는데, 땀을 과도하게 흘리면 기력이 약화된다.

당신이 분별력을 가지고 잘 관찰해보면, 물을 많이 마시는 사람일수록 무더위를 더 힘들어한다는 사실을 알 수 있다. 물론, 무더위가 갈증을 크게 일으켜 물을 더 많이 마시게 된다고 생각할 수도 있다. 그러나 당신이 물을 조금이라도 덜 마시면 땀도 줄어드는 것을 금방 확인할 수 있다. 더위가 아니라 과도한 물 섭취가 땀의 주된 원인임을 알 수 있다는 말이다. 대부분의 경우, 물을 많이 마시는 사무직이 경험하는 '갈증'은 실은 생리적인 요구가 아닐 확률이 99%다. 그 갈증은 소금이나 향신료, 기름진 음식, 지나치게 가공되거나 조리된 정제식품, 수분함량이 매우 적은 식품에 의해 유발된다. 몇 리터의 물을 마셔도 그런 물질들이 만들어낸 갈증은 쉽게 해소되지 않는다.

지나친 물 섭취는 과식만큼이나 해롭다. 당신은 물처럼 해롭지 않은 것을 많이 마신다 해도 해롭지 않을 것이라고 생각할 수 있다. 그러나 절대 그렇지 않다. 일부 바다동물들의 수정란을 수돗물 속에 놓아두면 그 무게가 수천 배까지 늘어난다. 그러나 그것은 정상적인 성장이 아니다. 그런 조건 하에서 만들어진 세포들은 불완전하고 힘이 없다. 식물을 물속에 담가놓으면 과포화가 일어나 약해지거나 죽기도 한다. 물을 너무 많이 주면 식물은 과습한 상태가 되고, 가뭄에 식물이 타 죽는 것과 같이 대부분 죽는다. 과도한 물 섭취는 무익하다.

학식 높은 전문가가 자의적으로 양을 정해놓았다는 이유만으로 하루에 특정한 양의 물을 마셔야 한다는 논리는 어리석은 일이다. 그들은 심지어 목이 마르지 않아도 마시고, 일정한 간격을 두고 물을 한 잔씩 마시는 습관을 들이라고도 한다. 끼니때마다 식사를 해야 한다는 어리석은 통념처럼, 물을 마시는 행위를 정례화하는 것은 참으로 어리석은 일이다. 목이 마르지 않은데 왜 물을 마셔야 하는가? 배가 고프지 않은데 먹어야 한다는 것과 다름없지 않은가? 그것은 신(자연)의 섭리를 거스르는 것이다. 우리는 통념과 관습과 어리석은 지식에서 탈출하지 않으면 안 된다.

그렇게 주장하는 사람들은, 그들의 잘못된 충고를 따른 결과로 나타나는 '나의 비만과 질병'에 대해 절대로 책임지지 않는다는 사실을 당신은 알아야 한다. 주식 전문가의 강력한 추천을 믿고 투자했다가 알거지가 됐다고 해서 그 전문가가 책임지는 일은 세상에 없다. 당신은 세상의 현학적인 논리를 따르는 대신 진실을 향해 나가면 그만이다. 버번위스키 짐빔Jim Beam의 아주 오래된 광고에 이런 카피가 있다.

'모든 것은 기본으로 회귀한다'You Always Come Back To The Basics. 우리가 어떤 음식을 선택해야 할 기로에 놓여 있을 때 반드시 새겨들어야 할 말이다.

그렇다면 물을 얼마나 마셔야 하는가? 상황에 따라 다르다. 얼마나 먹어야 하며 얼마나 호흡해야 하며 얼마나 자야 하는가? 몸이 요구하는 만큼이다. 개인의 라이프스타일, 음식의 특징, 기후, 신체활동 따위에 따라서도 달라질 것이다. 몸의 신호에 주의를 기울이시라. 그리고 몸(자연)의 명령에 따르시라. 가장 훌륭한 건강습관은 몸과 자연의 명령에 따르는 것일 뿐 그 이상도 이하도 아니다.

● 가장 좋은 물은 무엇인가?

그렇다면 어떤 물을 마셔야 하는가? 가장 완벽한 물은 무엇인가? 이 또한 아주 간단하다. '순수한 물'이다. 그 누구도 순수하지 않은 물을 원하지 않는다. 그런데도 불구하고 대부분의 사람은 결코 순수한 물을 마시지 않는다. 순수한 물은 순수하게 그냥 물인, 아무것도 섞지 않은 물이다. 물을 화학공식 H_2O로 표현한다고 배웠을 것이다. 물은 수소와 산소로 구성된다. 이것이 전부다! 이 두 가지 성분 외에 물 속의 다른 것들은 전부 물을 오염시킬 뿐이다.

요즘 우리들은 주로 시판용 '정수된 물'을 마신다. 자기가 마시는 물에 많은 불순물과 유해물질이 들어 있을지도 모른다고 생각하는 사람은 거의 없다. 대부분은 아무 생각 없이 수돗물을 마신다. 그러나 수돗물과 그 속의 오염물질들에 세심한 관심을 기울이는 사람이라면 그 물을 계속 마시지 않을 것이다. 수돗물은 정수장에서 수많은 화학물질이 첨가될 뿐만 아니라, 복잡한 관들을 통과하면서 유해한 금속물질들도 들어간다. 게다가 생태계 환경의 정교한 균형에 대한 지속적 무관심의 결과, 지구상의 거의 모든 물에는 화학적 오염물질들이 숨어 있다. 심지어는 저 멀리 북극 지역들에서도 무시무시한 살충제의 하나인 DDT가 발견된다.

요즘 수돗물은 가히 수프라고 할 수 있다. 말하자면 '화학물 범벅의 수프'라는 말이다. 그런 오염물질로는 비누, 나무 펄프, 기름, 황산, 구리, 비소, 페인트, 살충제, 방사성 폐기물, 농업용 비료, 산업용 화학물질 등등 이루 다 거론하기 힘들 정도로 너무나 많은 것들이 있다. 또 낮은 독성에서 높은 독성에 이르는 무기 광물질(황, 철, 석고, 칼슘, 마그네슘, 석회, 소다회, 불소, 염소 등등)도 있다. 게다가 의도적으로 추가되는 화학적 오염물질들도 있는데, 이는 물을 정화하고 박테리아를 죽이기 위한 목적이다. 그런데 문제는, 박테리아를 죽이기 위한 그 화학물질들이 그 박테리아보다 훨씬 더 해롭다는 점이다. 물은 정수시설에서 여러 정수과정(침전, 여과, 응고, 연화, 염소화, 브롬화, 요오드화, 불소첨가 등)을 거친다.

수돗물과 관련해 기억해둘 가장 중요한 사실은 이것이다. 수돗물은 그냥 물이 아니라 독성물질이라는 것이다. 그것은 앞에서 언급한 탄산음료와 다를 것이 없다. 모든 화학물질은 독성물질이다. 경건한 생명의 사원인 인간의 몸에 수돗물을 허락하는 것이 얼마나 위험한 일인지 알려주는 문장을 찾아내지 못해 나는 힘들어하고 있다. 내가 이렇게 말하면 사람들은 까다롭게 굴지 마라며 이렇게 말한다. "이 봐, 물 한 잔 가지고 뭘 그리 복잡하게 생각하시나?" 그러나 그것은 당신의 실수다. 물은 생명이다. '물 좋고 공기 좋은 곳에 살면서 질병이 나았다'는 수많은 사례를 당신은 잊으셨는가?

우리 인간은 물이 얼마나 중요한 역할을 하는지 잊고 지낸다. 당신도 아직 내 말이 머릿속에 박히지 않는다면, 이번 장 제2법칙을 다시 한 번 읽고 반복해서 읽으시라. 최고의 물을 얻기 위해 들이는 시간과 노력이 당신이 마시는 물의 품질을 결정한다고 나는 믿는다.

● 최고 품질의 물은 증류수다

우리 몸이 필요로 하는 물은 '순수한 물'이다. 따라서 우리 몸에 적합한 물은 오직 한 가지, 바로 증류수다. 증류수는 우리가 구할 수 있는 가장 순수한 물이다. 증류수는 오직 물뿐이다. 식단에 포함된 과일과 채소를 통해 자연스럽게 섭취하는 천연의 정제수분으로는 부족해서 물을 더 마셔야 한다면, 물어볼 필요 없이 증류수가 가장 좋다. 이 문제와 관련해서는 분명 논란이 있을 것이라는 사실도 나는 안다. 그러나 증류수 이용을 반대하는 주장들에는 타당성이 없다. 증류수의 필요성을 부정할 만한 확실한 증거도 없다.

자연은 끊임없이 물의 증류에 관여한다. 이런 작용이 지속적이고 영속적으로 일어나지 않았다면 지구상의 물은 오래전에 오염되고 더럽혀져서 생명이 존재할 수 없었을 것이다. 그럼에도 불구하고 자연에 존재하는 모든 물은 인간에게 다소 불순하다. 어떤 물은 인간에게 특별히 불순하다. 광천수, 샘물, 우물물 등이 그렇다. 이런 물들에는 미네랄이 녹아 있고 부유하는데, 그것은 우리 몸이 이용할 수 있는 유기미네랄이 아닌 무기미네랄이다. 빗물도 떨어지면서 가스와 먼지가 들어와 섞인다. 지구상의 어떤 지역에서는 빗물의 산도가 너무 높아 숲과 식물을 파괴한다.

증류수는 우리가 얻을 수 있는 가장 순수한 물이다. 일각에서는 순수 증류수가 식물이 아닌 다른 자연에서 발견될 수 없다고 한다. 불을 사용하기 전 고대의 조상들은 증류수를 얻을 방법이 없었다고 주장한다. 그것은 사실이다. 그러나 인류에겐 대단히 불명예스럽게도, 우리의 모든 천연수는 문명의 독성 폐기물로 더럽혀져왔다. 참으로 통탄할 일이지만, 이제 우리는 기계적 처리에 의존해 물을 정화시킬 수밖에 없게 되었다. 명백한 사실은 이것이다. 증류 없이는 순수한 물도 없다. 자세히 알아보자.

● 유기미네랄과 무기미네랄은 완전히 다르다

나는 지금부터 당신의 통념과 싸워야 한다. 인간은 모두 자기가 믿고 싶어 하는 것만을 받아들이는 관습이 있다. 나도 그렇고 당신도 그렇다. 나는 사람들의 관습과 통념에 도전하는 일을 평생 동안 해왔다. 이제 나는 미네랄에 대한 그릇된 통념에 대해 반박하는 글을 써야 한다. 설득은 나의 숙명이자 즐거움이기도 하다.

임신한 산모들은 철분이 결핍되기 쉽다. 그래서 사과를 권장한다. 사과에는 임신부들의 빈혈을 예방하는 철분이 많이 함유되어 있기 때문이다. 그런데 왜 전문가들은 철광석이나 철사 같은 것을 갈아서 먹으라고 하지 않을까? 그렇다. 철광석의 철분과 사과 속의 철분은 성질이 다르기 때문이다. 이것이 소화흡수가 되는 유기미네랄과, 소화흡수가 되지 않는 무기미네랄의 차이이다.

유기(有機)미네랄Active Mineral은 활성미네랄이라고도 불린다. 반면 무기(無機)미네랄Inactive Mineral은 비활성미네랄이라고 불린다. 공기, 흙, 물 속에 함유된 미네랄은 대부분 사람이나 동물이 소화흡수할 수 없는 무기미네랄이다. 식물이나 동물의 고기에 함유된 미네랄은 사람이나 동물이 소화흡수할 수 있는 유기미네랄이다.

미네랄은 5대 영양소(탄수화물, 지방, 단백질, 비타민과 함께) 중의 하나로 매우 중요하다. 미네랄은 화학적으로 볼 때 탄소가 들어 있는 것을 유기미네랄, 탄소가 들어 있지 않은 것을 무기미네랄이라고 한다. 식물은 태양에너지를 이용해서, 땅속에서 흡수한 무기미네랄에 물과 탄소를 화합하여 유기미네랄을 탄생시킨다. 이것은 바로 초등학생도 알 수 있는 광합성작용을 통해서다. 무기미네랄은 수백수천 년이 지나도 유기미네랄로 변하지 않는다. 당신이 칼슘과 마그네슘 등과 같은 미네랄이 듬뿍 들어 있는 광천수(鑛泉水)를 마신다는 것은 참으로 위험한 행위다. 그것이 화학성분이 없고 오염되지 않은 물이라는 측면에서는 긍정적일 수도 있지만 말이다.

무기미네랄을 물에 용해시키거나 햇볕을 몇백 년 쪼여도 절대 유기질로 변하지 못한다. 미네랄이 풍부한 물을 마시면 우리 몸에 미네랄이 보충된다는 것은 진실이 아니다. 무기질은 무기질 상태로 영원하다는 말이다. 우리 동물들은 식물이 만들어낸 유기미네랄을 사용해서 살아가는데, 우리가 죽으면 몸속의 미네랄은 무기미네랄이 되어 자연으로 돌아간다. 위대한 신(자연)은 이런 방식으로 자신의 아들과 딸들(동물과 식물)을 순환시킨다는 말이다.

다시 한 번 강조하지만 미네랄은 태양에너지를 통해서 광합성작용으로 만들어낸 유기미네랄일 경우에만 우리 몸에 유익하다. 그 미네랄은 몸속의 내부를 청소하고 혈액을 정화시키며 체세포가 필요로 하는 각종 영양소를 제공한다. 말이나 사슴과 같은 초식동물이나, 열매를 주식으로 하는 침팬지와 같은 영장류(호모 사피엔스를 포함해서)는 식물 자체에서 미네랄을 흡수한다. 사자나 늑대와 같은 육식동물은, 초식동물들이 체내에 축적한 미네랄을 먹음으로써 미네랄을 흡수한다.

자, 이제 당신에게 묻겠다. 당신은 수분과 미네랄을 섭취하기 위해서 플라스틱 통(환경호르몬이 나오는)에 물을 담아 하루 2리터씩 마시겠는가? 아니면 신(자연)이 주신 과일이나 채소나 과일즙(상업용이 아닌)을 통해서 수분과 미네랄을 섭취하시겠는가? 나는 지금 당신에게 물을 마시지 말라고 충고하는 것이 아니다. 당신이 오염이 가득한 시중의 '골고루 음식'을 먹게 되면, 현명한 우리 몸은 그것을 중화시키기 위해서 물을 마시라고 명령을 내린다. 자연의 법칙이기 때문이다. 바로 그때 물을 마셔라. 그러나 물을 마실 필요가 없는 음식습관(침팬지처럼)이 먼저다.

비타민과 효소와 미네랄을 3대 미량영양소라 부른다. 그런데 당신이 불에 익혀 과일과 채소를 먹게 되면 비타민과 효소는 완전히 사망하고, 유기미네랄은 철저하게 파괴된다. 내가 과일과 채소 등 살아있는 음식을 위주로 먹으라고 강조하는 이유다. 당신이 죽은 음식을 멀리하고 산 음식 위주로 음식을 바꾼다면, 우리 인간은 절대 비만과 질병으로 고통받을 이유가 없다고 나는 주장한다.

● 인체는 오직 유기미네랄만 이용할 수 있다

미네랄은 인체에서 수행하는 다른 핵심 역할들 외에 신진대사에도 매우 중요한 역할을 한다. 우리 몸이 무기미네랄을 이용하는 것은 생리적으로 불가능하다. 그럴 수도 없거니와 그러지도 못한다. 생화학과 생리학을 아는 사람이라면 누구든 이것이 사실임을 안다. 그런데 너무도 많은 전문가들이 이 사실을 모르고 있다는 것에 나는 매우 당황스럽다. 자동차가 코카콜라를 연료로 쓸 수 없듯이 우리 몸은 무기미네랄을 쓸 수 없다.

미네랄은 식물과 같은 유기 생명체들이 만들어낸 유기미네랄일 경우에만 사용이 가능하다는 말이다. 이는 지구의 토양과 동물 사이의 놀라운 연관성을 구성한다. 자갈 채취장에 가서 자갈 한 개를 주워 씹어보시겠는가? 밖에 나가 흙을 한 움큼 집어 먹어보시겠는가? 당신은 절대로 먹을 수 없을 것이다. 초등학생 정도의 상식으로 생각해보고 스스로에게 물어보시라. 자갈을 분쇄해서 삼킬 수 있을 만큼 작은 입자로 쪼갠다면 당신은 그 자갈을 먹을 수 있겠는가? 흙을 고운 가루로 만들면 당신은 그것을 먹을 수 있겠는가? 입자 크기 외에 무슨 차이가 있을까?

우리 호모 사피엔스는 돌이나 흙을 먹지 않는다. 우리 호모 사피엔스는 돌을 세포구조로 편입시킬 수 없다. 미네랄이 함유된 물을 마실 때 그 미네랄은 무기질이다. 그것은 곱게 간 돌덩이와 같다. 그것은 흙이나 돌덩이를 먹는 것만큼이나 인체에 아무런 이득이 되지 못한다. 채석장이나 금광과 같은 광산 부근에서 흘러나온 물을 먹는 농가에서 각종 질병이 만연하다는 사실은 이미 너무 잘 알려진 사실이다. 모두 무기미네랄이 가득한 물이다. 이는 어찌된 일인가?

물론 세포들은 임무를 완수하는 데 필요한 미네랄을 공급받아야 한다. 하지만 세포가 쓸 수 없는 미네랄은, 설령 흡수되더라도 그 세포의 기능을 방해할 뿐이다. 그렇기 때문에 세포들은 무기미네랄을 거부한다. 그렇다면 그 버려진 미네랄, 해로운 미네랄은 어디로 갈까? 그렇다. 그 잔해들은 당연히 몸속에 쌓일 수밖에 없다. 우리 인체는 그런 미네랄들을 다양한 조직(장기, 관절, 뼈, 순환계) 속에 쌓아놓는다. 그리고 그런 축적은 신장결석, 담석, 뇌의 골화, 관절염, 심장질환으로 이어진다. 그런 무기미네랄들이 동맥 속에서 콜레스테롤과 지방을 만나 뭉쳐지면 콘크리트 같은 두꺼운 플라크Plaque가 되고 이는 결국 동맥경화를 낳는다. 말 그대로 우리 몸과 혈관들을 막아버리는 것이다. 그럼에도 불구하고 무기미네랄이 초래하는 이런 재앙을 아는 사람이 극히 드물다. 우리가 섭취하는 그 미네랄이 유기물이 아닐 때, 우리 몸은 치명적인 손상을 입기 마련이다.

● **증류수에는 자석기능이 있다**

식물은 흙에서 미네랄을 취해 변형시킨다. 식물은 흙에서 이산화탄소, 물, 영양을 흡수한다. 또 엽록소 클로로필Chlorophyll을 통해 햇빛을 취하고 광합성작용으로 탄수화물을 만든다. 식물은 성장하면서 무기미네랄을 유기미네랄로 변형시키고 마침내 그 식물의 일부로 만든다. 그런, 바로 그런 미네랄이어야만 인체에 흡수되고 동화될 수 있다는 말이다. 이 세상의 어떤 동물도 무기미네랄을 유기미네랄로 만들지 못한다. 오직 식물만이 이 일을 할 수 있다. 식물에게 감사하시라.

그 식물에는 어떤 것들이 있을까? 모든 종류의 과일, 채소, 통곡물, 견과류, 씨앗류, 새싹들이 그것들이다. 이런 식물이 최상의 미네랄, 바로 유기미네랄을 공급하는 음식물이다. 다른 미네랄은 모두(생수 속 미네랄이든 미네랄 보충제든) 돌덩이거나 분쇄된 금속에 지나지 않는다. 다른 이야기를 하는 사람이 있다면 그 사람은 분명 미네랄 보충제를 팔아먹으려는 장사꾼이거나 이런 중대 이슈에 대한 자신의 무지함을 광고하는 사람임에 틀림없다.

증류수가 '몸속의 미네랄을 배출한다'는 그릇된 주장에 대해 얘기해보자. 이는 생리학을 제대로 이해하지 못하는 전문가들의 주장이라고 나는 감히 말할 수 있다. 이와 관련해 생각나는 얘기가 있다. 벼룩의 다리를 제거하면 어떤 일이 벌어지는지를 알아보기 위한 연구를 진행한 과학자 이야기다. 우선 그는 벼룩이 명령대로 점프를 하도록 훈련시켰다. 그리고 이어 다리를 하나씩 없애면서 '뛰어'라는 명령을 내렸다. 벼룩은 매번 시키는 대로 했다. 마지막 다리만 남을 때까지 벼룩은 힘없이 시키는 대로 점프를 시도했다. 그리고 마지막 다리까지 제거한 후 과학자는 '뛰어'라는 명령을 내렸다. 아무런 움직임도 없었다. 과학자는 다시 큰 소리로 '뛰어'라고 명령했다. 여전히 벼룩은 미동도 없었다. 과학저널을 통해 자신의 실험결과를 보고하면서 그 과학자는 이렇게 썼다. "다리를 전부 제거하면 벼룩은 귀머거리가 된다는 것이 결론적으로 입증되었다."

그 벼룩이 귀머거리가 된 것처럼 보이지만, 벼룩이 뛰지 않은 건 그 때문이 아니다. 태양이 하늘을 가로지르는 것처럼 보이지만, 실제로는 지구가 도는 것처럼 말이다. 마찬가지로 증류수가 미네랄을 배출하는 것처럼 보이지만, 증류수가 제거하는 것은 무기미네랄과 미네랄의 잔해물이다.

증류수에는 고유한 특질이 있다. 증류수의 자석기능이다. 거부되고 버려져 쓸 수 없게 된 미네랄들을 끌어당겨 모은 다음, 혈액과 림프액의 도움을 받아 폐와 신장으로 가져가 몸 밖으로 배출하는 기능이다. 이러한 유해 미네랄을 제거하는 것을 '몸속의 미네랄을 배출한다'고 표현하는 것은 오류다. 사실무근이며 가짜뉴스라는 말이다. 증류수는 세포조직의 일부가 된 미네랄을 걸러서 배출하지 않는다. 그럴 수도 없거니와 그럴 필요도 없다. 증류수는 세포들이 이미 거부했거나 배출한 미네랄만을 모은 다음 이를 배출해서 제거한다.

●침팬지는 왜 일부러 물을 마시지 않는가?

물은 우리가 영양소들을 찾아야 하는 곳이 아니다. 물은 오직 물을 얻기 위해 마셔야지, 흙과 돌덩이에서 끌어왔을 부수적 불순물들을 얻으려고 마셔서는 안 된다. 물에서는 물 말고 다른 어떤 것도 얻으려 해서는 안 된다. '우우~' 하면서 야유하는 소리들이 들리는 듯하다.

우리 호모 사피엔스의 먼 조상이자 유전자 99.6%가 동일한 침팬지는 가뭄이나 산불과 같은 특별한 경우를 제외하고는 밀림에서 일부러 물을 마시지 않는다. 그럴 필요가 없기 때문이다. 과일과 채소에서 매일 풍부한 수분을 섭취하기 때문이다. 살아 있는 침팬지의 어머니 제인 구달Jane Goodall 박사에 의하면 침팬지는 우리의 상상과는 달리 식사에서 차지하는 육식비율이 2%에 불과하다고 한다. 식사의 대부분을 과일과 채소에서 충당하기 때문에 일부러 물을 마실 필요가 없다. 진화론적으로 침팬지에서 갈라져 나온 우리 호모 사피엔스의 유전자에는 '굳이 일부러 물을 찾아 마실 필요가 없는 DNA'가 각인되어 있다는 말이다. 물론 풍부한 수분이 함유된 과일과 채소 식사를 한다는 전제조건이 있지만 말이다.

물이 몸속에서 무엇을 걸러내서 배출한다거나 다른 어떤 작용을 한다는 논리는 매우 근본적인 실수를 저지르는 말이다. 물은 아무것도 하지 않는다. 활동하는 것은 오직 몸뿐이다. 몸은 자기 내부에서 진행되는 화학적 흡수 및 배출과정을 지휘하고 통제한다. 물은 그 자체가 무생물이다. 물은 생명과 활력을 일으키는 매개체지 그 자체가 생명은 아니라는 말이다. 무슨 말이냐 하면 물은 인간도 아니고 사과나무도 아니고 새도 낙타도 아니라는 말이다. 물이 몸속의 미네랄을 걸러내서 배출한다는 말은, 물에게 체리나무나 얼룩말의 지위를 부여하는 것과 같이 어리석다는 말이다. 나는 지금 물의 힘을 과소평가하기 위해서 이 말을 하는 것이 아니다. 독자 여러분도 이해하셨으리라 믿는다.

몸이 주인이다. 몸이 활동의 주체다. 물은 몸에서 무엇을 운반할지 안 할지를 결정하지 못한다. 몸이 물을 이용할 뿐이다. 물이 몸을 이용하는 것이 아니다. 증류수가 음식물에서 미네랄을 뺏어가기 때문에, 증류수를 마시면 몸이 음식물에서 얻을 게 아무것도 없다는 주장은 터무니없다. 이건 가볍게 넘길 사안이 아니다. 몸에 순수한 물이 아닌 다른 것(미네랄워터나 광천수나 탄산음료 등)을 넣는 것은 가스탱

크에 등유를 넣는 것만큼이나 터무니없다.

이 문제에 대해 너무 장황하게 얘기했다는 사실을 나는 안다. 그러나 인체의 그 어떤 기능도 물 없이 수행될 수 없다는 사실은 자명하다. 그러니 누구든 가능하면 가장 순수한 물을 마시고 싶지 않겠는가? 기억하시라, 우리 몸은 무기미네랄을 이용할 수 없다. 무기미네랄은 물을 오염시키고, 몸에 부담만 지울 뿐이다. 무기미네랄을 제거하느라 에너지를 써야 하기 때문이다. 게다가 인체의 주요 조직들과 동맥을 막는다. 무기미네랄에 비해 유기미네랄이 얼마나 우월한지를 알고 싶다면 요오드를 기억하시라. 요오드는 우리 몸에 꼭 필요한 미네랄이지만, 오직 유기 상태에서만 그 역할을 한다. 무기 상태의 요오드는 치명적인 독이다. 약국에 가보면 독약 표지인 해골 그림이 그려져 있는 요오드를 당신은 확인할 수 있을 것이다.

● 수돗물 염소 처리는 인체에 치명적이다

물이라는 주제와 관련해 다음으로 살펴볼 문제는 통상적으로 이루어지는 두 가지 '수돗물 정화 처리방법'이다.

첫 번째는 염소 처리다. 미국을 포함한 선진국의 모든 대도시에 공급되는 수돗물에는 거의 예외 없이 염소Chlorine가 첨가된다. 그런 식으로 독을 써서 세균을 죽이겠다는 취지다. 그리고 염소가 처음에 어떤 식으로 쓰였는지를 생각해보면, 충분히 그럴 능력이 있다. 이것은 무슨 말일까?

염소는 1차 세계대전에서 사람을 죽이기 위한 목적으로 쓰였다. 죽이는 방식도 아주 끔찍했다. 내장을 태워 죽인 것이다. 실제로, 그 화학물질에 '한 번 닿기만' 했을 뿐인데도 상당수의 병사들과 시민들이 몸에 손상을 입어 영구적으로 만신창이가 되었다. 지금 우리는 앞으로 더 나아갔다. 그걸 마시고 있는 것이다. 물론 대학에서 화학을 가르치는 전문가들은 이렇게 반박할 것이다. "세포 하나를 태울 만큼의 염소를 마시려면 퀸메리호Queen Mary와 같은 유람선 크기만큼의 물을 마셔야 할 것이다." 그리고 그 화학 전문가는 화학산업이 차려내는 또 다른 독극물을 삼키라고 우리를 설득한다. 우리 몸은 이제 사실상 쓰레기 처리장이 된 것이다.

우리가 염소 처리된 물을 마시면, 그 염소는 음식물 속 동물성 지방과 결합한다. 그리고 염소와 지방의 화학적 결합이 일어나 풀처럼 끈적거리는 물질로 변한다. 이 물질은 동맥벽에 들러붙고, 이로써 아테롬성 동맥경화(미국에서 제1의 사망원인인 심장질환)를 유발한다. 내가 증류수를 마셔야 한다고 주장하는 이유다.

● 수돗물 불소 처리는 독극물 첨가와 같다

두 번째 처리방식은 기업들의 거대한 이해관계가 얽혀 있는 불소의 첨가다. 식수에 첨가된 불소Fluoride가 이롭다거나 혹은 건강에 어떤 식으로든 긍정적인 영향을 미친다는 주장을 믿게 하려고 내세우는 논리는 정말 터무니없다. 불소가 무엇인지 아는 사람이 과연 몇이나 될까? 진실만 빼고 모든 것이 동원되어 모든 쟁점을 흐리는 방식도 의심스럽다. 인터넷에 들어가 플루오르화나트륨Sodium Fluoride을 찾아보시라. '독성이 아주 높은 화합물로 충치예방에 사용된다'고 나올 것이다.

독성이 매우 높은데 충치를 예방한다고? 그렇다면 현재 지구상의 거의 모든 인류가 불소가 함유된 치약을 사용하는데도 왜 모든 사람들에게 충치가 계속 발생하며, 치과병원은 왜 나날이 늘어나는 것일까? 왜 부모들은 아이를 치과의사로 만들기 위해 수많은 자금을 쏟아붓는 것일까? 당신은 의심해본 적이 없는가?

인간에게 독을 사용하는 일이 너무나 일상적으로 이루어지고 있다. 이제는 아무런 제재도 받지 않고 독성물질들이 가공식품의 상표 하단에 이름을 올리고 있다. 당신은 불소가 치약 말고 어디에 또 사용되는지 아시는가? 쥐약, 유리 에칭, 바퀴벌레 약, 염색제와 플라스틱과 같은 공산품에 사용된다. 또한 태닝제, 금속가공제, 훈증약, 살충제, 살진균제, 살균제, 소화기, 방화 화합물에도 불소가 쓰인다. 이 정도면 우리가 식수에 섞어 마실 수 있는 물질로 보이는가? 이 정도면 우리 아이가 치과에 갈 때마다 아이의 치아에 뿌려줄 아주 이상적인 물질로 보이는가?

1945년, 미국 내 최대 규모의 알루미늄 제조공장의 세일즈엔지니어는 수백만kg의 알루미늄이 제조공정 중에 폐기된다는 사실을 알았다. 그 폐기물은 '알루미늄 줄밥 부스러기' 형태로, 제조공정 중 알루미늄 동체에서 분리되어 나온 아주 미세한 가루였다. 회사 경영진은 만약 그 폐기물을 450g에 1,800원이라는 초저가에라도 팔 수 있다면, 매년 180억 원에 달하는 거액의 배당금을 챙길 것이라는 사실을 알아냈다.

그 미세가루는 독성이 너무 강해 처리하는 일조차 문제가 컸다. 그 가루는 주로 쥐약으로 쓰였는데, 가루유리가 쥐의 소화기관들을 갈기갈기 갈아냈기 때문이다. 인간에게도 역시 알루미늄은 치명적이다. 알루미늄으로 만든 주방용품들은 너무 독성이 강해서, 물과 음식을 넣어서 조리하면 유해한 금속물질을 내보낸다는 이유로 거의 40년 동안 공격을 받아왔다. 여러 나라들, 특히 독일, 프랑스, 벨기에, 잉글랜드, 스위스, 헝가리, 브라질은 알루미늄 조리기구의 판매를 금지시켰다. 연구가 계속되면서, 알루미늄과 알츠하이머병 사이에서 뚜렷한 연관관계도 드러났다.

텍사스주 헤리포드Hereford의 물(수천 년간 자연이 만들어놓은)이 불화칼슘 함량이 높다는 사실이 알려졌다. 그다음에 이것이 치아건강에 도움이 될 수 있다고 언론이 떠들기 시작했다. 그래서 알루미늄 제조회사들은 연합을 구성한 다음, 그 알루미늄 줄밥 가루를 플루오르화나트륨으로 부르기로 했다. 그런 다음 미국의 모든 도시들에게 그 줄밥 가루를 판매해서, 각 도시가 공급하는 식수에 섞도록 하겠다는 플랜을 세웠다. 충치 예방책에 대한 대중의 열망은 성급했고, 알루미늄 제조회사들은 언론과 합작하여 그 불안심리를 파고들었다. 근거 없고 불완전한 실험이 시행되었으며 언론들은 그들의 자금줄인 알루미늄 제조회사들을 위해 충성을 바쳤다. 결국 알루미늄업계는 자신들의 강력한 힘과 자원을 동원해, 독성이 높은 알루미늄 폐기물을 이용해 돈을 벌겠다는 원대한 계획에 반대하는 시민들의 목소리를 덮어버렸다.

플루오르화나트륨의 밀매자들이 모든 식수에 불소를 넣겠다고 밀어붙인 까닭은 오직 이윤추구 때문이었다. 우리는 끊임없이 의심해야 한다. 그래야 상업자본가들의 먹잇감이 되지 않기 때문이다. 식수에 대해 곰곰이 생각해보시라. 한 도시에서 사용하는 수돗물 중에서 실제 가정용 식수로 사용되는 물은 전체의 몇%나 되리라 생각되는가? 겨우 5%에 불과하다. 나머지 95%는 가정용수, 위생시설 용수, 잔디밭 등의 정원용수, 산업용수, 가로수용수, 소방용수 등으로 쓰인다. 〈신약소식〉The New Drug Story의 기사에는 다음과 같은 내용이 있다.

"뉴욕주 풀턴Fulton시의 존 존슨John S. Johnson 시장은 수돗물에 불소를 첨가하고 3년이 지난 후, 도시 수도계량기의 기어를 지지하는 놋쇠 막대가 불소에 의해 부식되었다고 발표했다. 시의회는 수돗물에서 불소를 제거했다.

시카고 시에서도 저수장에 불소를 첨가하기 시작했다. 시카고시의 양심적인 지역신문에서는 그 처리과정과 관련된 사진 한 장을 공개했다. 그 사진 속에는 여성 인부들이 석면복을 입고 있었고, 우주비행사가 쓰는 것과 같이 머리와 목을 완전히 덮는 스페이스 헬멧Space Helmet을 쓰고 있었다. 불소 적하물에 붙은 라벨에는 이렇게 쓰여 있었다.

경고: 이 물질의 제품표시는 '부식성 유체'로 표기하고 있다. 이 제품표시의 뜻은 문자 그대로다. 해당 기체 혹은 액체가 눈이나 피부나 여타 신체부위와 접촉 시, 혹은 복용 시 상당히 위험하다. 피부접촉의 경우는 매우 고통스럽고 아주 늦게 아무는 화상을 유발할 수 있다. 농도 50ppm 이상의 불소에 노출되면 30~40분 안에 치명상에 이르는 것으로 알려져 있다. 당신은 지금 단 몇 분 안에 0.5mm의 철판을 부식시킬 정도로 고부식성 물질을 다루고 있다."

이것이 바로 우리가 식수에 넣어 먹는 물질의 제품표시에 적힌 내용이다. 즉, 잘 알려진 독극물이 우리의 식수로 들어간다는 것이다. 알루미늄 줄밥으로 물을 불소화해서 마시려고 돈을 지불하는 것은 악당한테 돈을 주면서 뺨을 한 대 쳐달라고 부탁하는 것만큼이나 터무니없는 일이다. 치아도 잃고 돈도 잃는 일이다. 이에 대해 〈신약소식〉은, "미공중위생국USPHS이 광범위하게 퍼뜨려놓은 '불소화는 무해하다' 또는 '아이들의 치아를 지켜준다'라는 환상에 대해 매사추세츠주 우스터Worcester시의 의사 59명과 치과의사 151명이 최후의 일격을 날렸다."라고 밝히면서 다음과 같이 적었다.

"그들은 속임수에 빠져 아무것도 모른 채 불소화 처리를 승인했다. 그러나 결국 진실이 승리했고 조사가 이뤄졌다. 우스터 치과협회는 솔직하고 정직한 성명서를 냈다. 자신들의 승인을 철회한다는 성명서였다. 자신들은 알루미늄 제조회사 연합의 말만을 듣고 불소화를 승인했음을 고백했다. 우스터 치과협회 회원 127명이 서명한 승인 철회 내용은 다음과 같다."

"사전 논의가 없이 승인한 이후, 불소첨가에 반대하는 단체의 의견을 듣고서야 불소화의 위험성과 비과학성을 알게 되었다. 불소첨가는 치아 건강에 필수적이 아니며 충치를 예방하지도 않는다는 사실을 밝힌다. 식수를 오염시키지 않는 충치예방법들이 존재한다. 인체에 서서히 축적되는 위험한 불소를 식수로 사용하지 않고도 우리는 안전하게 충치를 예방해야 한다. 불소 덕분이라고 알려진 모든 것들은 사실 영양과 위생 덕분이다. 우리는 미국의 모든 대학과 과학자들과 치과의사들에게, 우리의 불소에 대한 승인이, 알루미늄 제조회사 연합의 논리에 편승했음을 솔직히 고백한다. 따라서 이 승인은 백지화되어야 한다."

독극물을 팔아 이득을 챙기려는 불소 밀매자들의 노력은 지금도 계속되고 있다. 돈을 버는 일에 관한 한 그들의 책략은 끝이 없어 보인다. 마침내 많은 사람들이 불소의 위험성을 알게 되었다. 그러자 불소 생산자들은 이번에는 식수 불소화 대신 각 지역의 학교에 팔 수 있는 불소가 함유된 구강청결제를 들고 나왔다. 불소를 첨가하지 않는 수돗물을 마시는 지역의 2천만 어린이가 그 구강청결제를 사용할 수 있으리라고 그들은 내다보았다. 그 제품은 학교를 통해 학생당 50센트에 팔릴 것이며, 이는 불소업체들에게 해마다 최소 수백억 원 이상의 수익을 안길 것이다. 과연 티끌 모아 태산이라 할 만하다. 쥐약을 손에 들고 우리와 우리 아이들을 노리는 저들의 속셈을 알아차렸으니 얼마나 다행스런 일인가.

불소의 독성이 믿어지지 않는다면 이렇게 생각해보시라. 당신이 식사를 하는 데 30분 정도 걸린다면, 그 30분 동안 3명의 미국인이 불소로 인한 암으로 죽는다. 미 국립암연구소NCI에서 수석연구원으로 근무했던 딘 버크Dean Burke 박사는 다음과 같이 밝혔다.

> "1년에 5만 명 이상의 미국인이 불소가 첨가된 식수가 유발하는 암으로 죽는다. 우리는 최근까지 불소가 인체에 미치는 영향에 대해 세세하게 살펴보았다. 결과적으로 우리는 그것이 살인무기임을 알게 되었다. 식수의 불소첨가를 지지하는 모든 연구소는 이 대량살상에 대해 책임을 져야 한다."

이 얼마나 강력한 말인가? 대량살상이라는 말이다. 버크 박사는 1985년 6월 18일 미환경보호국EPA 청문회에서 미환경보호국을 향해 가능한 모든 조치를 취해 우리의 식수에 독극물을 풀어 넣는 이런 끔찍한 일을 끝내 달라고 간청했다. 또 캘리포니아주 밀 밸리Mill Valley시의 의사인 존 리John Lee 박사도 같은 청문회에 나와서 불소가 선천성장애를 일으키는 주요 원인임을 증언했다. 버크 박사는 또 잉글랜드 버밍햄Birmingham 시의 암 사망률을 언급하면서, 수돗물에 불소를 인위적으로 첨가한 지 몇 년 후에 그 지역의 암 발병률이 현격히 증가했음을 밝혔다. 불소와 1차적 연관을 맺는 암으로는 위장암, 신장암, 방광암, 유방암, 난소암 등이 있다. 이 같은 불소의 위험성은 오랫동안 알려져왔다.

불소가 건강에 미치는 영향에 대해서는 존 야무야니스John Yiamouyannis 박사를 따라올 사람이 없다. 그는 이 분야에서 독보적인 권위자로 꼽힌다. 그는 버크 박사와 공동으로 수돗물에 불소가 첨가된 미국 내 10개 도시에 거주하는 45세 이상 사람들의 사망률을 연구했다. 10개 도시의 암 사망률은 1944~1950년 사이에는 다른 도시와 큰 차이가 없다가, 불소를 첨가한 후 암 사망률이 엄청나게 증가했음을 알리는 결과를 발표하여 세상을 놀라게 했다.

불소가 충치예방 효과를 보인다고 언론이 발표한 지역에서도 무수히 많은 의문점들이 존재한다. 불소가 치아의 반점을 유발한다는 사실을 치과의사들이 발견했기 때문이다. 암 발병의 위험을 무릅쓰면서까지 치명적 독을 사용하느니 차라리 식단을 통해 충치를 예방하는 방법에 대해 배우는 게 낫지 않은가? 소비자권익 운동가인 랄프 네이더Ralph Nader는 이렇게 말한다. "수돗물에 불소를 첨가하는 행위는 보다 근본적인 문제에 집중하지 못하게 하는 이슈다. 불소첨가는 충치유발에 일조하는 정크푸드의 역할에 대한 대중의 인식을 다른 곳으로 돌리고 있다. 불소첨가에 대해 그렇게 열을 올리며 논쟁하는 전문가들 가운데 어떻게 한 사람도, 정크푸드가 우리 아이들에게 얼마나 많은 충치를 유발하는지에 대해서는 아무 말도 하지 않는지 정말 궁금하다."

불소첨가는 정치적이고 경제적인 이슈다. 힘 있는 자본가들이 언론을 주무르고 있다. 그들은 그들의 이익에 손해가 되는 일은 절대 하지 않는다. 에이즈는 어떠했던가? 얼마나 많은 신문과 잡지와 TV에서 이 질병의 위험성에 대해 경고했던가? 그러나 당신은 얼마나 많은 이들이 불소중독으로 죽어가는지 언론에서 말하는 것을 들어본 적 있는가? 1만 명의 사람들이 에이즈에 무릎을 꿇은 1981~1986년까지 그 5년 동안 무려 25만 명의 사람들이 불소중독으로 목숨을 잃었다. 사망자가 25배가 많은데도 한마디 말이 없다. 왜 그럴까? 에이즈를 무시하자는 얘기가 아니다. 왜 불소중독으로 인한 죽음은 무시되고 있는지 나는 정말 알고 싶다.

나는 비교가 불가능할 정도로 인간의 몸이 지혜를 가졌다는 사실에 항상 놀라곤 한다. 우리는 그 지혜로운 인간의 몸이 방해받는 일이 있다면 앞으로 나서야 한다. 우리 몸의 모든 작용에서 물이 얼마나 중요한 역할을 하는지를 알았다면, 이제 지혜로운 선택을 하시라. 선택은 오직 한 가지다. 바로 '순수한 물'이다. 그 순수한 물은 바로 증류수라는 점을 재차 강조한다.

당신은 스팀다리미로 옷을 다릴 때 항상 권장되는 물이 있다는 사실을 아시는가? 바로 증류수다. 이유는 무엇일까? 증류수 아닌 다른 물을 사용하면 그 안의 무기미네랄들이 다리미를 부식시켜 망가뜨리기 때문이다. 사람들은 신발 속에 접착제를 넣어 신지 않는다. 똑같은 이유로 다리미에 수돗물을 채워 쓰지 않는다. 그런데 다리미에도 채우지 않는 그런 물을 사람들은 매일 마시며 산다. 증류수 아닌 물이 다리미 속을 망가뜨린다면, 그 물을 마신 우리 몸속은 어떻겠는지 생각해보시라.

제3법칙(음식) | 자연이 아닌 것은 먹지 말아라

자, 이번엔 음식이다. 내가 가진 몇가지 약점들 중 하나, 나는 먹는 것을 너무 좋아한다. 정말 좋다. 좋아하지 않은 적이 없다. 그런 내가 어떻게 먹어야 건강한 체중을 유지할 수 있는지 알게 되었으니 이보다 더한 행복은 없다. 왜냐하면, 음식을 먹고 즐기면서도 살이 찌지 않으니까 말이다. 만일 이런 방법을 알지 못했더라면, 당시 내가 음식을 먹던 속도로 보건대 난 아마(살아 있었다면) 200kg도 훨씬 넘었을 것이다. 200kg이 넘는 몸으로 침대에 누워, 문짝을 뜯어야만 119 구급차에 실려 나갈 정도였을 것이다.

흥미로운 얘기를 하나 해주겠다. 평균 수명을 채울 경우, 한 사람이 평생 먹는 양은 50~90톤 정도 될 것이라 한다. 우리의 그 작은 위가 이렇게나 많은 양의 음식을 처리한다니 믿어지는가? 1인 평균 70톤 정도의 음식을 먹어치운다는 말이다. 자연치유 5대 불변의 법칙 중에서 중요하지 않은 것은 없다. 가장 중요한 것 순서로 치면 공기와 물이 1순위, 2순위인 것은 사실이다. 그러나 공기와 물은 비교적 선택의 여지가 별로 없는 환경적 요인인 것도 사실이다. 따라서 당신이 날씬한 몸매와 팔팔한 건강을 위해서 선택할 수 있는 것은 음식이 더 중요하다. 무엇을 어떻게 먹느냐에 따라 당신의 몸매와 건강이 결정된다는 말이다.

먹기를 중단하면 어떤 일이 생길까? 죽는다. 한두 달, 혹은 그 이상까지 버틸 수 있을지 몰라도 먹지 않으면 결국 죽는다. 당신의 몸은 100조 개의 세포로 구성되어 있다. 그리고 하루에 수천억 개의 세포가 죽고 또 그만큼의 새로운 세포들이 태어난다. 그 새로운 세포들은 무엇으로 만들어질까? 당신이 먹는 음식이다. 그렇다면 논리적으로 우리 몸속에 들어오는 음식의 품질이 건강의 품질을 결정하는 주요인이 될 것이라고 결론지을 수밖에 없다.

당신이 먹는 음식이 당신을 만든다(You Are What You Eat). 문자 그대로다. 당신의 세포는 당신이 먹는 것으로 만들어진다. 이 결론을 벗어날 가능성은 정말 거의 없다. 내가 이 제3법칙인 음식을 강조하는 이유는, 이 중대한 생물학적 필요들을 가장 노골적으로 외면해온 분야가 음식이기 때문이다. 그리고 우리는 그 사실에 대해 혹독한 대가를 치르고 있다. 뚱뚱한 몸과 만신창이의 질병이 그 대가다.

여기서 잠깐 이런 질문을 던져보겠다. 이 지구상에서 유일하게 인간만이 음식을 자연상태 그대로 먹지 않는다는 사실을 아는가? 물론 애완동물이나 동물원 우리에 갇힌 동물도 자연상태의 것들을 먹지 않는다. 그 동물들은 우리 호모 사피엔스가 던져주는 왜곡된 음식을 먹는다. 그리고 우리와 똑같은 문제로 고통을 당한다. 점점 더 넘쳐나는 수의사 숫자들이 그것을 증명하고 있다. 그러나 자연 그대로의 야생동물은 모두 자연상태의 '살아 있는 음식'을 먹는다. 인간에 의해 '갇힌 동물'을 제외하고 오직 인간만이 서로 다른 음식들을 섞어서 한 끼를 만들어 먹는다. 식당이나 호텔의 뷔페음식을 생각하면 쉽다. 또한 '용량초과와 짬뽕음식' 후에 나타나는 불편함을 해소하기 위해 수조 원어치의 약물을 흡입하는 유일한 동물 또한 인간뿐이다.

우리 인간은 '가짜음식과 진짜음식'을 마구 버무려 먹으면서 '골고루 먹으면 건강하다'는 그릇된 환상을 가지고 있다. '어떻게 하면 가장 신선하고 건강한 음식을 먹을까' 하는 고민을 해야 하는 우리에게, 자본가들의 그릇된 정보들이 우리의 상식과 진실을 혼동시키고 있기 때문이다. 자본가들의 탐욕과 소비자들의 편리주의, 자본가들의 터무니없는 거짓정보와 소비자들의 무관심이 혼탕에 들어가 있다. 머리가 아파진 당신은 이제 목구멍으로 넘길 수 있는 것은 무엇이든 다 먹어도 좋다고 믿어버리게 되었다. 그래선 안 된다. 이것은 당신의 행복과 생존의 문제이기 때문이다. 쉽게 진실을 포기하지 마시라. 쉽게 자본가들이 내민 음식과 손잡지 마시라.

물론 당신은 광고나 홍보나 거짓 주장에 설득당해서 어떤 제품을 살 수도 있다. 나도 젊은 시절 그렇게 살아왔다. 자본가들이 만들어낸 음식을 먹었고 그들이 선보인 물건들을 구입했다. 몸은 90kg을 넘어 100kg을 향했고 집 안은 물건들로 산더미를 이루었다. 몸은 아팠고 산더미 물건들 속에서 질식사당할 지경이었다. 하지만 나는 몸무게를 줄였을 뿐만 아니라 쓰레기 하치장 같은 집에서 벗어날 수 있었다. 음식을 바꾸었기 때문이다.

고백하건대 내가 그렇게 사랑했던 음식들, 그리고 이 책을 읽고 있는 당신이 사랑해 마지않는 그 음식들은 대부분 벽돌 파편을 먹는 것만큼이나 무익하다. 당신이 앓고 있는 많은 질환들 중에 당신의 예상보다 훨씬 더 많은 문제들이 먹는 음식 때문이다. 이 지구상에서 우리의 건강을 위협하는 최대의 적이 무엇이라고 생각하는가? 핵무기일까, 테러일까, 전쟁일까? 천만의 말씀이다. 우리 건강을 위협하는 최대의 적은 바로 가공식품이다.

오늘날 우리의 식탁에 오르는 것들은 생명유지에 필수적인 순수하고 정직한 진짜음식이 아니라 불순하고 무익하고 생명력 없는 가짜음식이다. 이게 다 식품가공업체들 덕분이다. 우리의 허리둘레가 늘어나는 만큼 그들 지갑의 크기도 커진다.

가공식품이라는 말이 너무 흔하게 쓰이고 있다. 그래서 당신은 그 말을 '다른 종류의 식품'쯤으로 생각한다. 그러나 당신은 그 말의 진짜 의미를 알아야 한다.

가공이라는 말은 궁극적으로 우리의 건강을 손상시키는 처리과정들을 의미한다. 좀 더 쉽고 정확한 말로 '음식의 생명을 파괴하는 행위'라고 표현하는 것이 맞다. 가공이란 건강을 위한 필수영양소들을 함유한 음식물을 가져다가, 가치 있는 모든 것을 제거한 후 시장에 내놓는 행위를 말한다. 즉 우리 호모 사피엔스의 몸속에 들어갈 자연스러운 음식을, 더 이상 자연과 닮지 않은 상태로 만드는 것이다.

● 가공식품이 만들어지는 5단계를 파악하라

가공식품이 어떻게 만들어지는지 아시는가? 당신은 식품업체의 공장에 들어가본 경험이 없을 것이다. 나는 수도 없이 많이 그곳에 들어갔고 수도 없이 많은 것들을 지켜보았다. 경험자로서 그들이 어떻게 가공식품을 제조하는지 말해주겠다.

1단계: 자연을 분해한다. 일단 그들은 신(자연)이 인간에게 선물한 음식을 자연 그대로의 상태로 가져온다. 그런 다음 분해를 시작한다. 자연상태의 음식과 전혀 다른 상태가 될 때까지 가열하고, 재가열하고, 이물질을 섞고, 분쇄하고, 쪼개고, 약화시키고, 분해하고, 또 다른 식으로 훼손시키면서 음식의 고유한 성질과 활력을 제거한다.

2단계: 화학물질을 첨가한다. 미국인들이 먹는 음식에 일상적으로 첨가되는 화학물질의 양이 연간 50만 톤에 육박한다. 온갖 종류의 화학물질이 있다. 자연색을 강화하거나 조정하기 위한 색소, 부패 방지를 위한 방부제(덕분에 흰색 빵 한 덩어리는 구입 후 3주가 지나도 멀쩡하다)를 비롯해 유연제, 안정제, 기포제거제, 발효를 막아주는 화학물질, 질감과 경도와 점도를 향상시켜주는 화학물질, 유화제, 대부분 실험실에서 콜타르를 주원료로 만드는 합성 제품인 향미증진제, 수분 함량을 높이거나 낮추기 위한 화학물질, 시험용 혹은 손실된 영양분을 보충하기 위한 다양한 인공 영양소 등등이 그것들이다.

과학이 식품산업에 입성한 그날은 정말로 슬프고도 슬픈 날이다. 이제 진짜음식을 흉내 낸 고가의 화학물질 덩어리로 바꿔버리는 일이 너무도 흔해졌다. 식품가공업체들이 현대의 기적 같은 식품기술을 이용해 그런 괴물을 만들어내면, 나와 당신은 피땀 흘려 번 돈을 그 괴물을 위해 기꺼이 갖다 바친다.

3단계: 법으로 정당화한다. 식품가공업자들은 로비스트를 고용해 가짜음식에 하필이면 천연식품이란 이름을 붙일 수 있게 하는 법안을 통과시킨다. 가공 백설탕이 재료의 절반 이상을 차지하고, 화학첨가물을 투하한 식품이 어떻게 천연식품으로 불릴 수 있는지 이상하지 않은가? 바로 입법을 통해서다.

식품가공업자들은 원료의 일정 퍼센트가 실제로 천연물에서 온 것이기만 하면 상표에 '천연식품'이라는 단어를 쓸 수 있도록 허용하는 법안들을 통과시켰다. 이것은 속임수에 불과하다. '천연식품'이라고 표시된 제품의 재료들을 살펴보시라. 그리고 열 손가락으로도 세기 힘들 정도로 많은 음절로 이뤄진 긴 단어들까지 들여다보시라. 그것이 어찌 천연식품이라는 말인가? 천연이란 '자연에서 가져온 그대로의 것'이라는 의미 그 이상도 이하도 아니다. 다른 사람은 몰라도 나는, 환경호르몬이 나오는 플라스틱 병에 담겨 있는 탄산수를 천연 탄산수라고 부를 생각이 1%도 없다.

그런 의심스런 주장들이 가능한 것은 일반적으로 인정되는 천연식품의 정의가 없기 때문이다. 미식품의약청FDA이 제조업체들에게 그 단어를 정의할 재량권을 주었기 때문이다. 참으로 편리한 일이 아닐 수 없다. 이는 자동차 수리를 맡기면서 기사에게 작업비 청구서를 정직하게 작성하되 그 정직함은 오직 당신이 결정하라고 말하는 것과 무엇이 다르단 말인가? 그렇게 해서 받은 '정직한 청구서'에는 엔진오일 교환비용으로 1천만 원 혹은 와이퍼 수리비용으로 5백만 원이 적혀 있을 수 있다.

4단계: 포장한다. 이는 매우 중요한 단계다. 상품 자체보다 포장에 더 많은 돈을 쓴다. 독극물 포장지에 꽃을 그려놓은 셈이다. 컬러풀한 상자는 가치와 맛과 공짜 쿠폰으로 당신을 유혹한다. 큼지막하게 적힌 '천연식품'은 진짜음식이라는 의미가 담겨 있고 당신의 구매욕을 자극할 것임에 틀림없다.

마지막 5단계: 부풀린다. 마케팅/광고 회사가 고용되어 제품의 구매를 유도한다. 저녁 8시 뉴스와 함께 소개되는 광고에서 매력적으로만 소개하면 그것이 아스팔트 원료로 쓰이는 콜타르라도 사서 먹는 사람들이 생길 것이다. 당신은 지금 웃을 때가 아니다. 우리는 이미 그보다 더 나쁜 것들도 먹고 있다. 광고가 실제로 파는 것은 식품이 아니다. '부풀려진 이야기'를 파는 것이다. 광고는 행복하고 건강한 사람들이 매력적인 CM송에 맞춰 그 식품을 즐기는 모습을 묘사한다. 그 식품의 실제 가치를 제외한 모든 것이 광고로 만들어진다.

높은 성공률을 자랑하는 식품가공 시나리오에 딱 어울리는 이름이 있다. 바로 '현금인출 시스템'이다. 이 현금인출 시스템은 뇌수술 못지않은 정밀함을 요구한다. 우리의 지갑에서 교묘히 현금이 빠져나가고, 그 대가로 몸에 해로운 어떤 것이 우리 인간의 순결한 몸에 들어온다는 말이다.

수질오염을 목표로 삼는 '미수질오염협회'라는 단체가 있다고 한다면 당신은 박수를 치겠는가? 아니면 대기오염을 목표로 삼는 '미대기오염협회'가 있다면 당신은 환영하겠는가? 같은 방식으로 '미음식오염협회'라고 불러도 손색이 없는 미식품가공협회National Food Processors Association는 어떠신가? 당신은 이렇게 말할지도 모르겠다. 설마 그런 단체들이 있을라고? 그렇게 말할 수도 있겠다. 그러나 앞에 2개의 단체는 존재하지 않지만 뒤에 있는 미식품가공협회는 존재한다. 이 단체는 정기적으로 총회를 열어 식품의 마케팅과 광고에 대해 토론하고 분석하고 계획을 세운다. 그렇게 이 자본가들은 당신의 주머니에서 현금을 인출한다는 말이다.

● 식품회사 직원 스티트 씨는 왜 해고되었나?

폴 스티트Paul A. Stitt 씨를 소개하겠다. 스티트는 생화학자다. 그는 거대 식품회사들이 수백만 달러의 광고들을 이용해, 가짜음식을 진짜 음식으로 둔갑시켜왔다는 사실을 폭로하는 일에 헌신해왔다. 그는 식품회사들이 실제 무슨 일을 하고 있는가에 대해 신문과 잡지에 글을 쓰고 라디오와 텔레비전 프로에 출연해 인터뷰를 했다. 또 〈거대 식품회사들과의 투쟁〉Fighting the Food Giants이라는 책의 저자이기도 하다. 그가 이 책을 쓴 이유는 분노했기 때문이다. 이 책을 읽으며 나 역시 분노했다. 그리고 누구든 이 책을 읽으면 분노할 것이다.

그의 책이 매력적인 이유는 그가 외부의 반대자로서 책을 쓰지 않았기 때문이다. 그는 식품가공 전문가로서 거대 식품회사 두 곳에서 4년간 근무한 경험이 있었다. 그는 자신이 일하던 회사의 은밀하고 교활하고 기만적인 책략에 항의하다가 해고되었다. 사람들에게 진짜 음식이 제공되어야 한다는 주장을 했다는 이유로 직장에서 쫓겨난 것이다. 그의 책이 내부자의 시선으로 쓰인 책이라는 점이 특히 내게 강한 인상을 주었다. 그 안에서 어떤 일이 벌어지고 있는지 그는 정확히 알았다. 추측이 아니라는 말이다. 그는 자신의 책 서문에서 이렇게 말했다.

"우리의 식품에 독성화학물을 넣고, 그 독성화학물에 중독되게 해서 우리 몸의 화학작용을 조종하려는 세력이 있다. 그들은 우리가 늘 과식하면서도 영양결핍에 시달리길 바란다. 우리의 생명을 앗아가려는 이 음모의 배후는 누구인가? 바로 거대 식품회사들이다.

우리가 모르는 사이, 혹은 우리의 동의 없이 그들은 우리가 무엇을 먹을지, 얼마나 먹을지, 심지어는 음식을 보는 시선까지도 통제한다. 거대 식품회사들은 모든 수단과 방법을 동원해서 우리가 진실을 알아내지 못하도록 했다. 그들은 가짜음식을 진짜음식으로 왜곡시켜 인류의 몰락에 힘을 보탰다."

무시무시하지 않은가? 위 인용문을 몇 차례 더 읽고 그가 하는 말의 의미를 온전히 파악하시라. 그들은 알면서도 일부러 우리 아이들에게 독성물질을 먹이고 있다는 말이다. 실제로 그 유해성을 모르고 관습적으로 제품을 만들어 돈을 버는 것은 별개의 문제다. 그러나 그 유해성을 뻔히 알면서도 시장에 제품을 내놓는 것은 절대로 용납할 수 없는 부도덕한 일이다.

이런 얘기를 하는 사람이 있을 것이다. "알다가도 모르겠네, 조금 전에 먹었는데도 왜 계속 배가 고프지?" 당신은 식사 후 한 시간도 안 되었고 딱히 배고플 이유도 없는데도, 먹을거리를 찾아 냉장고 문을 열었다 닫았다 해본 경험은 없는가? 이처럼 이해하기 힘들고 당혹스런 상황은 결코 우연히 발생하지 않는다. 우연이 아니라 당연하다는 말이다. 그리고 식품회사들은 이미 그것을 알고 있고 그것을 노린다는 말이다.

식욕조절중추(食慾調節中樞)Appestat에 대해 들어보았는가? 식욕조절중추는 뇌의 아랫부분, 즉 시상하부에 위치한 기관이다. 온도계와 같은 기관으로, 우리의 식욕을 조절한다. 이 기관은 끊임없이 피의 흐름을 모니터링하며 영양분들을 체크한다. 필요한 만큼의 영양분들이 없으면, 우린 배고픔을 느낀다. 그렇다면, 영양성분이 파괴된 음식을 먹을 때는 어떤 일이 일어나는가? 일단 배는 부르다. 하지만 그 가공식품이 '영양소가 텅 비어 있기 때문에' 식욕조절중추는 음식을 더 먹어야 한다고 인식한다. 그러면 음식을 계속 먹어도 식욕조절중추의 전원은 꺼지지 않는다.

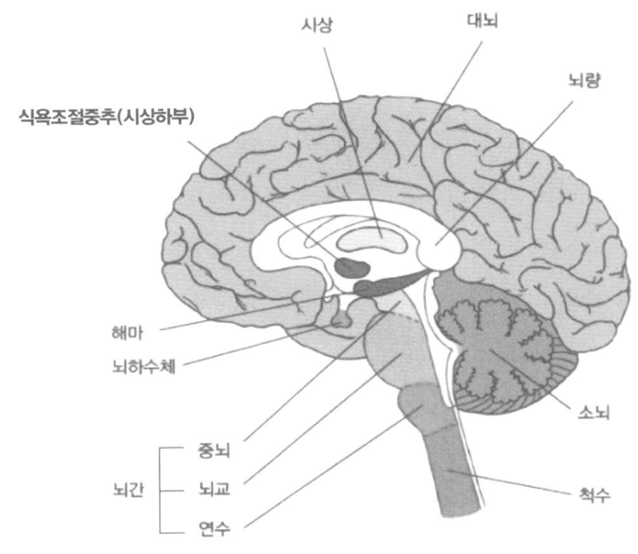

식욕조절중추(시상하부)

호모 사피엔스는 700만 년 동안 진화해오면서 최근 100년 이전에는 이런 음식을 먹어본 경험이 전혀 없다. 그러니까 700만 년 중에서 699만 9,900년 동안 이런 음식물을 먹어본 경험이 없다는 말이다. 이 가공되고 정제된 음식물은 신과 자연이 창조한 인간의 몸을 혼란에 빠트린다는 말이다. 결과는 늘 같은 불만인데 '아무리 먹어도 조금만 지나면 또 배가 고픈 현상'을 유발한다는 말이다. '진짜음식을 통해 영양소를 더 달라고 부르짖는 몸의 요구'를 '당장 힘드니 빵이나 과자나 라면이나 치킨이라도 더 넣어달라는 요구'로 착각하게 만든다는 말이다. 유감스럽게도 이런 비극적 상황을 조작하고 그것을 통해 이득을 취하는 자들이 있다. 바로 그 '영양소가 텅 빈 식품'을 만들어 파는 식품업체들이다. 채워질 줄 모르는 우리의 식욕은 사실 우리 몸의 화학작용을 가장 추악한 방식으로 조작한 결과였으며, 그런 조작은 오로지 우리의 건강을 희생물로 삼아 더 많은 이익을 챙기기 위함이었다. 스티트 씨가 그토록 격분했던 까닭은 바로 이 때문이었다. 그는 자신의 생계를 위태롭게 하면서까지 그 추악한 진실을 세상에 알리고자 했다.

스티트 씨는 자신을 고용한 회사가(그리고 다른 많은 회사들이) 직원들을 시켜 식욕조절중추를 우회하는 식품들을 개발하게 했다는 사실을 알게 되었다. 그들은 의도적으로 영양소가 없는 식품을 만들었다. 영양소를 없애는 가공처리를 하고, 그런 뒤 화학물질들을 잔뜩 넣어 눈과 혀를 유혹하는 식품을 만들었다. 이렇게 해서 우리는 먹고, 먹고, 또 먹고, 그들의 제품을 사고, 사고, 또 산다. 그들은 부자가 된다. 우리는 뚱뚱해지고 몸은 병들어간다. 그런데 이게 다 의도된 일이고 계획된 일이라는 말이다. 지금 이 순간, 당신이 이 책을 읽는 바로 이 순간에도 그 일은 진행되고 있다. 스티트 씨는 다음과 같이 고백했다.

"다이어트 식품 중에 제로 칼로리 식품도 있습니다. 이것은 일반 가공 식품보다 더 해롭습니다. 사실상 제로 칼로리로 위장했을 뿐 이런 음식으로 배를 채우다 보면 강박적 식이장애가 생겨 폭식과 구토를 유발하는데, 식품회사들이 이를 잘 알고 있다는 사실이 중요합니다. 무슨 영양성분을 첨가하는 건강식품 역시 실제는 화학첨가물을 투하하는 것으로, 나중에 질병을 유발한다는 사실을 그들도 잘 알고 있습니다. 그들은 이 사실을 지속적으로 은폐하고 있습니다. 제가 그 조직 속에 있었으니까요."

● 4그룹의 쥐에게 서로 다른 음식을 먹였을 때의 결과

우리를 분노케 했던 사례를 한 가지만 소개하겠다. 스티트 씨가 제품개발을 맡아서 하던 중 우연히 자기가 다니고 있는 회사에서 1942년에 발행한 한 보고서를 보게 되었다. 그 보고서에는 4그룹의 쥐들에게 특별 식단을 제공한 실험 내용이 자세히 기술되어 있었다. A그룹에는 일반 통밀과 물과 비타민과 미네랄이 제공되었다. B그룹에는 그 회사가 판매하는 밀가루로 튀긴 제품과 물, 그리고 A그룹과 똑같은 비타민과 미네랄을 제공했다. C그룹에는 물과 백설탕을 제공했고, D그룹에는 물과 영양제만 제공했다. 통밀을 제공받은 A그룹 쥐들은 1년 넘게 살았다. 물과 비타민영양제만 제공받은 D그룹의 쥐들은 대략 2달을 살았다. 백설탕과 물을 섭취한 C그룹 쥐들은 1달을 살았다. 그런데 튀긴 밀을 제공받은 B그룹 쥐들은 2주 만에 죽었다! 그 쥐들은 영양실조로 죽은 것이 아니었다.

밀가루를 만들 때 밀에 강한 압력을 가하면 밀은 화학적 변화를 일으키는데 그때 순수한 밀이 독성물질로 바뀐다. 거기에다 화학물질이 투하되고 다시 트랜스지방으로 튀겼기 때문에 그것은 이미 식품이 아니었다. B그룹 쥐들은 독극물을 먹고 사망했다는 말이다. 회사는 1942년 이후 수십 년 동안이나 그것이 유독한 식품이라는 사실을 잘 알고 있었다는 말이다. 충격에 휩싸인 스티트 씨는 그 보고서를 한 동료에게 보여주었다. 그 동료 역시 충격을 받았다. 그는 회사 대표를 찾아가 '이 제품은 매우 위험하니 판매를 재고해 달라'고 간청했다. 그러자 회사 대표는 다음과 같이 정중하게 말했다. 당시 그 회사 대표가 한 말을 그대로 적어보겠다.

"예식장에서 신랑신부가 입장할 때 공중에다 뿌릴 식품 정도라는 걸 안다네. 그러나 사람들이 그걸 입에 넣겠다고 고집한다면 내가 어쩌겠나? 게다가 우린 작년에 그 제품으로 9백만 달러를 벌어들였지 않은가?"

그리고 스티트 씨에게는 당신이 할 일이나 신경 쓰고 나머지 회사 일에 대해서는 걱정하지 말라는 지시가 떨어졌다. 그러나 스티트 씨는 그러지 못했고 그 문제를 계속 물고 늘어졌다. 그리고 결국 해고 당했다.

● 산 음식과 죽은 음식은 어떻게 다른가?

이 책에서 말하는 가공식품이란 생명이 없고 죽어 있는 음식을 말한다. 우리 지구상의 모든 짐승은 신(자연)의 명령에 의해, 죽은 물질을 살아 있는 세포 조직 속에 받아들이도록 설계되지 않았다. 지구상의 모든 생명체들은 45억 년 지구의 역사상 단 한 번도 가공식품을 먹어본 적이 없다. 700만 년 호모 사피엔스의 역사상(오스트랄로피테쿠스 등 다른 유인원을 포함해서) 불로 생명을 죽인 다음 화학물질을 투하한 가공식품을 먹어본 경험이 없다. 인간은 오직 살아 있는 물질로 만들어지도록 진화해왔다. 우리가 평생 먹는 70여 톤의 식품이 대부분 죽여서 가공된 것이라면, 우리 몸도 그렇게 되리라는 사실은 너무나 당연하지 않겠는가? 호모 사피엔스인 당신은 얼마나 오래 살지 스스로 결정할 수 있다. 호모 사피엔스인 당신은 얼마나 날씬하고 팔팔하고 질병 없이 살지를 스스로 결정할 수 있다는 말이다. 살아 있고 싶다면 살아 있는 음식을 드시라. 이에 대해 얼마나 많은 증거가 필요한 것일까? 초등학생도 알 수 있는 상식이 아니던가?

어떤 음식이 살아 있는 음식인지 설명해보겠다. 살아 있는 식품은 자연 그대로의 상태에서 어떤 변형도 가해지지 않은 모든 음식을 말한다. 다른 식으로 말하면 '날음식'이다. 어떤 식으로 말해도 결국 한 가지를 가리킨다. 자연 그대로의 상태, 신께서 만들어놓은 그 상태로 존재하는 음식을 말한다.

지구상의 모든 동물은 생물학적으로 특정 종류의 식품을 먹게끔 적응해왔고 진화해왔다. 사자는 생물학적으로 얼룩말과 영양 등을 먹게끔 적응된 동물이다. 얼룩말은 생물학적으로 풀을 먹게끔 적응된 동물이다. 코알라는 생물학적으로 유칼립투스 나뭇잎을 먹게끔 적응된 동물이다. 오랑우탄은 생물학적으로 과일을 먹게끔 적응된 동물이다.

지구상에 존재하는 모든 동물의 음식습관에는 2가지 규칙이 있다. 첫째, 생물학적으로 적응해온 방식을 서로 바꾸지 않는다. 사자는 곡물을 먹지 않고, 얼룩말은 토끼를 잡아먹지 않는다. 둘째, 모든 동물은 먹이를 날것으로 먹는다. 그 어떤 예외도 없다. 다시 한 번 강조하지만, 자연상태의 서식지에서 살아가는 동물들만을 말하는 것이다. 동물원의 동물이나 애완동물, 본래의 습성을 박탈당한 동물들은 제외된다. 다른 동물에 먹히는 경우를 제외하고, 야생동물들이 보통 어떤 이유로 죽는지 생각해보시라. 그렇다. 자연사! 즉 수명이 다해 자연스럽게 죽음에 이른다.

자, 이제 우리 자신을 관찰해보자. 이 2가지 생물학적 적응방식에서 벗어나 인간을 위해 설계되지 않은 음식에 입을 댄 적이 있는가?

"박사님, 아니 농담하십니까?" 당신은 이렇게 대답할 것이다. 그렇다. 우리 인간은 먹지 않는 것이 없다. 곡물, 과일, 채소, 균류, 개미, 곤충, 물고기알, 돼지의 내장, 소의 간, 양의 뇌, 개구리의 다리, 달팽이, 송아지, 말, 개, 쥐, 뱀, 벌레 같은 다른 동물들을 먹는다. 소의 젖을 삭혀서 요구르트나 치즈를 만들어 먹기도 한다. 인간을 창조한 신(자연)께서 하늘에서 내려다보면 기가 찰 일이다. 그렇다. 우리 인간은 다른 동물의 생물학적 적응방식들까지도 종횡무진 넘나들고 있다. 우리 인간은 틀림없이 생물학적으로 특정한 무엇을 먹도록 적응된 존재다. 진정 우리는 입에 들어가기만 하면 뭐든 먹을 수 있게끔 창조된 지구상의 유일한 동물인가? 나는 그렇지 않다고 주장한다.

인간은 생물학적으로 식물을 먹게끔 적응된 존재다. 다만 다른 방식으로 먹는 법을 배웠을 뿐이다. 여기까지는 문제없다. 그러나 인간이 생물학적으로 적응한 방식의 관점에서 보면 식물이 정답이다. 물론 내가 이런 얘기를 하면, 인간은 식물성 음식뿐만 아니라 육류도 먹게끔 만들어진 존재라고 주장하는 사람들도 있을 것이다. 나도 수십 년 동안 그들과 논쟁해왔다. 그러나 그들의 주장은 생리학에 기반을 두고 있지 않다. 인간은 동물성 식품을 먹게끔 창조된 존재라고 주장하는 사람들은 햄버거를 팔아 생계를 꾸리고 있거나, 동물을 식용으로 팔아 돈을 버는 회사들의 직원일 것이다. 이것은 추측이나 억측이나 희망사항이 아니다.

● 초식동물의 장이 육식동물보다 긴 이유

우리 몸의 생리는 그것 그대로 받아들여야 한다. 전문가로 불리는 사람들이 자신들의 잘못된 전제에 들어맞도록 인간의 생리를 바꿀 순 없다고 나는 주장한다. 다른 동물의 살코기를 먹게끔 설계된 모든 동물의 소화기관은 식물계에서 먹이를 얻도록 설계된 동물의 소화기관보다 상당히 짧다. 여기에는 예외가 없다. 육식동물 혹은 잡식동물의 소화기관과 우리 호모 사피엔스의 소화기관을 비교해보면 그 사실은 자명해진다. 우리의 소화기관은 육식동물의 소화기관보다 훨씬 더 길다. 이 규칙을 피해 갈 수는 없다. 육식동물은 동물의 시체에서 나오는 독성물질이 장에 오래 머무는 것을 피하기 위해 '길이가

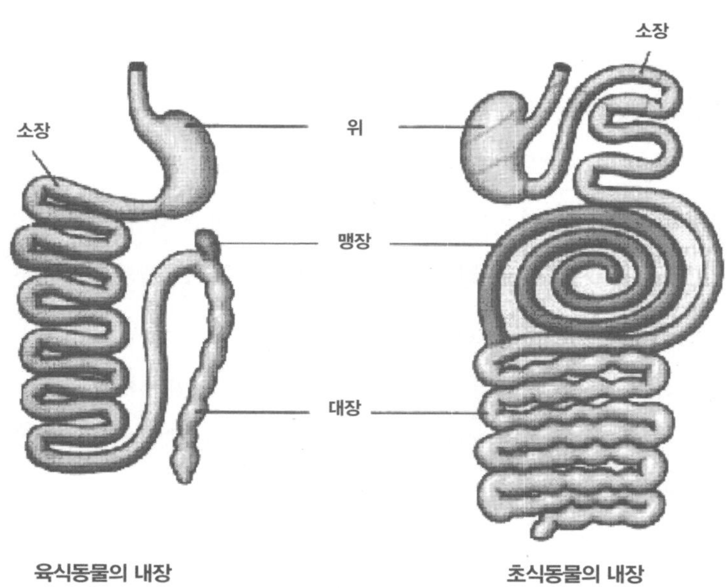

육식동물의 내장 초식동물의 내장

짧은 장'으로 설계되고 진화했다는 말이다. 우리의 먼 조상인 침팬지의 위장은 인간의 그것과 놀라울 정도로 닮아 있다고 생물학자들은 이구동성으로 말한다.

우리는 인간 먹거리의 경계를 넘었을 뿐만 아니라 더 이상 음식을 날것으로 먹지 않는다. 우리가 가장 많이 먹는 식품은 가공식품이거나 조리된 식품이거나 아니면 두 경우 모두에 해당한다. 현대인류의 사망원인은 무엇인가? 심장병과 암과 같은 질병으로 인해 사망한다. 우리 조상들의 사망원인 1위였던 자연사 비율은 너무 낮아 통계에 오르지도 못한다. 우리는 이 모든 사실에 대해 우리의 직감과 상식으로 판단해야 한다. 상업적인 자본가와, 그들과 함께 우리의 주머니를 털어 가는 전문가들에게 판단을 맡겨서는 절대 안 된다는 말이다.

인간이라는 오직 한 종을 제외하고 지구상의 모든 동물군은 생물학적으로 적응된 음식을 날것인 상태로 섭취한다. 그리고 거의 고통이나 질병 없이 주어진 생을 다하고 죽는다. 자신의 생물학적 적응방식을 지키지 않고 음식을 날것으로 먹지 않는 유일한 종인 인간은 고통을 겪다가 주로 질병으로 생을 마감한다. 이는 엄혹한 사실이며, 매수된 전문가 군단의 그 어떤 궤변이나 요설도 이 사실을 절대 바꾸지 못할 것이다.

여기서 분명히 해둘 얘기가 있다. 나는 지금 당신에게 '건강하게 살다가 무사히 생을 마치려면 오직 생물학적으로 적응된 음식들을 날것인 상태로 먹어야 한다'고 강요하는 것이 결코 아니다.

물론 어떤 전문가는 내가 펴낸 책의 일부분만 읽고는 하비 다이아몬드 박사가 '살아 있는 풀때기를 제외하고는 아무것도 먹지 말라'고 했다고 비웃음을 보내면서 내 책들을 모두 묵살해버릴 수 있다는 사실을 나는 안다. 그러나 나의 주장은 이렇다. 덜 가공된 음식일수록 당신을 날씬하게 하며, 투명한 피부를 갖게 하며, 고통과 질병 없이 장수할 수 있게 해준다는 것이다. 단연코 그렇다. 나는 20대 때에 자연위생학을 접했고 수십 년 동안 이것을 연구했으며 그로 인해 인생을 바꾼 수천수만의 친구들을 가지고 있다.

나 또한 현실이라는 것과 이상이라는 것의 긴장관계를 늘 생각하

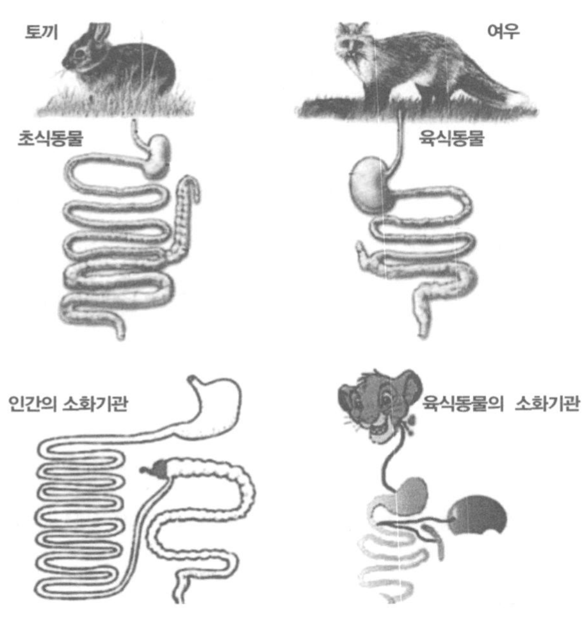

면서 살고 있다. 식물계에서 얻는 살아 있는 순수한 음식만을 먹는 것이 가장 이상적일 것이다. 그러나 현실은 그렇게 녹록하지 않다. 과일식을 하려고 점심때 사과와 오렌지를 먹고 있는데 회사동료들이 피자를 사 오기도 한다. 집에 가서 샐러드에 과일즙을 뿌려 한가득 먹을 생각으로 퇴근하는데, 동네 어귀 식당에서 스테이크 냄새나 파스타 냄새가 나기도 한다. 당신의 결심은 쉽게 무너지고 만다. 걱정하지 마시라. 나도 그랬다. 우리 인간은 어울려 사는 동물이다.

나는 당신에게 이렇게 제안한다. 가능하면 살아 있는 식물을 드시고 점차 그 양을 늘려가시라. 나는 '신경질적인 채식주의자보다는 관대하고 따뜻한 육식주의자가 낫다'는 헬렌 니어링Helen Nearing의 의견에 동의한다. 이상적인 음식을 먹으면서 행복을 만끽할 수 있다면 가장 좋다. 그러나 친구들과 함께 먹는 즐거움 또한 중요하다. 인간은 쉽게 관습과 통념을 바꾸지 못하는 동물이다. 문제는 방향이다. 순간의 즐거움으로부터 '날씬한 몸매와 건강' 쪽으로 방향을 트시라. 방향이 설정된다면 당신은 '호텔 뷔페'에 다녀왔다가 다음 날 '정결한 식단'으로 돌아올 수 있기 때문이다. 신(자연)은 항상 당신을 따뜻하게 품어줄 준비가 되어 있다는 말이다.

내가 말하는 살아 있는 음식이란 바로 과일과 채소다. 거기에 약간의 견과류 및 씨앗류를 추가하면 된다. 거듭 말하지만, 오직 살아 있는 음식만 먹겠다는 결심으로 하루아침에 삶을 완전히 바꾸라는 말이 아니다. 사람마다 결심의 정도가 다르고 생활양식의 차이가 있기 마련이다. 당신은 한 방향으로 조금씩 '산 음식'의 양을 늘리기만 하면 된다. 이때 절대 주위 사람들과 다툼이 있어서는 안 된다. 먹는 일은 언제나 기쁨이 있어야 한다. 몸이 서서히 회복될 것이다. 피부의 발진과 여드름도 어느덧 없어질 것이다. 몸 안의 독소가 사라지는 현상이다. 독소가 점차 사라지면 독소를 품고 있던 수분과 지방도 점차 빠져나간다. 독소를 품을 필요가 없어졌기 때문이다. 몸이 좋아지면 저절로 열정이 생긴다. 그렇게 자연스럽게 1년, 5년, 10년, 앞으로 나아가면 된다.

● **'음식과 질병은 관계없다'고 주장하던 시절이 있었다**

음식이 질병을 좌우하고 비만의 원인이 된다는 사실을 지금 우리는 모두 알고 있다. 그러나 불과 수십 년 전만 해도, 음식과 질병은 별로 연관성이 없다고 전문가들이 말했다는 사실을 당신은 알고 있는가?

사실 데이비드 루벤David Reuben 박사가 섬유질이 많은 음식을 먹어야 한다고 처음 논문을 발표했을 때, '미과학진흥협회'American Association for the Advancement of Science로부터 맹렬한 공격을 받았다. 그 협회는 그 당시 과학계 최고의 권위자들이 모인 집단이었다. 고섬유질 음식이 받은 대접은 그 당시 '새로운 진실'에 대한 기득권자들의 통상적이고 일반적인 대접일 뿐이었다. 그 협회가 그 당시 무엇이라 말했는지 아시는가? 그들은 고섬유질 음식이 '창자를 갈기갈기 찢고 간암을 유발할 것'이라고 주장했다. 믿어지는가?

1986년 4월에는 세계 최고의 암센터로 꼽히는 메모리얼 슬론-케터링 암센터Memorial Sloan-Kettering Cancer Research Center가 암치료와 식단의 관련성은 없다고 발표했었다. 그 병원은 만일 누군가 음식으로 암을 치료할 수 있다고 한다면 '돌팔이 사기꾼'Quack일 뿐이라는 내용을 담은 소식지를 냈다. 불과 35년 전의 이야기다. 35년 전만 해도 '음식과 암은 연관성이 없다'고 병원과 의사들이 주장했다는 말이다. 믿어지는가? 그렇다면 지금 그들이 TV에 나와 '이것은 먹어도 되고 저것은 먹으면 안 된다'고 주장하는 것은 어떻게 설명할 것인가? 그들은 모두 1960년대까지만 해도 담배광고에 등장하던 인물들이었다. 지금 그 전문가들 중에 담배가 건강과 관계없다고 말하는 사람이 있던가? 도대체 그들은 진실을 위해 일하는 것인가, 돈을 위해 일하는 것인가? 결국 밝혀지고야 마는 '새로운 진실'이 자본가와 그들의 충복들에게 짓밟히는 현실이 처연하기까지 한 심정이다.

통념적이고 관습적인 지식을 고집하는 전문가들의 저항에도 불구하고, 식단과 질병의 상관관계가 명약관화하다는 점이 속속 밝혀지고 있다. 그러나 우리는 극히 피상적인 조언들(예컨대, 지방과 콜레스테롤을 줄이고 섬유질을 늘려라)을 제외하고는 구체적으로 무엇을 해야 할지, 어떻게 해야 할지에 대한 지침을 별로 얻지 못하고 있다. 이 부분이 바로 나와 아내 메릴린이 수십 년 동안 연구를 해오면서 노력해온 일이다. 아래 내용은 그 구체적인 조언들, 바로 다이어트 5대 불변의 법칙이다.

제1법칙 | 독소를 제거하면 질병과 비만은 사라진다.

제2법칙 | 3대 주기(섭취, 동화, 배출)에 당신을 맞추어라.

제3법칙 | 수분이 많은 음식을 먹어라.

제4법칙 | 아무 음식이나 섞어 먹지 말아라.

제5법칙 | 살아 있는 음식을 먹어라.

● **암은 익힌 음식(죽은 음식)을 먹고 자라난다**

조리된 식품을 덜 먹고 살아 있는 식품을 더 많이 먹기 시작하면, 신체적으로나 정신적으로도 곧바로 긍정적 변화가 일어난다. 우리 몸이 생리적으로 갈망하는 식품을 공급해주기 때문에 모든 신체기능이 향상된다. 소화기능이 좋아지고, 영양소의 이용이 좋아지고, 배출기능이 좋아지고, 신체의 정화기능이 좋아지고, 모든 것이 좋아진다. 모든 기계가 그렇듯, 연료가 좋아지면 성능도 좋아진다. 계속 얘기하지만, 내 희망은 당신이 내 말을 이해하고 고개를 끄덕이는 것이 아니다. 당신이 직접 시도해보고 그 결과를 직접 경험하는 것, 그것이 내 희망이다. 한번 해보라는 것이다. 최소한 2주 동안만이라도 실천해서 몸의 변화를 느껴보라는 것이다.

살아 있는 음식으로의 전환이 그토록 이로운 영향을 미치는 까닭은, 조리된 식품의 해로운 영향력에 우리 몸이 덜 노출되기 때문이다. 조리는 병이 생기기 쉬운 환경을 만들어낸다. 그 자체로 질병을 만들어낸다. 이는 수많은 연구를 통해 사실로 증명되어왔다. 그러한 연구결과들을 조사해보면 그 증거는 강력하다. 조리는 살아 있는 식품에 내재된 잠재적 이득들을 파괴한다. 식품 속에 들어 있던 영양성분의 85퍼센트를 파괴하거나 못 쓰게 만든다. 효소(천연소화제)는 열에 민감하기 때문에 섭씨 50도 정도에서 거의 모든 효소가 사망한다. 아미노산은 파괴되거나, 아니면 소화되기가 극도로 어렵거나 불가능한 형태로 바뀐다. 현미경 아래서 살아 있는 세포의 에테르체Etheric Body는 햇빛을 받아 반짝거린다. 에테르체란 어떤 물질에 생명을 부여하는 생명체라고 생각하면 된다. 죽은 세포는 햇빛을 받아도 현미경 아래서 반짝이지 않는다. 조직이 파괴된 것이다. 식물이나 식품에서 씨앗을 하나 가져와 식품을 조리하는 온도와 같은 온도로 가열해보시라. 그 씨앗은 싹을 틔우지도 자라지도 않을 것이다.

직접 해볼 수 있는 간단한 실험을 소개하겠다. 가게에서 사과 두 알을 사 오시라. 둘 중 하나만 구운 다음, 두 개 모두를 창턱에 올려놓아라. 그러면 굽지 않은 사과는 꽤 오랫동안 그대로 있지만, 구운 사과는 발효가 일어나면서 금세 상할 것이다.

자신의 책 〈자기 자신의 의사가 되라〉Be Your Own Doctor에서 앤 위그모어Ann Wigmore 박사는 이렇게 말한다. "내가 기억할 수 있는 가장 짜릿한 경험은 인체에서 떼어낸 암세포들이 익힌 음식에서는 잘 자라는데 같은 종류의 생식에서는 생존하지 못하는 광경을 본 것이었다."

산 음식을 먹으면 암에 걸리지 않는다는 말이다. 암에 걸렸더라도 산 음식을 먹으면 육체가 되살아난다는 말이다.

● 포텐저의 고양이

익힌 음식과 산 음식을 비교한 가장 인상적이고 충격적인 연구 중 하나는 프랜시스 포텐저Francis M. Pottenger 박사가 〈미국 치과교정 및 구강외과 저널〉American Journal of Orthodontics and Oral Surgery에 발표한 논문이다. 포텐저 박사는 900마리의 고양이를 대상으로 10년에 걸쳐 정교하고 철저한 실험을 진행했다. 2가지 종류의 음식만 사용되었는데, 익힌 것과 날것 상태의 음식이었다. 결과는 압도적일 만큼 결정적이고 확실해서 '죽은 음식'에 대한 '산 음식'의 우월성을 의심할 수가 없었다.

날것 상태의 음식이 제공된 고양이들은 해마다 건강한 새끼 고양이들을 출산했다. 질병도 없었고 조기사망도 없었다. 죽음은 노년 고양이들의 자연스런 종착점이었다. 그러나 같은 종류의 불에 익힌 음식들이 제공된 고양이들에게서는 현대인간의 질병들이 종류대로 그대로 발생했다. 심장병, 암, 신장질환, 갑상선질환, 폐렴, 마비, 치아손실, 관절염, 극심한 진통, 성적 흥미의 감소, 설사, 다루기 위험할 정도로 극도의 흥분성, 간손상, 골다공증(뼈와 치아가 얇아지고 깨지기 쉬워지는 현상) 등이 그것이었다.

이 고양이들의 배설물은 독성이 너무 강해 그 배설물로 퇴비를 한 땅에서는 잡초들도 자라지 않았다. 반면에 '산 음식'을 섭취한 고양이들의 대변에서는 풀들이 급격히 증식했다. 무엇보다 결정적인 사실은 다음이었다. 익힌 음식을 먹었던 두 번째 그룹의 고양이들에게서 태어난 1세대 새끼 고양이들은 질병이 있거나 장애가 대부분이었다. 2세대 고양이들은 질병도 많았지만 죽은 채로 태어나는 경우가 흔했다. 3세대에 이르자 어미들이 불임이었다. 더 이상 자녀가 태어나지 못하는 현상이 나타난 것이다. 포텐저 박사는 흰쥐들에 대해서도 유사한 테스트를 시행했는데 그 결과는 고양이 실험의 경우와 너무도 정확하게 일치했다.

● 질병은 저절로 생기는 것이 아니다

불로 익혀 죽이면 그 음식은 생명을 다한다. 따라서 날씬하고 팔팔하게 장수하고 싶다면 조금씩 '산 음식'의 양을 늘려야 한다. 이것이 얼마나 현명한 일인지 깨닫는 데는 그리 많은 시간이 걸리지 않는다. 2주면 충분하다. 내가 이 책의 뒤편에 '자연치유 2주 프로그램'을 마련한 이유다.

질병은 절대 그냥 생기지 않는다. 건강이 그렇듯 질병도 만들어지는 것이다. 무엇을 만들지에 대해서는 당신에게 선택권이 있다. 로버트 멘델슨Robert S. Mendelsohn 박사는 '건강은 선택의 문제이지, 우연의 수수께끼가 아니다'라고 말했다. 30층짜리 건물을 지으면서 썩은 나무로 골격을 세우고 저급의 버팀대와 싸구려 재료들을 쓴다면 결국 어떤 완성품이 나오겠는가? 대답할 필요조차 없다. 그렇다면 우리의 몸을 지으면서 그 몸의 피와 뼈와 피부와 기관을 만드는 데 무엇을 사용해야 하는가? 100조 개나 되는 당신 몸의 세포에게 정제식품과 같은 쓰레기 음식을 먹일 것인가? 신(자연)이 설계한 바로 그 음식을 먹일 것인가? 효소(천연소화제)와 비타민과 미네랄이 펄펄 살아 있는 산 음식을 세포에게 먹일 것인가, 모두가 사망한 죽은 음식을 세포에게 먹일 것인가? 역시 대답이 필요 없다.

나는 지금 죽은 음식에 대한 부정적 입장을 피력하고 있다. 그러나 나는 당신에게 산 음식, 그러니까 과일과 채소만으로 완전 생식을 하라고 강요할 생각은 전혀 없다. 앞에서도 계속 강조했듯이 그건 이상일 뿐 전혀 현실적이지 않다. 현실을 직시하자. 익힌 음식은 이미 호모 사피엔스 삶의 일부가 되었다. 물론 나도 익힌 음식을 먹을 만큼 먹는다. 그러나 되도록이면 익힌 음식보다는 산 음식을 위주로 먹으려고 노력할 뿐이다. 익힌 음식이라도 가능하면 담백하고 덜 가공된 식물로 한정해서 먹는다. 그리고 이것이 이 책을 읽고 있는 당신에게 던져주는 메시지다.

만일 당신이 열심히 일하고 절약해서 소중한 집 한 채를 샀다고 가정해보자. 소중한 우리 집 바로 앞길에 홍수가 범람하기 시작했다. 그 집을 지키기 위해 당신이 할 수 있는 일이 겨우 집 주변에 모래주머니를 쌓는 일뿐이라면 당신은 어쩔 셈인가? 그 홍수가 비만과 질병이라면, 부지런히 모래주머니를 쌓는다고 해결될 일이 아니다. 질병(홍수)이 오기 전에 돌로 만든 튼튼한 성곽과 같은 담이 필요하다는 말이다. 방어책, 즉 해결책이 있다는 말이다. 산 음식의 양을 계속 해서 늘려가면 된다. 다른 방법은 없다.

나에게 날씬한 몸매와 팔팔한 건강을 위한 한 가지를 꼽으라면 단연코 음식이다. 전문가들이 과거에 식단의 중요성을 무시했던 것은 명백하고도 커다란 오류였다. 그것은 해변을 때리는 파도가 바다와 아무 관계가 없다고 말하는 것과 같다. 음식과 건강이 얼마나 밀접한 관계가 있는지 점차 밝혀지고 있다. 피를 뽑으면 질병이 낫는다는 사혈요법이 진실이었던 시절이 있었다. 우리는 사혈요법을 바라보는 그 불신의 감정으로 가짜음식을 대해야 한다. 진실은 단순하며 돈을 요구하지 않는다는 사실을 알아야 한다. 매스컴에 휘둘리지 마시라. 그들이 돈을 요구할 때 당신은 자연으로 발길을 돌리시라.

어떤 사람은 금방 결과를 얻을 수도 있고, 어떤 사람은 결과가 미미할 수도 있다. 하룻밤에 하늘에서 떨어지는 돈다발과 같은 것들은 진실이 아닐 가능성이 많다. 진실은 서서히 그리고 아주 명확하게, 새벽의 어둠을 뚫고 드러날 것이다. 이 책의 뒷부분에 소개된 '자연치유 2주 프로그램'을 참고하시라. 이 프로그램은 산 음식의 비중을 높이면서도 먹는 즐거움을 만끽하도록 설계되었다. 도전해보시고 2주 전과 후의 그 놀라운 차이를 직접 확인해보시라.

●과일만 먹는 남자를 소개합니다

나는 여기에서 나와 함께 자연위생학을 전파해온 한 남자 더글라스 그라함Douglas Graham 박사를 소개하고자 한다. 그는 과일 먹는 남자 '프루테리언'Fruitarian 으로 유명하다. '죽은 음식'을 먹지 않고 '산 음식'을 위주로 먹는다면, 우리 인간은 질병과 비만 없이 평생을 살 수 있다고 주장하는 1인이다. 그는 나보다 산 음식에 대해 좀 더 강성론자라고 볼 수 있다. 그는 자신의 주장을 증명하기 위해 40년 가까이 스스로 운동선수가 되어 지금도 활동하고 있다. 전 세계를 돌며 5천여 회의 강연을 했으며, 자연위생학협회Natural Hygiene Organization 회장을 역임했고 국제건강협회Healthful Living International 회장으로도 활동 중이다.

그의 명저 〈산 음식, 죽은 음식〉80/10/10 Diet을 반드시 읽어보시라. 건강과 다이어트, 그리고 인류학에 관심 있는 지성인들의 필독서로 꼽힌다. 이 책은 단순한 영양서나 건강서가 아니다. 호모 사피엔스는 육식동물인가, 채식동물인가, 아니면 잡식동물인가? 그 궁금증을 속시원히 풀어낸다. 직립보행, 꼬리, 혀, 발톱, 대장의 길이, 수면, 털의 움직임, 치아구조, 소화효소, 간의 크기 등을 통해 인간이 육식동물이 아님을 증명해낸다.

야생의 모든 동물은 살아 있는 음식을 먹는다. 야생동물에게 질병과 비만은 없다. 인간이 질병과 비만으로 고생하는 이유는 무엇일까? 그렇다. 살아 있는 음식을 먹지 않고 죽은 음식을 먹기 때문이다. 로푸드Raw Food의 대가로 칭송받는 그라함 박사의 촌철살인의 논리를 그 책을 통해 직접 들어보시라.

제4법칙(수면) | 몸이 원할 때까지 자야 한다

● 호모 사피엔스는 야행성 동물이 아니다

포유류는 보통 야행성(夜行性) 포유류와 주행성(晝行性) 포유류로 나눌 수 있다. 인간은 색에 민감하다. 700만 년 전 아프리카 밀림에서 출현한 우리 호모 사피엔스의 먼 조상인 유인원들은 과일을 주식으로 살았다. 과일이 잘 익었는지 아닌지를 판단하려면 색에 민감할 수밖에 없다. 과일이 생명의 원천이었기 때문이다.

늑대나 사자와 같은 육식동물은 대개 후각이 예민하다. 그러나 우리 인간은 시각, 촉각, 청각, 미각, 후각의 5가지 감각 중에 80% 이상을 시각에 의존하고 있다. 화려한 음식에 침이 넘어가는 이유다. 배가 별로 고프지도 않은데 밤 10시 음식프로그램을 보고 구미가 당겨 라면과 치킨을 먹고야 마는 이유다. 주행성 포유류의 경우 빛의 양에 따라서 신경계나 내분비계의 활동이 달라진다. 빛의 양이 많으면 신경계나 내분비계가 자극을 받아 활동이 활발해지며, 빛의 양이 적으면 반대로 신경계나 내분비계의 활동이 느려진다. 우리 인간이 700만 년 동안 낮에 활동하고 밤에 휴식을 취해온 이유다.

한편 고양이, 개, 호랑이, 사자, 담비, 박쥐 등은 야행성 포유류다. 야행성 포유류는 거의 대부분 육식동물이다. 이들이 낮에는 잠을 자고 밤에 일어나 먹이활동을 하는 이유는, 초식동물이 잠을 자거나 휴식을 취하고 있을 때 공격성공률이 훨씬 높기 때문이다. 동굴 속에서 잠을 자고 밤이 되면 먹이활동을 하러 굴 밖으로 나갔다가 새벽에 돌아오는 수만 마리 박쥐 떼를 TV 다큐멘터리에서 보았을 것이다. 당신은 원래 육식동물인 개들이 완전한 색맹이어서 색깔을 전혀 구분하지 못한다는 사실을 알고 있는가? 개들이 보는 세상은 뿌연 흑백 TV의 화면과 같다고 보면 맞다.

이런 야행성 동물들이 몇 가지 색 외에 색을 구별하지 못하는 것도, 밤에 사냥하기 때문에 색을 구별할 수도 없고 색을 구별할 필요도 없기 때문이다. 그래서 야행성 포유류들은 색이나 형태보다는 움직임에 민감한 청각(늑대나 여우의 움직이는 귀를 생각해보시라)을 가지고 있고 후각에 의존하는 먹이습관을 가지고 있다. 개의 경우 후각이 40% 이상을 차지하고 있어 시각보다 냄새에 민감하다. 개의 후각은 인간에 비해 1만 배 이상 예민한 것으로 알려져 있다. 야행성 포유류인 개는 '코로 생각하는 동물'이라 할 수 있다.

당신은 호모 사피엔스가 주행성 포유류라는 점을 인정해야 한다. 그러나 불을 발견한 후에, 그것도 만족하지 못해서 전기까지 만들어내면서 문제가 생겼다. 새로운 문명을 만들어내면 반드시 반대급부가 생긴다는 사실을 우리는 알아야 한다. 편리함을 가질수록 자연에서 멀어지기 때문이다. 어두워졌는데도 불구하고 우리 인간은 활동을 멈추지 않는다. 만찬을 즐기고 술을 마신다. 소파에 누워 TV를 보며 맥주를 마신다. 새벽이 올 때까지 게임을 즐긴다. 낮에 활동하고 밤에 휴식을 취하라는 신(자연)의 명령을 어긴 대가는 매우 크다. 비만과 질병을 선물로 받고 불면증이라는 보너스까지 챙겨온다. 새벽이 올 때까지 공부하는 것은 자연의 섭리에 어긋나는 행위다. 밤을 꼬박 새워 야근을 하는 것 또한 신의 명령에 대한 배반이다.

주행성 포유류인 우리 인간은 인생의 1/3가량을 잠을 자는 데 쓴다. 잠의 놀라운 회복효과는 잘 알려진 사실이다. 그래서 '잠이 보약'이라는 말도 생겼다. 어느 누구도 부정할 수 없는 사실이다. 며칠 동안 잠을 못 자면 인간은 사망한다. 그 고통이 얼마나 큰지 정치범수용소에서 고문에 이용했을 정도다. 피곤함에 대한 최고의 치유책은 잠이다. 이런 천연 회복제가 없다면 진정한 건강은 불가능하다. 근육과 신경과 뇌를 쉬게 해주는 편안한 잠은 자연의 선물이며 인간의 권리다. 당신은 인간의 권리를 포기하지 말아야 한다. 잠과 휴식은 공기와 물과 음식만큼 우리 삶에 필수적인데도 불구하고, 상업자본주의는 인간이 밤을 연장해서 끊임없는 소비를 이어가도록 부추긴다.

● 잠잘 때 몸의 치료속도는 낮보다 2배 이상 빠르다

자본주의의 충실한 하수인인 나와 당신은 잠을 대수롭지 않게 여겨왔다. 나 또한 그랬었다. 수면은 단순히 휴식을 취하는 시간이 아니다. 수면은 치료의 시간이라는 코페르니쿠스적 인식의 전환이 있어야 한다. 가장 중요한 것이 바로 옆에 있는데도 특별한 것에서 해결책을 찾는 어리석은 동물이 인간이다. 밤이 낮보다 덜 중요하다거나 덜 복잡하다고 생각한다면 이는 큰 착각이다. 잠을 자는 시간이 겉으로는 가장 수동적으로 보이지만, 실은 우리 안의 무언가가 왕성한 활동을 벌이며 내일을 위한 힘을 충전한다. 활동을 할 때 우리는 에너지를 소비한다. 활동하지 않는 시간처럼 보이는 때는 에너지를 만들어낸다. 이것은 아주 중요하다. 그런데 이상하게도 에너지는 늘 소비의 측면에서만 언급될 뿐 축적의 측면에서는 주목받지 못한다. 뇌와 신경계는 전기 형태의 신경에너지로 작동한다. 따라서 우리 몸은 전기 자동차가 그렇듯 밤에 에너지를 재충전해야 한다. 잠은 재충전을 위한 부분휴업일 뿐이라는 말이다.

잠의 주목적은 신경에너지의 재건이며 신체활력의 회복이다. 잠을 자면서도 인간의 몸은 부산하게 활동한다. 조직을 수선하고, 치유하고, 기관과 세포에 연료를 재충전하고, 활력을 잃은 오래된 세포들을 새로운 세포들로 바꾼다. 이때의 세포 재생산 속도는 깨어 있는 시간의 속도보다 2배 이상 빠르다는 점은 시사하는 바가 매우 크다. 눈을 뜨고 있을 때보다 몸의 치료속도가 2배 이상 빠르다는 점을 인정한다면 당신은 잠을 천덕꾸러기로 취급하지 못할 것이다. 심장은 온몸으로 피를 보내, 전날 배출되지 못한 폐기물과 잔해를 모아 배출기관으로 가져가게 한다. 근육의 세포들이 재생되고, 맥박과 체온과 혈압은 오르내리고, 성적 흥분이 일어나고, 감각들은 가지런히 정돈된다.

우리가 잠들어 있는 동안 신경계는 끊임없이 수십억 가지의 작용을 수행한다. 당신은 약에 의존해서 증상(통증과 같은)을 마비시키지 말고, 더 오랜 잠과 쉼을 통해서 질병을 치유해야 한다. 이것이 자연의 법칙이다. 피곤하거나 몸이 아프면 움직이고 싶지 않은 것은, 잠을 자고 쉬라는 자연의 명령이라는 말이다. 당신은 이 명령을 거스르기 위해 약물에 의존하면 절대 안 된다. 그 대가는 가혹하기 때문이다.

뇌는 과학계에 알려진 가장 놀랍고 복잡하고 경이로운 기관이다. 태아기에 인간의 뇌는 하루에 3억 6천만 개의 새로운 신경세포가 생겨나며, 마지막에 가서는 약 1천억 개의 정교한 세포들이 태어난다. 지난 몇십 년 동안 뇌에 관해 많은 것들이 밝혀졌다. 경외감마저 느껴지는 그 기관에 대한 이해가 아무리 깊어졌어도, 그 놀라운 창조의 복잡성과 경이로움에 다가서기에는 턱없이 부족하다. 우리의 정신과 육체가 상호작용하는 방식을 총지휘하는 자연의 신비를 과연 가늠할 수 있을까? 어떤 사람들은 음식과 산소를 공급해 뇌를 존속시키는 일이야말로 모든 신체활동의 목적이라고 믿는다.

모든 신체작용과 기능은 뇌의 통제 하에 있다. 세포와 조직과 기관의 상호작용과 관련한 것들도 전부 뇌가 통제한다. 뇌는 우리 몸의 행복을 책임지는 최고의 재판관이다. 더욱 놀라운 사실은, 거의 모든 뇌기능과 그 결과들이 무의식의 차원에서 발생한다는 것이다. 무의식 차원의 뇌기능들은 의식 차원의 기능들보다 가늠할 수 없을 정도로 지혜롭고 정확하다. 사실, 무의식 차원의 뇌가 보여주는 그 무한한 지성에 비교하면 의식 차원의 인간은 얼간이에 가깝다. 인간이 만들어낼 수 있는 가장 정교한 컴퓨터조차도 인간 두뇌의 복잡성과 비교하면 조악한 수준이다. 수십 년간 하루에 24시간씩 한 치의 오차도 없이 정확히 천문학적 숫자의 임무들을 동시에 수행하는 뇌를 생각하면, 우린 그저 겸손히 경외감을 느끼고 무릎을 꿇어야 한다.

기억하시라, 우리 몸에는 100조 개의 가히 헤아리기조차 힘든 수의 세포가 있다. 100조 원을 다 쓰려면 270년 동안 매일 하루에 10억 원씩 써야 한다. 얼마나 큰 숫자인지 상상이 가시는가. 그 100조 개의 세포가 전부 살아 있고 반응을 요구하는 메시지들을 보내고 있다고 생각해보라. 어떤 순간이 주어지더라도 우리의 뇌는 항상 100조 개의 세포 전부를 상대로 메시지를 수신하고 분석하고 발신한다. 그렇기 때문에 인간의 뇌는 우주가 품은 최대의 수수께끼인 것이다.

뇌 속을 번개처럼 스치는 수십억 개의 신호들은 몸속 환경은 물론 몸 바깥 환경의 상태도 모니터링하면서 수없이 많은 양의 정보를 끊임없이 전달한다. 우리는 뇌의 관여 없이는 음식물을 삼킬 수도, 숨을 쉴 수도, 노래를 부를 수도, 연필을 깎을 수도 없으며, 어젯밤이나 내일이나 혹은 그 어떤 것에 대해서도 생각할 수 없다.

우리의 뇌가 목이 간질거린다는 신호를 등록하는 그 순간에도, 우리는 막 자른 수박 조각의 향을 느끼고 친구의 재미있는 얘기를 듣는다. 이 신호들은 우리가 즉각 반응할 수 있도록(목을 긁고, 수박 조각을 집어 들고, 낄낄거리도록) 처리되고 분석되고 확인하는 과정을 거친다. 그러는 동안 뇌는 또 혈액의 상태, 체온, 호흡, 생명유지에 필요한 다른 모든 작용들을 모니터링한다. 의식이란 뇌의 단편적 기능일 뿐이다. 신체 전반을 관리하는 뇌의 광범위한 역할로 볼 때, 의식이 비교적 작은 활동에 속한다는 사실을 인식한다면, 당신은 비로소 잠과 쉼의 필요성을 깨닫고 뇌의 재충전을 가능하게 하는 잠의 역할을 이해할 수 있게 된다.

그러나 수면과 휴식의 중요성을 온전히 깨달은 사람은 극히 드물다. 우리는 그저 쓰러져 잠들고 다 자고 나면 일어나 볼일을 보러 돌아다닌다. 잠은 너무나 중요해서 몸이 잠을 요구하면 잠이 엄습한다. 잠은 잠깐 미뤄지거나 긴급한 일이 있으면 지연될 수도 있다. 그러나 너무 오래 미뤄지면 그냥 쓰러져 잠에 빠진다.

수면과 휴식을 동의어로 착각하는 사람이 많은데 사실은 그렇지 않다. 둘 모두 아주 중요하긴 해도 분명 같은 말은 아니다. 잠은 의식이 멈췄을 때만 존재한다. 잠이 중요한 이유를 설명해 달라고 할 사람은 거의 없다. 그건 물이 축축하다거나 불이 뜨겁다는 사실을 설명하는 일만큼이나 불필요해 보인다. 그런데 쉼의 중요성과 관련해서는 상황이 좀 달라 보인다. 건강유지에 쉼이 얼마나 중요한지를 아는 사람은 거의 없다.

휴식, 즉 쉼이란 무엇일까? 쉼은 몸이 소진된 에너지를 회복할 수 있는 무활동의 시간이다. 에너지가 회복되는 속도보다 더 빠르게 에너지를 소진했을 때, 무활동의 시간은 몸이 다시 기운을 차릴 수 있게 해준다. 당신은 무수한 쉼의 경험을 해보았을 것이다. 피곤하고 지칠 때 잠깐 눈을 감고 앉아 쉰다. 몇 차례 고개를 끄덕끄덕하다가 어느 순간 정신이 돌아온다. 그 몇 초 사이에 기분이 상쾌해지고 기운이 나는 경험 말이다. 다음은 활력 재충전을 위한 4가지 종류의 쉼이다.

1. 신체적 쉼은 신체활동을 중단할 때 얻을 수 있는데 앉거나 누울 때이다.

2. 감각적 쉼은 고요를 통해, 눈 사용을 자제하여 에너지 배출을 크게 줄일 때 확보된다.

3. 감정적 쉼은 사람들과의 상호작용에서 생겨나는 기복들에 얽매이지 않을 때 성취된다.

4. 정신적 쉼은 모든 지적요구 혹은 지적활동으로부터 정신을 분리시킬 때 획득된다.

● 잠 못 드는 '성공문화'는 자연에 대한 반역이다

자연의 명령을 무시하고 밤잠을 제대로 못 잘 때가 간혹 있다. 이럴 때는 낮잠을 자거나 쉬는 것 또한 자연의 명령이다. 그러나 낮잠은 사생아 취급을 받곤 한다. 성공과 출세를 향한 욕망을 부추기는 상업자본주의는, 오늘날 호모 사피엔스의 생물학적 요구를 희생하라고 강요한다. 그 강요에 충실히 따른 결과는 무엇인가. 질병과 비만이다. 그러나 그 처참한 결과를 상업자본주의는 책임져주는가? 모든 것을 당신 책임으로 돌리고 또다시 새로운 방향으로 당신을 유도한다. 병원과 피트니스클럽과 약물로 치료하라고 당신을 부추긴다. 당신은 또 그들이 원하는 대로 우르르 몰려갈 텐가, 자연의 법칙으로 돌아올 것인가? 당신이 결정해야 한다.

'하면 된다'는 성공문화는, 낮잠을 자다 걸리느니 도둑질을 하다 걸리는 것이 낫다고 생각하는 사람들을 만들어낸다. 그 사람들은 쉼이 필요하다고 느끼면서도 스스로를 끊임없이 채찍질하고 기운을 차리기 위해 흥분제(커피, 차, 청량음료, 각성제 따위)에 의존한다. 결과는 자명하다. 더 큰 피로가 기다리고 있을 뿐이다. 대학입시 때 하루 몇 시간 이하로 잠자면서 공부하면 합격하고 몇 시간 이상을 자면 실패한다는 말도 있다. 이처럼 책임 없는 말이 어디 있다는 말인가? 청소년기에 그렇게 자고 공부하는 것은 몸에 대한 폭력이다. 당신은 그 말을 믿고 잠을 줄여 공부를 하고 학교에 등교한 다음, 책상에 엎드려 오전 내내 잠을 잔 경험이 없다는 말인가? 당신을 부추겨 현상을 유지하는 세력은, 질병과 비만과 정신착란이라는 결과물에 대해 절대로 책임지지 않는다는 사실을 명심해야 한다.

물론 낮잠을 자는 풍습은 세계 많은 나라에 있다. 자연의 동물들 역시 뜨거운 한낮에는 휴식을 취한다. 오후와 저녁 시간을 효과적으로 잘 보내려면, 현격히 떨어진 생산성으로 겨우겨우 오후 시간을 견디느니, 조용히 눈을 감고 가만히 앉아 휴식을 취하는 편이 훨씬 낫다. 몽롱하거나 컨디션이 좋지 않은 상태에서 일해보아야 일의 효율성만 떨어질 뿐이다. 당신도 경험해보지 않았는가 말이다. 나는 지금 당신에게 낮잠을 자라고 권유하는 것이 아니다. 밤이 되면 잠을 자라는 자연의 명령에 순응하면 당신은 굳이 낮잠을 잘 필요가 없다. 충분히 휴식을 취했기 때문에(소화가 잘되는 과일과 채소를 먹고) 낮에 졸릴 이유가 없어진다는 말이다.

● 낮잠은 자연치유의 필수조건이다

그러나 밤에 충분한 에너지를 축적하지 못한 사람에게는 낮잠이 중요하다. 낮잠이 중요한 또 다른 이유는 소화작용과 같은 신체기능을 향상시키기 때문이다. 신체기능이 향상되면 영양공급이 좋아지고 결국 건강도 좋아진다. 쉼은 과도한 피로를 막아주고, 일의 생산성을 높인다. 피곤하면 정신의 예리함과 체력이 크게 떨어진다. 낮에 피로가 쌓이면 밤에 신경이 예민해지고 쉽게 짜증을 낸다. 쉼은 또 잠드는 시간을 줄여주고 숙면을 취하게 한다.

이렇게 해보시라. 다음번 커피 브레이크에는 커피 두 잔을 연거푸 마시는 대신, 조용한 장소로 가서 눈을 감고 심호흡을 몇 번 하면서 온몸의 긴장을 풀어보시라. 커피 브레이크 즉, 자극 브레이크를 쉼의 시간으로 바꾸시라. 그리고 이러한 쉼이 당신의 하루에 어떤 긍정적 영향을 미치는지 직접 확인하시라. 어려운 의학용어를 머릿속에 구겨 넣지 마시라. 당신이 몸으로 직접 확인하는 것만큼 확실한 이론은 없다.

정오에 짧은 낮잠을 취하는 건강한 관습은 현대사회의 요구들에 밀려 대부분 사라졌다. 그러면서 사람들의 건강은 매우 나빠졌고, 고강도의 스트레스와 질병을 부르는 현대의 습관들을 유발시켰다. 옛날 우리의 부모님들은 오후에 낮잠을 재우려고 우리를 부르곤 하셨다. 지금도 유아원이나 유치원에서는 반드시 낮잠시간을 가진다. 그 효과가 역사를 통해서 증명되었기 때문이다. 쉼과 낮잠은 게으름의 표시가 아니다. 그것은 똑똑하고 생산적인 시간 사용법이다. 밤잠을 설친 당신에게는 보약이라는 말이다.

미국의 경우 무려 5천만 명의 사람들이 수면부족이나 불면증에 시달린다. 이러한 수면 문제는 내일을 위한 신경에너지를 회복하는 몸의 능력을 약화시킬 것이다. 어떤 사람이 이웃에 사는 친구에게 불면증에 반드시 필요한 것이 무엇인지 자기는 알고 있다고 말했다. 그

대답은 '충분한 잠'이었다. 이 얘기에 당신은 웃을지도 모른다.

그러나 잠을 잘 못 자거나 아주 얕은 잠을 자는 사람에겐 농담이 아니다. 많은 사람들은 약물(수면제, 안정제, 술)에 의존하는데, 이런 방법은 원인이 아니라 단지 증상만을 다루기 때문에 결국 문제를 더 악화시킬 뿐이다. 잠을 유도할 방법을 찾기보다 불면증의 원인을 찾는 쪽이 훨씬 지혜롭다. 불면증은 이유가 없는 의학적인 현상이 아니다. 원인이 제거되면 바로 해결된다. 인생에서도 그렇듯, 해결책은 항상 아주 가까운 곳에 있는 법이다.

불면증이 생기는 몇 가지 이유가 있다. 카페인을 예로 들어보자. 한 잔의 커피가 신장과 요로를 통과하려면 24시간이 걸린다. 여러 잔의 커피와 초콜릿과 소다수를 마시는 사람은 혈류 속 카페인 함량이 항상 높다. 카페인으로 인한 피로와 자극은 깊은 잠을 방해한다. 몸은 카페인을 배출하려고 힘들게 에너지를 사용한다. 그러나 수면부족 때문에 에너지 생산은 줄어든다. 악순환이다. 낮에는 아군처럼 보이는 커피가 밤이면 가해자가 되는 것이다. 탁한 공기보다 맑은 공기를 마시며 자는 사람들이 더 깊은 잠을 잔다. 추운 겨울이라도 창문을 조금 열고 잠을 자는 것이 그래서 중요하다. 운동 역시 혈액에 산소를 공급하고 독성의 제거를 촉진한다. 덕분에 밤에 이뤄지는 노폐물 제거와 관련해 몸이 할 일이 줄어들고, 따라서 더 질 좋은 잠(숙면)을 잘 수 있다.

● 음식의 품질이 수면의 품질을 결정한다

수면에 대해 가장 중요한 이야기는 지금부터다. 수면에 가장 큰 영향을 미치는 요인은 단연코 음식이라는 말을 하고자 한다. 그중에서도 야식만큼 수면을 방해하는 것도 없다. 해가 지면 잠을 자고 해가 뜰 때 일어나라는 자연의 명령을 거역하는 행위이기 때문이다. 잠을 자는 주된 이유는 신경에너지를 되살리기 위해서다. 그런데 야식을 먹으면 많은 에너지가 음식물 소화에 쓰인다. 또한 뇌가 소화에 관여하기 때문에 수면시간도 줄어든다. 몸이 소화작용을 진행하는 동안에는 좋은 잠을 기대할 수 없다. 식사와 취침 사이에 최소한 두 시간 정도의 간격을 두어야 한다. 그러나 당신이 이른 저녁시간에 과일을 먹는다면 과일은 불과 30분 만에 소화되어 당신의 잠을 절대로 방해하지 않는다. 또한 과일은 독소배출의 즉효약이기 때문에, 밤사이 독소를 배출하고 에너지를 쌓아둠으로써 당신 몸에 큰 지원군이 될 것은 너무도 명약관화한 일이다.

몸에 독성이 많을수록 밤잠을 이루기가 더 힘들어진다. 건강한 식품에 기반을 둔 음식습관은 소화에 에너지가 적게 든다. 건강한 식품은 수면 요구량을 줄이고 수면의 효율성을 높인다. 이것이 바로 식단과 음식습관이 깊은 잠에 지대한 영향을 미치는 까닭이다. 숙면을 돕는 가장 결정적인 요소는 건강한 몸이다. 그리고 그 건강한 몸은 숙면을 완성한다.

음식의 질이 건강에 아주 극적인 영향을 미치기 때문에, 수면의 질에 있어 음식의 질이 얼마나 중요한지는 쉽게 알 수 있다. 나는 40년 넘게 건강을 공부해오면서 수만 명의 사람들로부터 식단을 과일과 채소로 바꾸자 바로 수면의 품질이 극적으로 좋아졌다는 얘기를 수도 없이 들어왔다. 그중에는 무려 20년 동안이나 지속적으로 수면장애에 시달려오다가 어떤 약물에도 의존하지 않고 숙면을 취할 수 있게 된 사람들도 있었다. 잠을 잘 못 자는 사람이 있다면, 희망이 존재한다는 사실을 말해주고 싶다. 사실 그건 희망을 훨씬 뛰어넘는 것이다. 기뻐 환호해도 좋을 충분한 이유다. 원리는 간단하다. 잠은 건강에 너무 중요해서 밤이 되면 자연스럽게 졸리게 되어 있다. 음식습관을 고치고 이 책의 조언들을 실천한다면, 갓난아이와 같은 깊고 평화로운 잠이 따라올 것이다.

그렇다면 우리에게 필요한 수면의 양은 얼마인가? 당신은 '몇 시간을 자면 되고 몇 시간 이하는 안 된다'는 통념에서 벗어나야 한다. 졸릴 때 자고 충분히 잤으면 일어나는 자연의 법칙에 순응하라는 말이다. 여기서 '충분히'란, 신경에너지를 회복하고 예비에너지를 비축하고, 죽은 세포들을 교체하고 신진대사의 부산물을 제거하는 데 필요한 만큼이다. 모든 사람에게 해당되는 오직 한 가지 정해진 양은 없다. 조건이 다르면 필요한 수면시간도 달라진다. 어떤 사람은 4시간이면 충분하고, 10시간이 필요한 사람도 있다. 만일 공기, 물, 음식, 빛, 운동, 긍정적인 영향력 따위의 조건이 완벽히 갖춰지면, 우리는 몸이 원하는 만큼의 충분한 잠을 자고 일어날 것이다. 잠의 목적들이 충족되는 한에서는 몇 시간을 자든 별로 문제될 게 없다.

늦잠이란 없다. 늦잠이란 잠을 깨워서 이득을 보려는 자들이 만든 말이다. 이득을 보려는 세력의 말을 믿고 발을 동동 구르는 어리석은 인간이 있을 뿐이다. 나는 당신이 항상 '자연의 원리'를 생각하면서 살아가길 바란다. 원리에 대한 깨달음이 있어야 한다는 말이다. 그 깨달음이 없으면 항상 자잘한 방법을 찾기 마련이다. 몇 시간을 자야 하고, 무엇을 먹어야 하고, 잠 안 오면 또 어떻게 해야 하고…. 이런 자잘한 방법 대신에, '호모 사피엔스는 언제 자고 언제 일어나는 동물인가' 하는 깨달음이 있어야 한다는 말이다. 낮에 활동하고 밤에 자면 그뿐이다. 밤잠을 설쳤다면 몸이 다 풀릴 때까지 충분히 자면 그만이다.

● 호모 사피엔스는 밤잠을 설치는 동물이 아니다

우리 몸은 필요 이상의 잠을 자는 법이 절대로 없다. 필요가 채워지면 의식이 돌아오는 것이 자연의 법칙이다. 그러나 수면부족은 분명히 존재하는데 그것은 오늘날 너무 많은 사람들이 자기 자신을 상대로 저지르는 범죄행위다. 자신의 행복을 의도적으로 방해하는 행위로 어떤 것들이 있을까? 공기를 의도적으로 덜 소비하는 일이 있을 수 있을까? 물을 의도적으로 덜 마시는 것이 있을 수 있을까? 자연상태의 야생동물 중에 의도적으로 음식을 덜 먹는 동물이 있을 수 있을까?

그러나 어리석은 우리 인간은 의도적으로 잠을 희생한다. 이것은 자연의 법칙에 대한 배반이다. 잠이 부족하면 몸이 필요한 만큼의 신경에너지가 만들어지지 않는다. 깨어 있는 시간이 길면 길수록 더 많은 에너지를 쓴다. 잠을 덜 자면 몸이 만드는 에너지도 줄어든다. 이렇게 되면 에너지가 심하게 낭비되고 모든 신체활동이 현격히 약화된다. 소화불량과 배설장애가 생기면서 체중이 증가하고 피로가 쌓이고 결국은 '뚱뚱한 병자'가 되고야 마는 것이다.

산업혁명이 시작되면서 밤에 충분한 잠을 자지 않는 것이 미덕이 되어버렸다. "저는 새벽 2시까지 일하고 7시에 일어납니다." 누군가 이렇게 우쭐하면서 말하면 옆에 있던 사람이 맞장구를 친다. "와아, 대단하네요. 부자 되겠어요." 사람들은 지난밤 잠을 얼마나 잤는지를 두고 거들먹거리고 그중에 가장 적게 잔 사람이 승자가 된다. 우리는 또다시 상업자본주의자들의 먹잇감이 되고야 말았다. 맛있고 건강한 음식물이 그렇듯, 또 숲 속 상쾌한 산책이 그렇듯, 목마를 때 한 잔의 물이 그렇듯, 잠 역시 자연이 인간에게 준 선물이다. 이 선물을 거부하는 것이 미덕이라니 도대체 말이 되는가.

초등학생의 상식으로 생각해보시라. 하나의 생물 종(種)으로서 우리는 정말 지금처럼 이렇게 '한밤의 등불을 태우도록' 설계된 존재일까? 어리석은 우리 인간은 밤을 낮으로 바꾸었지만, 자연과 생물학적 요구에 조화를 이루며 살았던 우리의 조상들은 지금의 우리처럼 살지 않았다. 자연과 가까웠던 시대에는 식사를 마치고 해가 기울면 담소를 나누다가 잠자리에 들었다. 전기가 없었으니 낮을 연장할 방도가 없었다. 어두워지면 잠자리에 들었고 아침 햇빛이 눈꺼풀을 열었으며 새소리가 귀를 깨웠다.

'백야의 땅'을 제외하면 그 어둠은 최소한 8시간 동안 지속되었다. 오늘날까지도 요가수행자들은 아홉 시가 되면 잠자리에 들고 해가 뜨면 일어나는 자연의 철학을 실천한다. 잠의 질을 따지자면, 자정 전의 잠이 가장 가치 있고 가장 편안한 잠이다. 이것은 누구든 직접 확인해볼 수 있다. 가능하면 자주 일찍 잠자리에 들어보라. '일찍 자고 일찍 일어나는 사람 중에 가난하고 병약한 사람은 없다'는 옛말이 헛된 것이 아니다. 초저녁잠이 '미인의 잠'이라고 불리는 것도 우연이 아니다. 몸이 요구하는 만큼 충분히 주무시라. 그리고 부탁하건대 긴 잠을 부끄러워하지 마시라.

어떤 이유로든 만일 잠을 희생해가며 다른 무엇을 해왔다면, 그것은 뚱보가 되는 원인이자 건강을 해치는 행위이며 자연에 대한 반역이다. 이제 방향을 돌려 신과 자연이 요구하는 쉼과 잠을 몸에게 허락하자. 한 달만 실천해도 건강하고 활력 있는 삶이 우리를 기다리고 있을 것이다.

제5법칙(햇빛) | 햇빛을 온몸으로 받아들여라

● 햇빛을 쬐지 못하는 올챙이는 개구리가 되지 못한다

태양이 없는 지구를 상상해보시라. 암흑이다. 아무것도 없다. 그 어떤 식물이나 동물도 존재가 불가능하다. 춥고 어둡고 황량하고 얼음처럼 차디찬 거대한 바위를 상상해보시라. 그것이 바로 태양이 없는 우리의 행성 지구의 모습이다.

역사 속에서도 태양은 항상 경배되고 숭배되었다. 우리 인간은 물이나 음식보다 태양을 우선적으로 숭배했는데, 태양이 없으면 인간도 없다는 인식 때문이다. 바빌로니아, 고대 이집트, 아시리아, 고대 그리스, 고대 로마와 같은 문명들은 전부 태양이 질병을 치료한다는 사실을 알았다. 따라서 자신들의 도시에 그런 용도의 태양 정원들을 만들었다. 고대 이집트의 주요 도시들 중에는 태양신을 기리기 위해 세워진 곳이 있다. 그 도시는 헬리오폴리스Heliopolis로 불렸는데, 바로 '태양의 도시'라는 뜻이다.

이 세상에 햇빛 없이 살 수 있는 생명체는 없다. 지구상 모든 에너지의 98퍼센트가 햇빛에 의존한다. 햇빛은 비만예방과 질병치료에 절대적이다. 미국의 재활 의학 창시자인 크루센Frank H. Krusen 박사는 햇빛으로 치료되는 질병들을 신체 부위별로 구분한 연구로 유명하다. 그는 어떤 약으로도 죽지 않는 결핵균들이 있음을 확인했는데, 이런 슈퍼 박테리아도 햇볕을 쪼이면 꼼짝도 못 하고 죽는다는 사실을 증명했다. 햇빛이 사람을 살리기도 하고 죽이기도 한다는 말이다.

태양은 모든 생명의 근원이다. 태양은 우리의 적이 아니라는 말이다. 태양과 관계를 맺고 그 관계를 돈독하게 하지 않으면 당신의 비만과 질병치유는 불가능하다는 점을 분명히 해둔다. 호모 사피엔스는 햇빛을 받으며 살도록 만들어진 존재다. 온기뿐만 아니라 빛을 얻기 위해 태양광선과 자주 접촉하면서 그것이 주는 혜택들을 챙겨야 한다.

그렇다면 햇빛은 어떻게 사용하는 것이 좋을까? 오염되지 않은 환경에서 자연광선을 적절하게 사용하는 것이 가장 이상적이다. 그러나 세계적으로 대기오염이 점점 심화되고 있는 것이 사실이다. 워싱턴의 스미소니언 연구소Smithsonian Institution 과학자들은 지난 60년 동안

이 지역에서 햇빛의 전체 강도가 14%나 감소되었다는 사실을 확인했다. 또한 캘리포니아주 윌슨산Mount Wilson에 있는 관측소의 과학자들도, 관측소가 위치한 산속의 고도에서 태양광의 평균 강도가 지난 50년 동안 10퍼센트나 감소되었으며, 자외선은 26퍼센트나 감소되었다고 보고했다. 비교적 환경오염이 없는 산속의 고도에서 태양광의 변화가 있다는 것은 놀라운 일이다. 환경오염을 이야기하면 대기오염이나 수질오염을 떠올리지만, 빛오염은 다른 어떤 환경오염과 비교가 되지 않을 정도로 인간의 생존과 건강에 치명적이라는 사실을 알아야 한다. 형광등과 같은 인공의 빛은 암을 비롯한 각종 질병을 일으키고 수명을 단축시키며 심지어 성격을 난폭하게 하기도 한다.

햇빛이 시각과 온기를 위해서 필요하다는 것은 누구나 아는 사실이다. 그러나 햇빛이 몸에 필요한 중요한 영양소를 만들어낸다는 사실을 아는 사람은 거의 없다. 햇빛은 식물과 동물에게 너무 중요해서 만일 당신이 햇빛을 거부하는 삶을 산다면, 육체적인 비만과 질병의 원인이 될 뿐 아니라 정신병적인 원인도 된다. 과거 지하 수용소에 갇힌 대부분의 정치범들이 미쳐버린 이유가 바로 햇빛부족 때문이었다. 공기, 물, 음식, 수면 다음에 햇빛을 5대 법칙의 하나로 넣은 이유다.

동식물 모두 햇빛의 힘을 최대한 이용한다. 식물은 적도 근처 열대지방, 즉 풍부한 태양광선이 지속적으로 내리쬐는 지역에서 가장 무성하며 최고 수준의 성장을 이룬다. 위도가 높아지면 불모에 가까운 빙설지대가 나오는데, 그곳에서는 태양광선의 힘이 약해진다. 일 년 중 상당 기간 동안 햇빛이 비치지 않는다. 식물도 햇빛을 받지 못하면 색이 흐리거나 칙칙한 상태가 된다.

앞서 제1법칙(공기)에서도 지적했지만, 우리가 숨을 쉴 수 있는 것은 식물들이 이산화탄소를 산소로 바꿔주기 때문이다. 이것을 광합성작용이라고 하는데, 이 광합성작용은 햇빛이 없으면 불가능하다. 태양이 없으면 인간은 숨을 쉴 수 없다는 말이다.

북반구에서는 많은 사람들이 '겨울 우울증'에 시달린다. 행복하고 평범하게 살았을 사람들이 사실상 모든 즐거움을 빼앗아가는 겨울이 오면 깊은 우울증을 겪는다. 그들은 슬프고 무기력하고 간단한 일조차 힘겨워하고 뚜렷한 이유 없이 울곤 한다. 미국립정신건강연구소National Institute of Mental Health의 연구원들은 이런 우울증을 앓는 사람들을, 햇빛을 모방해 만든 풀 스펙트럼 형광등에 하루에 2시간씩 노출시켰더니 증상들이 완전히 사라졌다고 보고했다. 겨울철 햇빛의 감소는 이런 심한 우울증까지 야기한다.

햇볕을 쬐지 못하는 올챙이는 개구리가 되지 못한다. 계속 올챙이로 성장한다. 빛이 전혀 없는 상태에서 평생을 사는 동물은 보통 시력이 없고, 심지어 눈이 없는 경우도 있다. 햇빛이 닿지 않는 심해에는 눈이 없는 동물들로 가득하다. 눈이 필요 없기 때문이다. 햇빛 속에서 기른 닭은 햇빛에 덜 노출된 닭보다 껍데기가 더 단단하고 두꺼운 알을 낳는다. 두꺼운 알을 뚫고 나온 병아리가 더 건강한 것은 물어볼 필요도 없는 사실이다. 대표적인 학자인 러셀 트럴Russell Trall 박사를 비롯해 초기 자연위생학자들이 실시한 연구에서는, 햇빛이 잘 드는 병실에 입원한 환자들이 그늘진 병실의 환자들보다 회복이 현격히 빠르다는 사실을 증명해냈다.

● 햇빛으로 어린이의 행동과잉도 치료한다

또 수많은 학자들은, 건강한 동식물을 기르는 데 햇빛이 얼마나 절대적인 영향력을 행사하는지를 증명해왔다. 존 오트John Ott 박사는 이 분야의 가장 유명하고 존경받는 연구자로 꼽힌다. 그는 햇빛을 주제로 3권의 책을 쓰기도 했다. 그는 '햇빛이 동물과 인간의 비만과 질병을 어떻게 치료하는가'를 증명하기 위해 자비를 털어 '환경보건 및 빛 연구소' Environmental Health and Light Research Institute를 세운 인물이기도 하다. 오트 박사는 '어머니 건강소식'Mother Health News지에 실린 '햇빛건강'The Light Side of Health이라는 연구논문에서 다음과 같이 말했다.

> "햇빛은 우리가 식품을 통해 섭취하는 다른 모든 영양소들과 함께 인간에게 필수불가결한 영양소다. 인공적인 빛에 비해 태양이 직접 선사하는 자연광이 훨씬 우월하다는 사실을 우리는 밝혀냈다. 그러나 이는 과학에 의해 증명된 지 오래된 사실을 새로 증명한 것에 불과하다. 아니 과학에 의해 증명할 필요조차 없는 것들을 우리가 알아낸 것에 불과하다."

오트 박사는 영양부족Mal-nutrition이라는 단어에 빗대어 햇빛요구량 부족을 뜻하는 말인 '조명실조'Mal-illumination라는 단어를 만들어낸 장본인이다. 그가 했던 실험 중에는, 실험용으로 가둬 키운 쥐와 일반 야생쥐를 대상으로 한 테스트가 있었다. 쥐의 경우 보통 새끼들이 태어나기 전에 수컷들을 우리에서 빼내지 않으면 새끼들을 잡아먹는 일이 발생하기도 한다. 그런데 오트 박사는 그 우리를 자연광이 비치는 곳에 두면 그런 일이 절대 일어나지 않는다는 사실을 알아냈다. 오히려 그 수컷들은 보통의 부성애를 보이며 새끼를 돌보는 일을 도왔다. 이번에는 그 우리를 자연광이 아닌 인공광이 비치는 쪽으로 옮겼다. 자연광을 받을 때는 차분하고 통제 가능했던 수컷들이 인공광 쪽으로 옮기자 다시 새끼들을 공격하기 시작했다.

또한 쥐의 수명이 핑크색 형광등에서는 7.5개월, 백색 형광등에서는 8.2개월, 풀 스펙트럼 라이트에서는 15.6개월 그리고 자연광에서는 16.1개월로 나타났다. 이어서 햄스터의 충치발생 조사도 진행했다. 이 연구에서는 일반 가정용 형광등 아래 있던 햄스터가 자연광에 가까운 '풀 스펙트럼 라이트'Full Spectrum Lighting 아래의 햄스터보다 충치가 5배나 더 많았다. 치아손상 정도는 10배나 더 심했으며, 성기능은 20%에 불과했다. 이 풀 스펙트럼 라이트는 햇볕과 같은 비율의 자외선을 접목시켜 자연광선과 가장 비슷하게 만든 전등을 말한다. 오트 박사는 저속 사진촬영에 몰두하다가 유리 온실에서 사과가 빨갛게 되지 않는 것을 보게 되었고, 빛의 종류에 따라 식물이 시들거나 죽는 현상을 관찰하면서 마침내 인공 햇빛이라고 할 수 있는 이 전등을 발명하게 되었다.

오트 박사는 사람에 대한 연구도 진행했다. 1973년 그는 사라소타 초등학교Sarasota School에서 1학년을 대상으로 5개월 동안 연구를 진행했다. 먼저 교실 2 곳에 자연광에 가장 가까운 '풀 스펙트럼 라이트'를 구비했다. 대조군인 다른 두 곳의 교실에는 일반 가정용 백색 형광등을 켜두었다. 일반 형광등 아래에서 산만하고 행동과잉을 보이던 몇몇 아이들이, 놀랍게도 풀 스펙트럼 라이트를 켠 교실에서는 완전히 차분해지고 성적도 현저하게 좋아졌다. 또 각 교실에 저속 카메라를 설치해 분열성 행동의 빈도를 기록했는데, 형광등 교실이 항상 더 높았다. 이를 확인한 오트 박사는 실제 자연광인 햇빛에 장기간 노출된 아이들과 형광등 교실의 아이들의 분열성 행동을 실험했는데, 그 결과 너무도 현격한 차이를 보여 스스로도 놀랐다고 밝히고 있다.

오트 박사의 친척 중 한 사람이 전립선암 진단을 받고 수술을 앞두고 있었다. 그는 여러 해 동안 연한 핑크색 착색안경을 끼고 있었는데, 그에게 '풀 스펙트럼 투명 자외선투과 안경'을 구입하여 사용하도록 권했다. 그리고 가능한 한 TV 시청 시간을 줄이고 앞이 탁 트인 베란다와 같은 야외에서 많은 시간을 보내도록 했는데, 그 후 그 친척은 놀랍게 건강이 회복되어 수술이 필요 없었다고 오트 박사는 전하고 있다.

● 직사광선을 받지 못한 나무들은 4대 후에 멸종했다

햇빛의 유익한 효과를 보여주는 많은 실험들 가운데 특히 주목할 만한 실험이 하나 있다. 그 실험은 12포기의 콩나무Beanstalk를 대상으로 실시되었는데, 직사광선에 비해 간접광이나 흐릿한 산광(散光)이 식물에 어떤 영향을 미치는지를 알아보는 것이 목적이었다. 실험에 쓰인 콩나무들은 종류도 같고 성장단계도 같았다. 서로 가까이 심되, 6그루는 직사광선을 받게 하고 나머지 6그루는 흐릿한 간접광 및 산광만 받게 했다. 콩을 수확하고 무게를 비교해보니 직사광선을 충분히 받고 자란 콩들이 간접광이나 산광을 받으며 자란 콩들보다 3배나 더 컸다. 결과는 예상대로였다. 하지만 다음 해에 나온 결과는 전혀 뜻밖이었다.

수확된 종자에서 자란 모든 나무들이 직사광선을 충분히 받았을 때, 응달에서 자란 어미 나무의 그 자식 나무들은 이전 해 수확량의 절반밖에 안 되는 수확물을 냈다. 또 그 나무들의 4대 후손 나무들은 꽃은 피웠지만 열매를 맺지 못했다. 고작 한 해 여름 직사광선을 받지 못한 것이 4년 후 멸종에 이를 정도의 유전적 약화를 불러온 것이다! 식물이나 동물이나 인간이나, 햇빛이 그 생명에 어떤 영향을 주는지 따끔하게 지적해주는 명쾌한 실험이 아닐 수 없다. 당신은 햇빛을 피하지도 마시고 화학약품으로 차단하지도 마시라.

● 비타민D 보조제는 몸에 해롭다

인간에게 나타나는 구루병의 경우 비타민D 결핍으로 발생하는 질병이라는 것은 상식이다. 구루병은 주로 아이들에게 발병한다. 이 병은 뼈의 칼슘 농도가 비정상적으로 낮은 아주 심각한 질병으로, 골격이 심하게 뒤틀리고 근육통으로 이어지기도 한다. 당신은 뼈를 튼튼하게 하기 위해 칼슘제를 복용하기도 하고 칼슘이 풍부하다고 알려져 있는 육류를 섭취하기도 하면서 스스로를 위로한다. 그러나 문제는 칼슘의 양이 아니라는 사실을 알아야 한다.

문제는 칼슘이 뼈로 운반되도록 돕는 비타민D의 부족이다. 우리의 몸은 어떤 한 가지 성분이 강화된다고 좋아지는 그런 단순 구조물이 아니다. 수천수만의 성분이 서로 조화를 이룰 때 비로소 날씬해지고 튼튼해지는 종합구조물이기 때문이다. 살아 있는 생명체이기 때문이다. 그 최고의 비타민D 공급원이 무엇인지 아시는가? 그렇다. 바로 당신이 화학약품으로 차단하고 있는 햇빛이다.

비타민D는 우리의 몸속에서 형성된다는 점에서 특별하다. 피부 바로 밑에 유기화합물인 에르고스테롤Ergosterol이라는 체액이 있는데, 그 체액이 태양의 자외선과 접촉하면 비타민D로 변환되어 혈류 속으로 흡수된다. 햇빛보다 더 좋은 비타민D 공급원은 없다. 식품에 첨가된 인공 비타민D도 그에 못지않게 좋다고 말하는 사람들은 진실과 멀리 떨어져 있는 사람들이다. 비타민D 보조제가 햇빛만큼 몸에 좋다고 말하는 이들은 십중팔구 그 보조제를 통해 이득을 취하는 사람들이다.

유가공업체들과 그 회사의 연구보조금을 받고 신문과 방송에 결과를 발표하는 전문가들은, 그 제품에 첨가된 그 소량의 인공 비타민D가 우리 몸의 필요량을 충족시킨다고 말한다. 당신은 돼지고기 요리를 파는 식당주인에게 돼지고기가 몸에 좋냐고 물어보면 무슨 대답이 나올지 결과가 뻔하다는 사실을 잊었는가? 당신은 소시지 회사 홍보실에 전화해서 '소시지는 건강에 어떤 영향을 미치나요?' 라고 질문하면 어떤 대답이 나올지 결과가 뻔하다는 사실을 잊었는가?

비타민D는 인간의 몸에서 매우 중요한 여러 가지 역할을 하는데, 칼슘의 균형을 맞춰줌으로써 골다공증을 예방하는 역할을 무시할 수 없다. 적절한 양의 비타민D를 햇빛을 통해 얻어야 하는 이유는, 당신이 보조제를 통해 너무 많은 인공 비타민D를 먹으면 그 과도한 양 때문에 칼슘 흡수에 큰 방해를 받기 때문이다. 너무 많은 양은 너무 적은 양보다 더 해롭다는 사실을 알아야 한다. 인생이 그렇듯이 우리 몸에 어떤 성분이 과잉된 상태로 들어오면 그것은 아군이 아니라 적군이 된다. 700만 년 넘게 햇빛을 통해 비타민D의 양을 조절해온 당신의 몸에 맡기시라. 상업자본주의와 결탁한 사이비과학이, 인간의 몸과 진화의 자연스런 관계를 간섭하기 시작할 때 조심하시라. 당신은 그 유혹의 대문을 열고 들어가면 안 된다. 자연을 진정으로 사랑하는 방법은, 자연에 인간의 간섭을 배제하는 것이다. 자연을 사랑한답시고 산속에 각종 인공구조물로 치장하는 것은, 진정 자연을 사랑하는 행위가 아니다. 자연과 우주의 상징이기도 한 인간의 몸도 이와 같다.

불행하게도 제약회사와 결탁한 언론에 의해, 피부암을 일으키는 햇빛을 멀리하라는 오만한 이론이 횡행하는 것도 사실이다. 이 어처구니없는 선동에 의해 실내에서도 자외선 차단제를 바르는 사람이 있을 지경이다. 이제 당신은 비타민D 결핍이라는 상태에 이르렀다. 그들은 다시 당신에게 비타민D 영양제를 먹으면 해결된다고 선동한다. 어쩔 것인가? 이제 당신은 과도한 비타민D 섭취를 통해 칼슘결핍 상태에 이르렀다. 그러면 당신은 또다시 칼슘보조제를 통해 문제를 해결할 셈인가? 당신은 언제까지 제약회사와 전문가들에게 통장의 잔고를 탈탈 털어 바칠 셈인가?

당신은 그들의 위협마케팅에 속으면 안 된다. 햇빛에 의한 화상과 일광욕 사이에는 뚜렷한 차이가 있다. 당신은 피부가 시커멓게 탈 때까지 햇빛 아래 하루 종일 누워 있는 사람을 본 적이 있는가? 그것은 마치 끓는 물에 손이 닿으면 '앗 뜨거' 하면서 손을 빼는 원리와 같다. 햇빛에 의한 화상에 대처하는 인간의 진화론적 해결책은 무엇일까? 그렇다. 나무그늘로 피신하는 것이다. 내 귀에 또다시 야유하는 소리가 들린다. 그러나 검색하지 마시고 사색하시라. 인간을 포함한 모든 동물들은 각자 그 종(種)에 적합한 햇빛대처법을 가지고 있다. 체온을 조절할 능력이 없는 뱀과 같은 변온동물(變溫動物)이나 체온을 스스로 조절하는 항온동물(恒溫動物) 모두, 햇빛을 통해 자기 몸에 적합한 온도가 충족되면 이동하게 마련이다. 뱀은 굴로 숨고 인간은 나무 그늘로 피신한다는 말이다.

●태양은 적군이 아니라 아군이다

그것이 무엇이든, 당신은 그것을 지혜롭게 이용할 수도 있고 무식하게 남용할 수도 있다. 불량식품을 너무 많이 먹으면 뚱뚱해지고 병이 생긴다. 그래서 음식을 먹지 말라는 말인가? 아니면 음식을 바르게 먹으라는 얘기일까? 폐를 과도하게 사용해서 과호흡을 하면 기절할 수 있다. 그래서 전혀 숨을 쉬지 말라는 얘기일까, 아니면 숨을 바르게 쉬라는 얘기일까? 너무 공격적이고 격렬하게 운동을 하면 통증과 탈진으로 쓰러질 수 있다. 그래서 운동을 전혀 하지 말란 얘기인가, 아니면 운동을 똑바로 하란 말인가? 물속에 머리를 너무 오래 담그고 있으면 익사할 수 있다. 그래서 전혀 물을 사용하지 말란 얘기인가, 아니면 물을 똑바로 사용하라는 말인가? 마찬가지다. 햇볕을 너무 오래 쬐면 피부가 '프라이드치킨'이 될 수 있다. 그래서 햇볕을 전혀 쬐지 말란 얘긴가? 아니다. 햇볕을 적당히 쬐란 얘기다. 그 적당한 양을 제약회사가 정해주는가, 아니면 700만 년 진화해온 인간의 적응력이 정해주는가 말이다.

우리의 행성 지구에 생명을 공급하는 태양을 우리의 적군으로 간주해서는 안 된다. 태양은 비만을 예방하고 질병을 치료하고 몸속에 활력을 일으켜주는 아군이라는 말이다. 일광욕은 어느 모로 보나 건강의 다른 요소들만큼이나 필수적이고 유익하다. 햇빛에 몸을 맡겨도 좋은 최적의 시간은 이른 아침이나 늦은 오후, 햇빛의 강도가 가장 약할 때다. 가능한 한 피부의 많은 부분을 노출시키고 선탠로션, 오일, 햇빛차단제를 사용하지 마시라. 이런 제품은 자외선 흡수를 막고 기름샘의 적절한 작동을 방해한다. 기억하시라. 햇빛에 당당히 나서시라. 비만을 예방하고 질병을 치료하는 그 신비한 자연의 힘에 당신의 몸과 정신을 맡기시라.

옷으로 꽁꽁 싸매지 않으면 안 된다거나, 닭기름처럼 피부에 두껍게 자외선 차단제를 바르지 않으면 안 된다거나, 아침 햇빛에 발을 살짝 들여놓기만 해도 피부암에 걸릴 수 있다고 위협하면서 태양의 창조물인 인간을 두려움에 떨게 만드는 저 상업자본가들에게, 이제 우리의 입장을 분명히 밝혀 피부암을 조장한다는 비난으로부터 벗어나야 한다.

물론 자외선 차단제가 필요할 때도 있다. 자외선 차단제는 오직 태양이 가장 강렬할 때 오래 햇빛에 노출될 경우에만 필요하다. 차단제를 바르든지 바르지 않든지, 작열하는 태양 아래 몇 시간 동안 피부를 노출하는 것은 그리 좋은 생각이 아니다. 오랜 시간 태양을 쬐고 싶은 사람은 피부를 보호할 예방조치를 반드시 취해야 한다. 그렇게 하지 않는 것은 무모한 짓이며 문제만 부를 뿐이다. '자외선 차단제를 쓰지 말라'는 조언은 하루 중 햇빛 강도가 가장 약할 때(이른 오전이나 늦은 오후, 자외선 강도가 가장 낮을 때)에 해당된다. 대략 30분 정도의 노출이면 충분하다. 이것이 바로 태양의 적절한 사용법이다. 물론 그 적절한 때도 현명하고 지혜로운 인간의 몸이 스스로 결정한다.

앉아서 햇볕을 쬐는 게 너무 싫거나 피부가 잘 빨개지고 물집이 잘 생기는 사람이라면, 직접 피부에 닿는 햇빛은 아니더라도 햇빛이 완전히 차단되어 있지 않은 그늘에 있기만 해도 아주 유익하다는 사실을 알아야 한다. 빛은 우리의 눈을 통해서도 들어온다. 이처럼 시신경을 통해 몸에 전달되는 빛도 매우 중요한 것으로 연구결과 밝혀졌다. 따라서 설사 나무 그늘에만 앉아 있더라도, 햇빛이 있는 밖으로 나가서 시간을 보내시라. 나는 선글라스를 권하지 않는다. 그러나 만일 당신이 선글라스를 원한다면, 몸에 필요한 태양광선을 막지 않는 '풀 스펙트럼 안경'을 쓰시라. 그러나 이 또한 차선책이다.

● 햇빛을 거부하는 것은 목마를 때 물을 거부하는 것과 같다

햇빛이 중요하다는 사실은 결코 새로운 발견이 아니다. 그러나 한쪽의 전문가들은 그들이 무슨 대단한 발견을 세계 최초로 한 것처럼 으스대면서 연구결과를 발표하는 것도 사실이다. 나는 지금 이 책을 쓰면서, 오래된 신문인 1984년 11월 13일자 〈뉴욕타임스〉에 실린 기사를 책상 위에 올려놓고 있다. 기사의 제목은 '건강에 미치는 햇빛의 놀라운 발견'이다. 이 글의 필자는 다음과 같이 말한다. "햇빛은, 4년 전만 해도 현대과학이 전혀 상상하지 못한 건강효과를 발휘할 수 있다." 4년 전이라고? 이 기사는 이 '발견'이 새로운 것이라고 착각하게 만든다. 그러나 미국의 경우 일광욕의 건강효과에 대한 역사는 170년이 넘는다.

특히 초기 자연위생학자들의 일광욕 실천은 제대로 인정받아본 적이 한 번도 없다. 실베스터 그레이엄Sylvester Graham은 1843년에 〈생활과학 강의〉Lectures on the Science of Human Life라는 책을 통해 뼈의 성장과 발달에 햇빛이 얼마나 유익한지 강조했다. 1850년 러셀 트럴Russell Trall 박사는 병원에 입원한 환자들의 회복속도를 높여주는 햇빛의 중요성을 지적한 바 있다. 아놀드 리클리Arnold Rikli는 1855년에 아드리아해Adriatic Sea의 한 섬에 치유소를 세워 모든 환자에게 일광욕을 처방했다. 또 자신의 치유법을 설명하는 책을 7권이나 썼다. 어니스트 웰먼Earnest Wellman 박사는 1875년 〈건강 과학〉The Science of Health을 쓰면서 햇빛이 동식물을 망라하는 모든 형태의 생명에게 없어서는 안 될 필수요소임을 지적했다. 제인 키메Zane R. Kime 박사의 〈햇빛〉Sunlight 역시 햇빛의 중요성을 일깨워주는 명저로 소문나 있다.

그러나 이 자연위생학자들이 연구결과를 발표하기 훨씬 전에, 신(자연)은 태양이 없으면 죽음이라는 사실을 알려왔고, 우리 인간은 그 도움으로 생명을 이어왔다는 사실을 알아야 한다. 비만과 질병을 치료하는 햇빛을 거부하는 것은 목이 마를 때 물을 거부하는 것과 같다. 배가 고플 때 음식을 거부하거나 피곤할 때 잠을 거부하는 것과 같다. 햇빛은 적군이 아니라 아군이다. 햇빛의 힘으로 날씬한 몸매와 팔팔한 활력을 되찾으시라.

●●●

FIT FOR LIFE
LIVING HEALTH

●●●

5장

자주 묻는 질문들

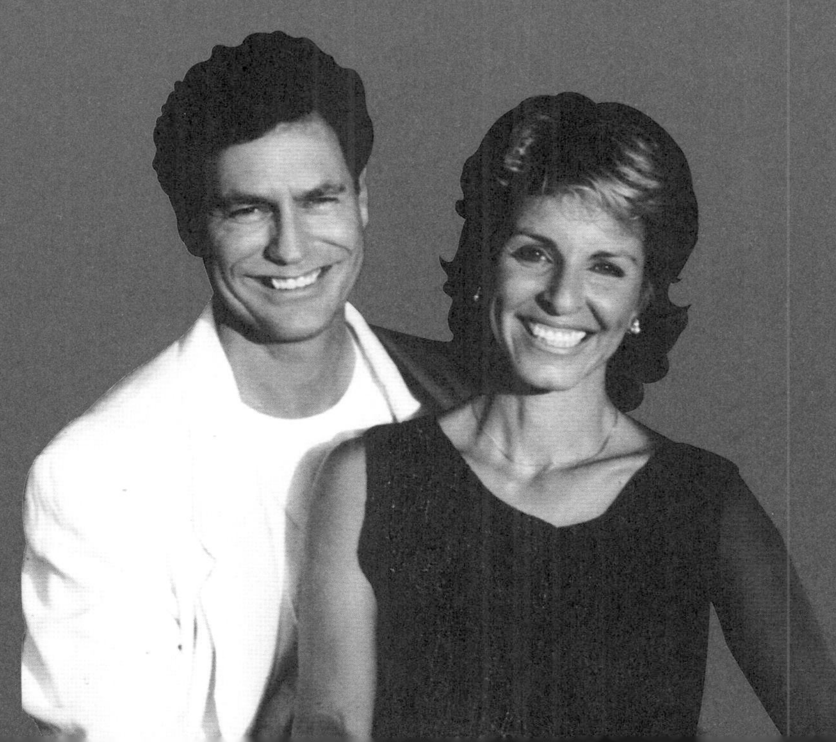

●●●

우리가 순수한 자연의 음식을 배고플 때마다 먹는다면, 우리가 날개를 펴고 힘들게 하늘을 날지 않는 이상 부족한 영양분은 절대 없다. 그 밖의 모든 말은 업계의 광고일 뿐이며 명백히 진실이 아니다. 영양분은 제약회사의 실험실이나 죽은 동물이 아니라 논과 밭 그리고 과수원에서 얻을 수 있다!

Q 야간근무자는 음식을 어떻게 해야 하나요?

A 몸의 3대 주기는 '일반적인' 생활방식의 사람들에게 가장 효율적이다. 그러나 당신이 지속적으로 야간근무를 한다면 몸의 주기가 생활방식에 맞게 적응하게 된다. 그러나 스케줄이 자주 변동된다면(한 주는 주간근무, 한 주는 야간근무) 주기를 맞추기가 쉽지 않을 것이다. 그러나 최상의 결과를 위해 가장 좋은 습관은 아침에 잠에서 깬 후 처음 4~5시간 동안에는 신선한 과일이나 과일즙만 섭취하는 것이다. 이것이 핵심이다.

Q 살이 어느 정도 빠졌는데 더 빼고 싶다면?

A 우리 몸은 우선순위를 따른다. 체중을 더 줄이는 것이 필요하다고 우리 몸이 판단하면, 몸이 알아서 한다는 말이다. 일반적으로 우리 몸은 체중을 약간 떨어뜨린 다음 몸 내부의 기능을 바로잡는 정체기를 거친 후, 필요하다면 추가적인 체중감량 작업으로 돌아간다. 적절한 체중을 만드는 일은 당신의 몸에 맡기시라. 적절한 체중은 당신이 아니라 당신의 몸이 더 잘 알고 있다. 당신의 의무는 올바른 음식을 섭취하는 것이다. 나머지는 몸이 알아서 할 것이다. 체중감량을 촉진하고 체중 정체기에서 탈출하는 최고의 방법은 살아 있는 음식을 먹는 것 즉, 불에 익히지 않은 로푸드Raw Food를 먹는 것이다. 마음껏 먹어도 된다. 당신이 과일과 채소와 같은 로푸드를 계속 먹는다면 살은 저절로 알아서 몸 밖으로 빠져나갈 것이다. 과일과 채소는 노폐물을 배출시키는 역할을 하므로, 독소와 노폐물을 붙들고 있던 수분과 지방이 더 이상 할 일이 없어졌기 때문이다.

Q 너무 말라서 살이 찌고 싶은 사람은?

A 깡마른 사람의 몸속에도 독소와 노폐물이 있다. 체중을 감량했는데 더 이상 살을 빼고 싶지 않다면 노폐물이 제거된 것이고 당신의 몸은 원하는 체중을 찾아갈 것이다. 너무 말라서 몰골이 흉해 보이는

사람은 식단에서 복합 탄수화물(통곡물, 고구마, 감자와 같은)을 늘려보시라. 올바른 식사와 운동(특히 가벼운 근육운동)을 통해 건강하게 체중을 늘릴 수 있을 것이다.

Q 커피 대신 마실 수 있는 따뜻한 음료는?

A 여러 향이 있는 각종 허브차를 권장한다. 카페인도 없고 일반적인 차들보다 품질도 훨씬 좋다. 또한 따뜻한 물에 레몬즙을 넣어 마시면 맛도 있고 아침에 따뜻한 것이 당길 때 안성맞춤이다.

Q 어떤 조미료가 가장 좋을까요?

A 유해성분이 없는 인공조미료는 없다. 그러나 자연조미료라면 아무거나 적당히 사용하면 된다. 설탕보다 200배 단맛을 내는 아스파탐Aspartame이나 프룩토오스Fructose와 같이 여러 과정을 거쳐 정제된 조미료는 반드시 피하시라. 덜 정제되고 가공될수록 자연에 가까운 조미료다. 5번 가공된 것보다 1번 가공된 것이 자연에 가까운 '참음식'이다. 설탕의 경우 백설탕보다 꿀이나 미가공상태의 메이플 시럽Maple Syrup이 더 좋다. 갈색설탕의 경우 일반적인 생각과는 달리 백설탕에 설탕 찌꺼기인 당밀을 넣어서 만드는데, 무스코바도 설탕Muscovado Sugar처럼 사탕수수 즙에서 당밀이 함유된 상태로 부분 정제하여 만

드는 과립설탕을 사용하기 바란다. 맛도 매우 좋으니 파는 곳을 찾을 수 있다면 가끔씩 사용해도 큰 문제가 없다.

Q 빈속에 과일을 먹으면 속이 더부룩한 이유는?

A 과일을 먹은 후에 가끔 더부룩함을 느끼는 이유는 과일이 유독한 노폐물의 제거를 촉진하기 때문이다. 당신 몸속에 있는 노폐물들은 자극을 받으면 과일을 발효시킨다. 속이 부글거리는 느낌, 바로 더부룩함을 느끼게 되는 것은 바로 이런 이유 때문이다. 독성 노폐물을 청소하고 있다는 신호이니 당신은 절대 걱정하지 않아도 좋다. 이 독성 잔류물이 위장에서 완전히 제거되면 더부룩함이 사라진다. 그러나 이것은 시간이 조금 오래 걸린다. 물론 지금 당장 할 수 있는 방법도 있다. 바로 채소와 함께 과일을 섭취하는 방법이다.

이 책에서 과일을 다른 음식과 함께 섭취할 때는 주의하라고 내내 강조한 것을 생각하면, 이것은 의아한 방법일 수 있다. 그러나 모든 법칙이 그렇듯이 예외가 있는 법이다. 셀러리나 양상추와 같은 채소를 과일과 함께 먹으면 유독성 잔류물과 과일 사이의 상호작용이 둔해진다. 이러한 고알칼리성 채소는 배 속의 산을 중화시키고 더부룩함을 없애준다. 이것이 정답이다. 자연위생학자들은 아주 오랫동안 이것을 깨닫고 있었다. 이 원리를 깨달은 사람들은, 위장이 깨끗이 청소되어서 더부룩함 없이 과일만 먹을 수 있는데도 불구하고 계속

해서 과일과 함께 셀러리와 상추를 먹기도 한다.

Q 칸디다에 걸렸는데 과일을 먹어도 되나요?

A 이것은 간단한 답변으로 해결할 만한 주제는 아니다. 그러나 칸디다에 대해 하나는 반드시 알고 있는 것이 좋다. 몸속에 칸디다 효모 유기체가 있다면 과일섭취에 주의를 기울여야 한다. 과일 때문에 칸디다 감염이 악화되는 유일한 이유는 과일을 부적절하게 섭취했을 때이다. 신선한 과일을 단독으로 빈속에 먹으면 발효되지 않는다. 이것이 핵심이다. 음식은 가능하면 단순하게 먹어야 한다. 가장 덜 가공하고 가장 단순한 음식은 살아 있는 과일이다. 그러나 과일을 익혀 먹거나 과일을 다른 음식(정제되고 가공된 죽은 음식)과 함께 먹으면 위장에서 발효된다.

칸디다 효모는 발효된 탄수화물에서 번식한다. 배 속이 완전히 비었을 때 신선한 과일만 섭취하면 박테리아나 효모가 발효될 가능성이 없다. 따라서 칸디다균을 가진 사람이 음식을 조합해서 먹을 때는 매우 주의를 기울여야 한다. 모든 탄수화물은 단백질과 함께 섭취하거나 조리하면 발효된다는 사실을 기억하시라. 음식을 적절히 조합하고 신선한 과일을 올바르게 먹고 발효식품(술, 식초, 된장, 요구르트)을 피하면 칸디다 문제는 해결된다.

Q 두부는 어떤가요?

A 1,000년 전 중국에서 기원한 이 고대 음식이 최근 우리의 관심을 끌고 있다. 두부는 동물성 단백질의 섭취를 줄이기 시작할 때 식단에서 중요한 역할을 할 수 있다. 두부는 소화가 잘되는 단백질이다. 두부는 대두를 살짝 끓이면 생기는 액체인 두유로 만든다. 양질의 두부를 만들 때는 두유를 천연간수(바닷물에서 소금을 추출하고 남은 농축물질) 또는 석고에서 얻은 황산칼슘으로 응고시킨다. 두부는 아미노산과 칼슘이 풍부하며, 유제품보다 칼슘을 많이 함유하고 있다. 또한 철분, 마그네슘, 인, 칼륨, 나트륨이 풍부하고 필수 비타민B, 콜린, 비타민E가 풍부하다. 두부는 알칼리성이 풍부하고 녹말, 특히 현미와 같은 각종 통곡물과 잘 결합된다.

Q '자연치유 불변의 법칙'에서 버터와 올리브오일을 허용하는 이유는?

A 우선 우리의 식단에는 지방이 필요하다. 지방은 엄연히 인체에 필요한 식품군 중 하나다. 지방이 없으면 우리 몸은 건강해질 수 없다. 나는 항상 동물성 제품, 특히 고기와 유제품을 줄일 것을 강하게 권장한다. 동물성 지방을 줄이면 심장병과 같은 각종 심혈관 질환의 위험성이 크게 감소한다. 나는 또한 과일과 채소를 우선적으로 섭취하고, 식단에서 고기와 유제품 대신 현미나 감자와 같은 녹말식품의

비율을 늘려야 한다고 주장한다.

그러나 나와 당신을 포함해서 일반 사람들의 입맛은 까다롭다. 버터마저 없이 식물성 식품만으로 차려진 식단을 평생 버틸 수 있는 사람은 많지 않은 것이 사실이다. 그래서 나는 고기와 유제품을 식단에서 제거한 당신에게, 차선책으로 버터를 추천하는 것이다. 소량의 버터는 그렇게 해롭지 않다. 수분함량이 높은 과일과 채소를 많이 섭취하면 그 정도의 지방은 씻겨나간다. 내가 지금 얘기하고 있는 것은 마가린이 아니라 버터다. 마가린은 그야말로 독극물이다. 방송에서 시끄럽게 광고하는 것과는 다르게 우리 몸속의 동맥을 막아버린다. 나는 마가린을 '플라스틱 지방'이라고 부른다. 버터를 사용하시라. 비록 동물성이긴 하지만, 합성정제식품보다는 단순정제식품이 몸에 이로운 법이다.

우리가 추천하는 식물성 오일은 정제되지 않은 냉각압착 올리브오일이다. 이것은 수소화된 시중의 트랜스지방이 아니다. 트랜스지방은 너무 심하게 가공되어 있어서 우리 몸에서 처리하기 힘들다. 그러나 나는 냉각압착 올리브오일 대신 과일즙으로 드레싱을 대신하라고 말하곤 한다. 따라서 올리브오일 드레싱은 차선책이다. 드레싱 없이 샐러드를 즐기는 사람들은 많지 않기 때문이다. 최소한의 오일을 사용하시라. 차선책으로, 가능하면 냉각압착 올리브오일을 권장한다.

Q 버터가 마가린보다 나은 이유는?

A 당신에게 묻겠다. 실크가 좋은가 나일론이 좋은가? 생과일로 만든 주스가 좋은가 게토레이가 좋은가? 다이아몬드가 좋은가 인조보석이 좋은가? 어떻게 가짜를 진짜하고 비교할 수 있는가? 2차 세계대전 중에는 버터를 구하기가 매우 힘들었다. 그래서 합성대체물인 마가린을 만든 것이다. 마가린은 '순수한 액체 불포화지방산'을 단단한 기름막대로 만든 것이다. 액체를 어떻게 고체로 만들까? 바로 수소가스를 화합해서다. 수소가스를 액체기름에 주입하면 응고될 때까지 거품이 난다. 수소가스가 많이 들어갈수록 시멘트 블록처럼 단단해진다. 이것이 마가린이다.

매스컴에서는 마가린이 지방이 적고 칼로리가 낮으며 심장질환을 예방할 수 있다고 대대적으로 광고한다. 또한 식물성 지방이 동물성 지방에 비해 건강에 좋으니 마음 놓고 사용하라고 광고한다. 버터와 마가린의 칼로리가 동일하고 지방도 비슷한 수준으로 포함되어 있는 것은 사실이다. 그러나 마가린이 심장질환을 예방한다는 광고는 사실과는 완전히 반대다. 거짓말이라는 말이다. 마가린을 만드는 식품회사들은, 오해의 소지가 있는 광고를 자제해 달라는 경고를 종종 받기도 했다. 이제는 다소 자제하는 편이지만 여전히 마가린이 심장병을 예방한다는 뉘앙스의 광고를 어려움 없이 만들어 시중에 확산시킨다. 마가린이 심장병을 예방한다는 말은 칼이 출혈을 멈춰준다고 하는 말과 같다.

우선 포화지방과 불포화지방의 차이를 알아보자. 포화지방은 인체에 흡수된 이후에도 고체 혹은 점도가 높은 상태로 존재해서 혈액의 흐름을 방해하기 때문에 우리 몸에 좋지 않은 지방이라고 할 수 있다. 불포화지방은 포화지방에 비해 녹는점이 낮아 실온에서 액체로 존재하는 경우가 많고, 인체에 흡수된 후에도 액체 형태를 유지하는 지방이다.

그러나 100명 중 99명은 불포화지방이 수소화되면 포화지방으로 변한다는 사실을 알지 못한다. 이런 종류의 지방은 콜레스테롤 수치를 급격히 높인다. 포화지방을 많이 섭취하면 심장병과 암으로 사망할 가능성도 높아진다. 물론 광고에서는 이런 말을 하지 않는다. 버터도 동물성 지방이지만 적당량만 섭취한다면 우리 몸에서 수소화된 포화지방보다 훨씬 쉽게 처리할 수 있다.

데이비드 루벤David Reuben 박사는 이렇게 말했다. "옥수수유나 홍화유와 같은 불포화지방은 마가린으로 만들어지는 과정에서 일반적인 포화지방으로 변한다. 이것은 지금까지 은폐되어 왔던 역사상 최악의 음모이다. 마가린 업체들은 식물성 오일을 딱딱한 형태로 경화시켜서 포화지방으로 판매하고 있다. 우리는 불포화지방이 아닌 비곗덩어리를 구입하고 있었던 것이다." 이것으로 끝이 아니다. 실제로 마가린을 버터의 건강한 대체품으로 권장하는 의사들이 TV에 나와 하얀 치아를 드러내 보이며 광고를 하기도 한다. 무식하면 용감하다는 말이 진실임을 증명하는 전문가들이다. 이 주제에 대해 제대로 된 정보를 원한다면 존 토브John H. Tobe의 〈마가린〉Margarine이라는 책을 추천한다. 그는 마가린을 다음과 같이 정의했다.

"마가린은 손가락으로 쥐어짜거나 문질러도 녹지 않는 화합물이다. 인간의 혈관에서 이 플라스틱 입자를 가지고 무엇을 할 수 있겠는가? 마가린은 셀룰로이드 파편의 혼합물이나 다름없다. 수소를 첨가한 지방이 함유된 음식을 먹을 때마다 혈관에 이런 파편이 쌓이게 되는 것이다."

차라리 음식에 진짜 버터를 약간만 넣는 것이 건강에 이롭다. 딱딱한 기름 덩어리를 사용하는 것보다는 훨씬 나을 것이다. '다이어트 불변의 법칙'에 따라 식사를 하면 동물성 지방이 크게 감소하므로 버터를 어느 정도 섭취해도 큰 문제는 없다. 그러니 플라스틱 지방(마가린)은 멀리하시라.

Q 팝콘을 먹고 싶은데 괜찮은가요?

A 팝콘은 녹말음식이다. 그러니 단백질과 함께 먹지 않도록 주의하라. 공기에 튀긴 팝콘이 가장 좋으며 소금기가 없어야 한다. 자연위생학의 아버지라 불리는 노만 워커Norman Walker 박사에 따르면, 옥수수알은 튀기면 소화가 잘 안되므로 팝콘을 먹을 때마다 오이나 셀러리를 함께 먹으라고 조언한다. 엉뚱한 조합인 것 같지만 의외로 맛있

다. 가장 중요한 점은 오이나 셀러리는 수분함량이 높아서 팝콘의 소화에 상당한 도움을 준다는 사실이다. 실천해보시라. 뜻밖의 별미임을 확인할 수 있다.

Q 식초는 어떤가요?

A 식초는 발효식품이다. 침에 의한 모든 소화를 방해한다. 사과식초나 발사믹식초도 모두 식초일 뿐이다. 식초는 식초일 뿐 음식이 아니다. 소화도 안되고 다른 음식의 소화까지 방해한다. 나는 발효식품을 권장하지 않는다. 식초가 필요하다면 레몬, 토마토 또는 포도주스로 대체하시라.

Q 당뇨환자인데 과일이 괜찮을까요?

A 식단을 바꿀 때 주의가 요구되는 당뇨병은 가장 주의해야 할 질병이다. 나는 수많은 당뇨병 환자들을 상담했고 음식처방을 내려왔는데, 인슐린이 전혀 필요 없어질 정도로 상태가 호전된 사람이 대부분이었지만, 크게 호전을 보이지 않는 환자도 간혹 있었다. 상태가 호전될 수 있을지 여부는 개개인의 체질과 노력에 달려 있다. 시중의 전문가들은 과일도 당이 많으니 피하라고 한다. 그러나 이것은 진실이 아니다. 과일의 과당은 오히려 당뇨병치료에 큰 도움을 준다. 물

론 과일을 올바르게 섭취해야 한다. 즉 빈속에 단독으로 섭취해야 한다. 당뇨병 환자가 해야 할 일은 다음과 같다.

여기에 소개된 '자연치유 불변의 법칙'에 따라 식단을 바꾸고 싶다고 담당의사에게 말한 다음, 자신의 상태를 면밀히 모니터링해 달라고 요청한다. 새로운 음식습관을 실천하기 시작하면 필요한 인슐린의 양을 서서히 줄인다. 인슐린의 양을 계속해서 줄여도 되는지 여부를 담당의사가 곧 알 수 있을 것이다. 나와 상담한 당뇨병 환자 대부분이 상당한 호전을 보였다. 인슐린 투여량을 크게 줄인 환자도 있었고 심지어 인슐린 투여를 완전히 끊은 환자도 많았다.

플로리다에 사는 조 간돌포Joe Gandolfo 씨는 50세로 매우 활동적인 사업가였다. 그는 비즈니스 및 영업전략에 관련된 베스트셀러 5권을 저술한 바 있으며 기업체의 대표를 맡고 있었다. 오래전에 그는 당뇨병을 진단받고 인슐린 투여를 시작했었다. 그에게 필요한 하루 평균 인슐린은 15~20유닛 정도였다. 한때는 35유닛인 적도 있었다. 그는 자신의 활동적인 삶 때문에 인슐린, 바늘, 규칙적인 투여 등에 매달리는 것이 매우 힘들었다. 그러나 인슐린을 끊으려는 그의 노력은 모두 수포로 돌아갔다. 그러나 어느 날 내가 집필한 〈다이어트 불변의 법칙〉과 〈나는 질병 없이 살기로 했다〉를 읽은 후에 생각을 바꾸었다. 그는 자신의 라이프스타일에 맞게 식단을 직접 짜서 지켰으며 그 후 인슐린 투여량을 7유닛까지 줄일 수 있었다. 최근에는 담당의사가 인슐린을 완전히 끊어도 괜찮다고 할 정도로 상태가 호전되었다고 내게 연락이 왔다.

흥미롭게도 간돌포 씨는 자신의 당뇨병 치료에서 일등공신이 셀러리였다고 밝혔다. 왜 그럴까? 2가지 이유가 있다. 첫째, 셀러리는 잘 알려져 있듯이 알칼리 성분이 높다. 당뇨병은 산성 환경에서 악화되기 때문에 알칼리성 식품을 많이 먹을수록 증상이 완화될 가능성이 높아진다. 둘째, 의외로 사람들이 잘 모르는 사실인데 셀러리의 초록 잎에는 인슐린이 함유되어 있다. 그가 매일 '천연 인슐린'이 들어 있는 셀러리와 셀러리 녹즙(잎으로 만든)을 먹기 시작하자마자 필요한 인슐린 양이 줄어들기 시작했다. 이때 7유닛을 투여받자 오히려 몸이 더 안 좋아졌다. 그의 담당의사가 인슐린 투여를 완전히 중단하라고 한 이유도 이와 관련이 있다.

물론 셀러리가 당뇨병에 대한 기적의 치료제라는 뜻은 아니다. 식단, 운동, 마음가짐 등의 다른 변수들도 작용했을 수 있기 때문이다. 또한 내가 지금까지 한 얘기들을 믿기 어렵다고 무시하는 사람들도 있을 것이다. 그러나 최소한 간돌포 씨 앞에서는 그런 말을 하지 마시라. 하루 종일 그의 '생체실습' 강연을 들어야 할지도 모르기 때문이다. 인슐린을 투여받는 끔찍한 상태가 되었다고 인생이 끝난 것이 아니다. 분명히 방법이 있다. 이 책 맨 뒤에 있는 '자연치유 2주 프로그램'을 실천해보시라.

Q 맥주효모는 언제 먹어야 좋을까요?

A 맥주효모를 섭취하기에 가장 좋은 시기는 태양이 얼음으로 변한 직후이다. 나는 지금 농담을 하고 있다. 맥주효모는 절대 먹으면 안 된다. 그것은 쓰레기이기 때문이다. 나와 당신을 포함한 우리 호모 사피엔스는 믿을 수 없을 정도로 어리석다. 목구멍에 끊임없이 쓰레기를 넣으면서도 특권을 누리고 있다고 생각한다. 미국에서는 엄청난 양의 음식이 가공되고 있기 때문에 그만큼 엄청난 양의 부산물이 생성된다. 이 쓰레기들은 처리하기가 매우 어렵다. '천연의 자연식품'이라는 딱지를 붙인 깔끔한 형태의 통조림이 날개가 돋친 듯 팔리고, 사람들은 더 뚱뚱해지고 쓰레기는 지구 곳곳에 쌓인다.

맥주효모에 대해 말하기 전에 유장(乳漿)Whey에 대해 먼저 얘기해 보자. 치즈를 만들고 남은 부패한 황록색 액체 부산물을 유장이라고 한다. 치즈를 만드는 데 사용되는 우유 중에서 약 10%만이 실제로 치즈가 된다. 90%의 액체 찌꺼기는 끔찍한 냄새와 맛이 나는 유장이 된다. 1970년대 후반에 미국 정부에서 유장을 처분할 수 있는 방법을 적극적으로 모색했다. 유제품 소비가 2배가 되기 전인 1960~1978년 사이에는 돼지농장으로 보내서 돼지의 먹이로 쓰이기도 했다. 연방 및 주 정부에서는 유장을 하수구에 투기하는 것을 엄격히 금지하고 있었다. 시체 썩는 것과 같은 지독한 냄새가 나기 때문이다.

유장은 가정용 오수보다 100~200배는 더 독한 오염물질이며 대부분의 도시 하수도에서는 유장을 적절하게 처리할 만한 능력이 없었다. 하천으로 방류하게 되면 유장이 수중의 산소를 고갈시켜서 해양생물을 보호할 수 없기 때문에 고려되지 않는다. 황무지나 자갈 채굴장을 이용해서 처리할 경우 급수로의 누수로 인해 부적절한 경우가 많다. 따라서 많은 치즈공장이 은밀하고 불법적인 방법으로 이러한 폐기물을 처리해왔다. LA타임스는 1978년 12월 4일에 이런 기사를 실었다. "업계와 정부에서 동시에 떠올린 해결책은 첨단기술과 정교한 마케팅기법을 이용해서 이것을 인간의 먹거리로 만드는 것이다."

역시 똑똑한 사람들이다. 사람의 몸이 아니면 그걸 어디다 버리겠는가? 유장을 하수구에 버리지 못하게 금지하는 엄격한 규정은 있어도, 사람의 음식에다 버리지 못하게 하는 규정은 없기 때문이다. 갑자기 미국의 식품가공업체들을 껴안고 축하해주고 싶지 않는가? 그들은 얼마나 행복했을까? 그들은 1갤런(3.78리터)당 1센트를 받고 유장을 운반한다. 유장을 생산하는 공장들은 기꺼이 이 1센트를 지불할 것이다. 왜냐하면 골치 아픈 쓰레기 문제가 해결되기 때문이다.

마트 진열대의 예쁜 병 뒤에 붙은 성분표시를 읽어보시라. 유장이 수프 믹스, 코코아, 팬케이크 반죽, 스파게티 소스, 샐러드드레싱, 유아식, 빵 등 상상을 초월하는 다양한 제품들 속으로 위장취업해 있다. 코코아 맛을 내는 오발틴Ovaltine은 설탕을 제외하고 다른 모든 성분보다 유장을 많이 함유하고 있다. 유장은 고름처럼 생겼고 구토물 냄새가 난다. 당연히 사람이 먹을 수 있는 음식이 아니다. 식품업체들은 유장에 향료를 섞어 냄새를 위장한다. 당신의 영혼이 깨어 있지 않으면 상업자본주의를 이길 수 없는 이유다.

정제설탕의 부산물인 당밀도 마찬가지다. 이것 역시 '건강식품'으로 판매되고 있다. 옛날에는 젖소들의 먹이로나 던져 주었던 것이 당밀이다. 그 결과 우리는 농장주인보다 훨씬 더 많은 돈을 지불하고 젖소의 먹이를 식탁 위에 올려놓게 되었다.

맥주효모는 맥주 생산의 부산물이다. 맥주업체들은 자신들이 남긴 이 찌꺼기를 어떻게 처리해야 할지 몰라 오래 고민해왔다. 마침내 우리 어리석은 인간들을 가장 속이기 좋은 해결책을 찾아냈다. 건강식품이라면 곰의 쓸개까지 빼먹는 어리석은 인간의 목구멍 속으로 유인하는 것이다. 고약하고 악취가 나는 음식에 대한 친절한 해답이 아닐 수 없다. 언젠가 나의 세미나에서 맥주효모에 대한 얘기가 나온 적이 있었다. 그때 내 바로 앞에 앉은 아가씨가 이렇게 말했다. "아, 맥주효모요? 제가 아침마다 먹는 거예요. 하지만 뚜껑을 열자마자 부엌에 악취가 진동하긴 하더라구요." 나는 그녀의 어깨를 두드리며 물었다. "부엌에서도 그렇게 악취가 심한데 당신 몸속에서는 어떨까요?" 그러자 그녀는 얼굴이 빨개지고야 말았다. 대기업이 유장, 당밀, 맥주효모, 불소, 방사성 폐기물 등등, 자신들이 만든 유독성 폐기물을 처리하기 위해 우리 몸을 이용하려는 것을 절대 허용해서는 안 된다. 쓰레기는 우리 몸에 들어가 독소와 더 지독한 노폐물을 만들 뿐이다.

Q 게토레이는 왜 반대하시나요?

A 그렇게 생각하는 것도 무리는 아니다. 식품가공업체들이 돈을 들여 그렇게 광고하고 있으니까 말이다. 나는 이렇게 말하고 싶다. "게토레이보다는 차라리 설거지하고 남은 구정물이 낫다." 게토레이는 물에다가 설탕(정제된 설탕), 포도당(더 많이 정제된 설탕), 소금, 구연산나트륨(더 많은 소금) 및 황색염료 5와 6 등 각종 화학물질을 넣은 음료수일 뿐이다. 벽에서 페인트를 긁으면 바닥에 떨어지는 물질들처럼 생각되지 않는가. 법률에 의하면 이러한 음료는 실제 과일즙이 얼마나 들어 있는지 상표에 표시해야 할 의무가 있다.

게토레이의 상표를 자세히 보면 눈이 하나가 더 있어야 보일 만한 작은 글씨로 이렇게 쓰여 있다. "실제 과일즙이 들어 있지 않습니다." 과일이 들어 있지 않은 과일 음료라니…. 아무래도 식품가공업체들이 '당신은 바보입니다'라고 생각하는 듯하다. 그들은 우리 인간이 얼마나 어리석은 동물인지 잘 알고 있다. 우리가 자꾸 이런 것에 속아 넘어가서야 되겠는가. 우리가 조심하지 않으면 방사성 폐기물도 몸에 좋다고 권장할지도 모른다. 맞다. 내가 깜박했다. 벌써부터 그래 왔는데 말이다.

Q 계란은 왜 금지하나요?

A 계란은 결코 우리 몸에 이롭지 않다. 나는 앞에서 동물성 식품

이 우리 몸에 얼마나 해롭고 질병을 유발하는지 설명한 바 있다. 계란은 닭의 배아로 동물성 식품이다. 많은 건강 전문가들은 지방과 콜레스테롤의 섭취를 줄이고 섬유질을 많이 섭취할 것을 권장하고 있다. 계란은 지방과 콜레스테롤 함유량이 매우 높고 기본적으로 섬유질이 전혀 없다. 당신은 계란이 소고기보다 콜레스테롤 함유량이 8배나 더 높다는 사실을 알고 있는가? 물론 계란업계도 담배업계가 스스로를 방어하는 것처럼 계란에 대한 모든 부정적인 내용을 부인하고 있다. 그러나 당신은 우리의 건강을 담보로 해서 돈을 벌려는 그들의 전략에 말려들지 말아야 한다.

세계적인 베스트셀러 〈맥두걸 박사의 자연식물식〉과 〈어느 채식 의사의 고백〉을 펴낸 존 맥두걸John McDougall 박사는, 달걀이 혈중 콜레스테롤 수치에 큰 영향을 주지 않는다는 내용의 엉터리 의학보고서 6개를 언급한 바 있다. 이 중 3개는 미계란위원회American Egg Board, 1개는 미주리 계란상품협회Missouri Egg Merchandising Council, 1개는 캘리포니아 농무부California Department of Agriculture로부터 자금지원을 받았다는 사실을 밝혔다. 맥두걸 박사는 다음과 같이 말했다. "이것은 돈에 눈이 멀어 건강에 해로운 과학정보를 남발한 전문가들과 그것을 승인한 정부의 '돈벌이 보고서'라고 할 수 있다."

여론을 좌우하기 위해 '신임 받는 기관'이 어떻게 이용되는지를 잘 보여주는 예가 있다. 1980년에 미국립과학원National Academy of Science의 식품 및 영양위원회Food and Nutrition Board에서는, 미국인들의 식단이

지방과 콜레스테롤에 대해 걱정하지 않아도 되는 수준이라는 내용의 엉뚱한 보고서를 발표했다. 이건 마치 에베레스트산에서 동상에 걸릴 것을 걱정하지 않아도 된다는 말과 같다. 이 위원회 회원 중 2명은 데이비드 크리체프스키David Kritchevsky 박사와 로버트 올슨Robert Olson 박사였는데, 크리체프스키 박사는 미계란위원회, 미유제품협회National Dairy Council, 미육가공본부National Livestock and Meat Board로부터 자금을 지원받고 있었다. 또한 올슨 박사는 미계란위원회와 미유제품협회National Dairy Council의 컨설팅 간부였음이 나중에 밝혀졌다. 그렇다면 그 보고서는 미국 정부의 보고서인가, 육가공업체의 보고서인가? 그 보고서를 쓴 사람들은 국민을 위한 정부의 대변인인가, 육류업체의 대변인인가?

계란을 먹고 싶다면 몇 가지를 명심하시라. 먼저, 고통받지 않은 닭이 생산한 달걀을 구하기 위해 노력하는 것이 중요하다. 산란용 닭의 95%는 저급상품을 생산해야 하는 생산라인 공장에 가두어져서 키워진다. 이 불쌍한 동물이 겪는 학대는 믿을 수 없는 수준이다. 너무 가슴 아파서 설명조차 힘들기 때문에 구체적으로 얘기하지는 않겠다.

수천 마리의 닭이 숨 막힐 듯이 좁은 우리 안에 가득 채워진다고 말하면 충분하다. 농장주들은 50cm × 60cm인 닭장 안에 성체 암탉 5마리를 억지로 집어넣는다. 어떤 곳에서는 30cm × 30cm 닭장에 4마리의 암탉을 밀어 넣기도 한다. 닭들이 날개를 펼치거나 몸을 돌릴 공간이 없다. 바닥의 철사 때문에 종종 발에 상처를 입기도 한다. 이렇게 비좁은 환경에서 불가피하게 부리로 다른 닭들을 쪼거나 잡아먹는 일이 발생하지 않도록, 첫 주에 부리의 끝을 제거하고 3~5개월이 지나면 또다시 부리를 제거한다. 또한 산란을 촉진하기 위해 암탉에게 형광 전구로 17시간 동안 인공적인 광선을 쏘인다. 또한 기생충을 죽이고 성장을 촉진하기 위해 독극물인 비소까지 먹인다. 당연히 계란에는 비소가 남아 있을 가능성이 농후하다.

끔찍한 학대는 이것으로 끝이 아니다. 이와 관련하여 정말 읽기조차 두려운 책들도 있다. 그중 추천하는 책은 짐 메이슨Jim Mason과 피터 싱어Peter Singer가 쓴 〈동물공장〉Animal Factories이다. 계란을 먹고 싶다면 적어도 야외에서 자유롭게 돌아다닐 수 있는 환경에서 자란 닭이 낳은 계란을 구입하시라. 보다 자연적인 환경에서 생산된 계란을 찾는 사람들이 늘어날수록, 이 업계가 조금은 더 인간적이 될 수도 있지 않을까 하는 것이 나의 어리석은 바람이다.

둘째, 계란은 매우 농축된 단백질이므로 부정적인 영향을 최소화하려면 적절한 조합으로 섭취해야 한다. 토스트 또는 감자와 함께 계란을 먹는 기존의 습관은 매우 해롭다. 또한 계란을 다른 단백질 식품과 함께 섭취하지 않는 것이 가장 좋다. 두 가지 고농축 단백질을 우리 몸이 동시에 소화시키는 것은 매우 어렵기 때문이다. 토마토나 오이와 함께 먹거나 샐러드에 넣거나 채소 오믈렛으로 만들어서 드시라. 이것이 계란을 섭취하는 가장 좋은 방법이다. 그러나 계란은

안 먹는 것이 가장 좋고 가능하면 적게 먹는 것이 좋다.

Q 칼슘이나 철분과 같은 미네랄은 어디서 얻나요?

A 당신은 여전히 혼돈스러울 것이다. 영양과 건강에 대한 정보는 모순된 정보들과 함께 섞여서 매스컴을 통해 걸러지지 않은 채 쏟아져 나오기 때문이다. 당신은 이렇게 말한다. "저 의사는 이렇게 말하고 이 교수님은 저렇게 말하는데 도대체 누구 말을 믿으라는 건가요?" 당신이 어리둥절해하는 것이 당연하다. 통에 담긴 비싼 약이나 '칼슘첨가식품'을 먹지 않으면 목숨이 위험하다고 위협하는, 연간 수백억 달러 매출의 제약업계와 영양제업계와 식품업계가 있다.

사실 우리 인간은 이 업계들 없이도 수백만 년 동안 존재해왔다. 식품가공업계와 제약회사는 인간의 두려움과 혼란스러움을 이용해서 주머니에 돈을 챙긴다. 우리를 노예로 만들려는 무시무시한 광고들이 쏟아지고 있다. 이를 '공포마케팅'Risk Marketing이라 부른다. 사실 이 문제는 아주 간단하다. 그러나 안타깝게도 많은 사람들이 극도로 겁에 질려 있거나 잘못된 얘기에 현혹되어 있다. 초등학생이 이해할 수 있을 정도로 단순하고 선명하게 설명해도 그들은 또다시 이렇게 질문한다. "그러면 칼슘은 어디서 얻나요? 그러면 비타민D는 어디서 얻나요? 그러면 단백질은 어디서 얻나요…?"

진실은 단순하다고 믿는 1인으로서, 내가 아주 쉽게 설명하고 아주 명확한 데이터를 보여주어도, 많은 사람들은 이 수백억 달러 산업의 손아귀에서 벗어나지 못하고 있다.

진실은 너무도 간단하다. 우리 몸에 필요한데도 스스로 생성되지 않는 모든 영양분은 식물에서 얻을 수 있다. 즉, 과일, 채소, 통곡물 등 정제되지 않은 곡물에서 얻을 수 없는 영양분은 우리 몸에 필요가 없는 것이다! 이에 반대하는 사람은 생물학이나 생리학 공부가 절실히 필요한 사람이거나 당신의 지갑에 눈독을 들이고 있는 사람일 가능성이 100%다. 우리의 생물학적 체질에 적합한 순수한 자연의 음식을 배고플 때마다 먹는다면, 우리가 날개를 펴고 힘들게 하늘을 날지 않는 이상 부족한 영양분은 절대 없다. 그 밖의 모든 말은 업계의 광고일 뿐이며 명백히 진실이 아니다. 영양분은 제약회사의 실험실이나 죽은 동물이 아니라 논과 밭 그리고 과수원에서 얻을 수 있다!

그러면 또 제약회사나 영양제회사나 식품회사에서는 토양의 영양분으로는 충분하지 않다고 말할 수도 있다. 충분하지 않은 건 토양의 영양분이 아니라 제약회사의 지식이다. 먼저 씨앗이 토양으로부터 필요한 요소들을 공급받지 못하면 애초에 자랄 수가 없다. 둘째로 식물은 토양보다는 태양과 공기와 물에서 더 많은 영양분을 공급받는다. 식물이 토양으로부터 얻는 영양분은 1%에 불과하다.

영양에 관한 얘기만 해도 책을 몇 권 써도 모자란다. 앞서 언급한 단순한 진리에 대해 반박하는 주장들이 끝도 없이 나올 수 있다. 상식적으로 생각하시라. 이 분야에서 우리처럼 어려움을 겪는 다른 동물이 또 있는가? 당연히 없다! 동물들은 각자의 생물학적 체질에 맞는 음식을 먹기 때문이다. 과일, 채소, 통곡물, 씨앗류를 먹는다면 영양분 결핍에 대해 걱정하지 않고 필요한 모든 영양분을 얻을 수 있을 것이다. 개인적으로, 이 주제에 관해 읽었던 책 중에서 가장 기억에 남는 것은 데이비드 루벤David Reuben 박사의 오래된 고전 〈영양에 대해 알고 싶은 모든 것〉Everything You Ever Wanted to Know about Nutrition이다. 꼭 읽어보시라.

어떤 음식의 특정 성분이 특정 질병에 좋다(토마토에는 리코펜 성분이 있어 노화방지에 좋다든가 하는)고 방송에서 외치는 '전문가'들은 루벤 박사의 탁월한 혜안에 말문이 막힐 것이다. 차라리 당신은 '토마토가 빨갛게 익어갈수록 의사들의 얼굴은 파랗게 질려간다'는 속담을 믿는 편이 훨씬 이롭다. 자연은 단순하지만 우리가 생각하는 것처럼 그리 어리석지 않다.

Q 자궁적출술은 왜 체중에 영향을 주나요?

A 체중에 영향을 주는 수술이 있는 것은 사실이다. 기본적으로 체중감량을 어렵게 만드는 3가지 수술이 있는데 자궁적출술, 갑상선 제거 수술, 맹장제거 수술이 그것이다. 그러나 부작용을 최소화할 수 있는 방법이 있다. 나는 오랫동안 이 3가지 수술 중 하나를 받은 사람들에게 이 방법을 시도해보았는데 결과는 매우 탁월했다.

이러한 수술이 체중감소에 어떤 영향을 미치는지 알아내는 과정은 매우 흥미로웠다. 환자를 개인적으로 관찰할 때나 한 번에 많은 사람들과 워크숍을 진행할 때나 나는 항상 모든 사람에 대해 심층적으로 세세하게 기록한다. 이러한 기록을 7~8년 모아서 통계를 내면 사람들 사이에서 공통분모를 발견하기 쉬워진다. 사람들의 체중감량을 돕는 데 있어 100%의 성공률이란 있을 수 없다. 사실 우리의 성공률은 95% 이상으로 매우 높기는 하지만, 체중이 줄지 않거나 체중감량이 힘든 사람들 5%는 예외 없이 앞서 언급한 3가지 수술 중 하나를 받은 사람들이었다.

신체의 어느 장기든 그것을 제거하면 우리 몸에 부정적인 영향을 주는 것은 사실이다. 위대한 신(자연)은 절대 실수로 우리 몸에 불필요한 장기를 만들지 않았다. 한때 편도선이 불필요한 장기라고 우기는 의사들이 있었다. 그러나 편도선은 우리 몸을 방어하는 아주 중요한 림프시스템이라는 사실이 만천하에 밝혀졌다. 편도선 수술의 허위와 림프시스템의 중요성은 〈나는 질병 없이 살기로 했다〉에 세세하게 설명했으니 그 책을 참고하기 바란다.

나는 그 전문가들이 지금 어디서 무엇을 하고 있는지, 무슨 구차한 변명을 늘어놓을지 궁금하다. 우리 몸에 있는 것은 우리 몸에 반드시 필요한 것이다. 그러나 제거하는 즉시 사망을 유발하지 않는 한, 우리 몸에서 제거할 수 없는 기관이란 없다. 유일한 예외는 두뇌, 심장, 간이다. 심지어 신장이나 폐 한쪽도 제거할 수 있다. 그러나 원인을 제거하는 것이 아니라 증상을 없애려는 목적으로 장기를 무차별적으로 제거하는 것은 언급할 가치도 없이 자연을 거역하는 행동이다. 돈 때문이라는 말이다.

자궁적출술의 경우에는 2가지 요인이 있다. 첫째, 자궁은 여성의 몸에서 난자가 수정될 경우에 대비해서 가능한 한 깨끗한 환경을 만들기 위해 한 달에 한 번 노폐물을 제거하는 데 사용된다. 이 제거의 경로가 사라지면 체내에 노폐물이 쌓이게 된다. 자궁을 들어내면 노폐물이 쌓인다는 말이다. 이 노폐물이 심장과 뇌를 타격하면 사망하기 때문에 우리 몸은 지방과 수분 속에 노폐물을 저장한다. 당연히 살이 찌게 된다. 살이 찌는 현상도 인간이 살기 위해 반응하는 자가치유 현상이라고 내 책들에서 누누이 밝힌 적이 있다. 독소와 노폐물이 제거되면 인간은 살이 찔 이유가 전혀 없다는 말이다. 그렇다면 독소와 노폐물을 제거하는 음식은? 당신이 맞혔다. 살아 있는 음식, 과일과 채소다.

둘째, 난소는 지방분해를 촉진하는 호르몬을 분비한다. 따라서 난소가 없어지면 체중감량이 어려워진다. 또한, 난소가 없어지면 예외 없이 갑상선에 문제가 생기기 시작한다. 갑상선 역시 신체의 지방을 분해하는 데 도움을 주는 기관이기 때문이다. 난소가 없어지면 갑상선은 자신이 하고 있는 일 이외에 난소가 하던 일까지 해야 한다. 여기에 공감을 느끼는 사람이 분명히 있다. "맞아요. 자궁적출을 한 다음에 갑상선 약을 먹게 되었어요." 당신은 이제야 그 이유를 알게 되었다.

난소와 갑상선을 모두 잃었다면 반갑지 않은 상황인 것이 사실이다. 상황을 개선할 수 없어서가 아니다. 당신은 어떤 경우에도 상황을 개선할 수 있다. 그러나 솔직히 말해서 매우 집중적인 노력이 필요하다. 다른 누구보다도 매우 엄격하게 이 책에서 제시한 원칙을 지켜야 한다. 당신이 자궁적출술을 받았거나 갑상선을 제거했거나, 아니면 둘 다 해당되어서 체중이 증가한 상태라고 가정해보자. 이제 '다이어트 불변의 법칙'과 '자연치유 불변의 법칙'을 충실히 따르더라도 체중을 줄일 수 없다면 다음 비상조치를 취하시라. 나의 환자들은 이미 여러 차례 이 방법으로 엄청난 효과를 보았다. 그러나 미리 주의를 주는데 이 방법은 매우 엄격하므로 아래와 같이 특별한 경우에만 권장한다.

지금부터 설명하겠다. 우리가 이미 알고 있듯이, 뇌에서 필요한 에너지를 내기 위해서는 단 하나의 물질, 즉 탄수화물에서 얻는 포도당을 태운다. 그런데 탄수화물(과일과 채소와 통곡물과 같은 진짜 탄수화물)이 부족하여 혈중 포도당이 충분하지 않을 경우가 있다. 이때 우리 몸은 놀라운 지혜를 발휘한다. 바로 포도당신생과정(葡萄糖新生過程)Gluconeogenesis을 통해 지방을 분해하여 포도당으로 만든다는 사실이다.

양상추, 셀러리, 시금치 및 기타 생채소가 '제로 칼로리 음식'이라는 얘기를 들어본 적이 있을 것이다. 물론 칼로리가 있지만 무시할 정도로 적은 칼로리라는 말이다. 우리 몸은 음식이 몸에 들어올 때보다 음식을 분해할 때 더 많은 칼로리를 소비한다. 이것은 너무나 중요해서 시중에 유행하는 다이어트 프로그램조차 그것을 인정한다. 부인할 수 없는 사실이기 때문이다. 만일 당신이 앞서 언급한 3가지 수술 중 하나를 받은 상태이고 체중을 다시 감량할 수 없다면, 오직 이런 '제로 칼로리 음식'만 섭취하시라. 다시 말해, 생채소만 먹으라는 뜻이다.

정기적인 간격으로, 대략 3시간마다 생채소를 섭취하시라. 우리가 지금까지 과일의 중요성을 계속 강조해온 것을 생각하면 '과일 말고 생채소만 먹어라'라는 조언은 이상하게 들릴 수도 있을 것이다. 우리의 목표는 몸에서 저장된 지방을 강제로 사용하게 만드는 것이다. 지방이 분해되어 사용되면 체중이 감소한다. 원하는 만큼 체중이 감소되면 3장에 있는 '다이어트 5대 불변의 법칙'을 따르시라. 그러면 체중이 감소되고 몸무게는 다시 늘어나지 않을 것이다.

이 방법은 실제로 많은 효과를 보았다. 하지만 기억하시라. 이것은 비상조치다. 일단 수술을 받으면 더 이상의 방법이 없기 때문에 권장하는 것이다. 또한 일반식에서 바로 생채소만 먹는 식단으로 바꾸는 것은 절대 권장하지 않는다. 일정 기간 '다이어트 5대 불변의 법칙'을 따르면서 체내를 깨끗하게 하지 않았다면 매우 불편하게 느껴질 수 있기 때문이다. 꾸준하고 엄격하게 따라야 한다. 기억하시라. '제로 칼로리 식단'은 매우 주의해서 선택해야 하는 비상조치다.

맹장은 결장에서 돌출된 작은 부속기관으로 소장과 연결된다. 맹장은 결장의 독을 해독하는 림프기관이다. 따라서 맹장을 잃는 것은 큰 타격이다. 맹장절제술을 받은 사람들은 속이 더부룩하거나 변비로 고생하는 경우가 종종 있다. 맹장을 잃은 사람들은 결장을 깨끗하게 하기 위해 가능한 모든 조치를 취하는 것이 중요하다. 그러지 않으면 위험할 수 있다! 깨끗하게 유지되도록 설계된 메커니즘인데 더럽혀지면 문제가 안 생길 수가 있겠는가?

결장을 깨끗하게 유지하고 노폐물을 없애려면 수분함량이 높은 음식을 섭취하고 농축된 식품의 섭취를 줄이는 것이 가장 좋은 방법이다. 물론 농축된 식품을 섭취하려면 제대로 조합해서 섭취해야 한다. 사실 맹장을 잃었을 때가, 갑상선이나 자궁을 잃었을 때보다는 관리하기가 훨씬 쉽다. 하지만 늘 신경 쓰고 주의를 기울여야 한다. 나는 이 맹장의 중요성에 대해서도 〈나는 질병 없이 살기로 했다〉에 세세하게 언급했다. 참고하기 바란다.

맹장에 대해 얘기하니 알렉 버튼Alec Burton 박사의 이야기가 떠오른다. 30년 전 의대 3학년 시절에 그는 심한 맹장염을 앓았다. 담당의사는 전신마취를 한 후 배를 갈라 충수를 제거하는 충수절제술(蟲垂切除術)Appendectomy이 유일한 해결책이라고 단언했다. 그러나 버튼 박사는 그렇게 하지 않았다. 예리한 칼로 배를 가르고 싶지 않았기 때문이다.

그는 자연치유를 추구하는 의사를 찾았다. 그 의사는 맹장을 제거하지 말고 보다 자연적인 방법으로 치료를 시도해보자고 설득했다. 버튼 박사는 자연치유 의사의 진실된 눈빛에 감동을 받았고 그의 지시에 따랐다. 버튼 박사는 의사의 지시대로 음식습관을 바꾸었다. 바로 내가 주장하는 '다이어트 불변의 법칙'을 실행에 옮겼고 문제는 불과 7일 만에 해결되었다. 버튼 박사는 이렇게 회상했다. "그게 30년 전 일인데 제 몸엔 아직도 맹장이 멀쩡하게 달려 있네요."

'다이어트 불변의 법칙'을 통해 자신의 건강을 회복할 수 있었던 사실에 깊은 인상을 받은 이 젊은 의대생은 본격적으로 자연위생학을 공부하기 위해 어렵게 들어간 의대를 자퇴했다. 그 후 정골요법과 척추지압요법에서 박사 학위를 받았으며 현재 세계에서 가장 훌륭하고 명석하고 존경받는 자연위생학자 중 한 명이 되었다. 지난 30여 년 동안 그는 호주 시드니병원의 책임자로 일하면서 전 세계 곳곳에서 그를 찾아오는 사람들을 치료하고 있다. 그는 위대한 인도주의자로 다양한 질병을 성공적으로 치료한 경력이 있는 이 시대 최고의 의사다. 돈 버는 의사가 아니라 양심의사라는 말이다.

●●●

FIT FOR LIFE
LIVING HEALTH

●●●

6장

자연치유 2주 프로그램

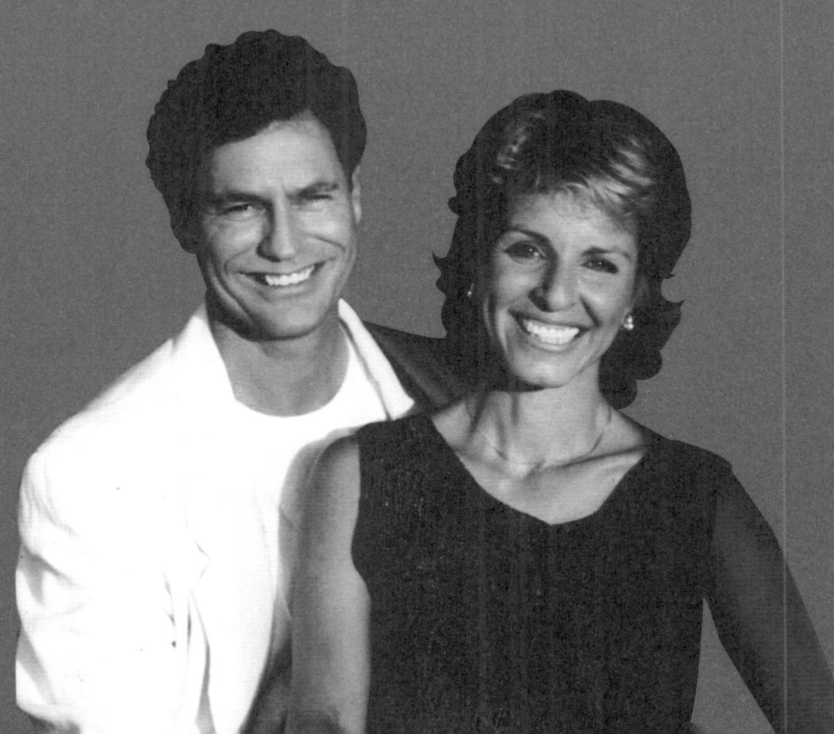

●●●

숲으로 들어갈 때마다 몸과 마음이 편안해지는 이유는 그곳이 우리의 고향이기 때문이다. 당신은 매일 바닷물 속에 들어갈 때마다 물고기가 그런 것처럼 편안함을 느낄 수 있을까? 당신은 매일 굴 속에 들어갈 때마다 두더지가 그런 것처럼 편안함을 느낄 수 있을까?

이 책의 마지막 장에 와서 당신은 우리 몸의 작동원리, 다이어트의 원리, 자연치유의 원리 등에 대해 깨달음이 왔을 것이다. 그러나 깨달았다고 해서 실생활에 당장 적용할 수 있는 것은 아니다. 우리가 새로운 식생활습관을 가지고 싶어도 서로 다른 각종 환경 때문에 불편함이 있는 것도 사실이다. 이 마지막 장에서는 우리의 생활에 현명하게 적용하는 방법을 설명해보겠다. 여기 펼쳐 보이는 것들은 한 번 읽고 잠시 생각해본 후 잊어도 되는 단순한 내용이 아니다. 실생활에서 제대로 이용하면 평생 의사와 병원의 도움 없이 건강하게 살아갈 수 있는 습관이다.

이것은 누구든지 따라서 하기 쉬운 2주 동안의 프로그램이다. 사실 이것은 우리 호모 사피엔스가 원하는 생물학적 요구사항이다. 자신의 건강에 대해 전적으로 자신감을 가질 수 있으려면 일단 자신의 몸에 필요한 생물학적 요건을 충족시켜야 한다. 이러한 것들이 부족하면 질병에 노출되기 쉽다. 신(자연)은 우리에게 모든 재료를 제공해왔고 앞으로도 그럴 것이다. 우리는 몸이 필요로 하는 것을 매우 쉽게 얻을 수 있다. 당신은 이런 재료를 적극적으로 활용하기만 하면 된다. 앞서 말했듯이 건강에 좋은 것이 무엇인지 잘 알고 있다고 해서 제대로 실천하는 사람은 드물다. 노력하는데도 자꾸 잊어버리기 십상이다. 날씬하고 건강하게 살고 싶지만, 너무 많은 세상의 욕망 때문에 가장 중요한 것을 추구하는 의지력이 약해지곤 하는 법이다. 나는 당신을 충분히 이해한다.

우리는 이러한 점을 고려하여 '자연치유 2주 프로그램'을 설계했다. 당신이 어떤 모순된 욕망을 가지고 있는지 상관없이, 당신의 생활에 기본적인 법칙으로 적용할 수 있다. 새로운 습관은 의지력을 강화할 것이다. 우리 인간은 자신의 내부에 있는 반대 세력과 줄다리기를 하면서 살아간다. 나는 그것이 정상이라고 생각한다. 우리의 마음은 때로는 전쟁터와도 같다. 여기저기 두들겨보고 원하는 것과 필요한 것을 쫓아다니면서 살아간다. 어떤 것은 무시하고 어떤 것은 눈을 크게 뜨고 관심을 집중한다.

그러나 당신이 지나온 인생을 되돌아보고 조용한 내적 울림의 소리를 듣는다면 무엇이 옳은지 깨달을 수 있다. 그러나 우리 어리석은 인간은 여기저기 뛰어다니면서 눈앞의 욕망에 눈이 뻘게져서 살아간다. 당연히 이런 내적인 목소리는 잘 들리지 않는다. 그리고 질병과 비만이 코앞에 닥쳐야만 상황을 깨닫는다.

그러나 당신이 그것을 깨닫기만 하면 절대로 늦은 시간은 없다고 나는 강력하게 주장한다. 천국과 지옥을 갈라놓고 당신을 위협하는 극단적인 사이비 종교와는 달리, 절대자(자연)는 항상 당신 편이다. 당신이 깨닫기만 하면 절대로 늦은 때란 없는 법이다. 그래야만 그 너그러운 절대자를 믿고 따르지 않겠는가 말이다.

당신 몸의 내부에는 건강을 통제하는 강렬한 육체적인 힘과 정신적인 힘이 있다. 당신은 700만 년을 진화하면서 살아남아 지구의 최강자가 된 호모 사피엔스의 후손이다. 반면에 당신의 내부에는 또 다른 인공의 자아도 있다. 그 인공의 자아는 명상을 하거나 책을 읽는 대신, TV 연속극을 보고 싶어 하고 게임에 빠지게 한다. 뜰을 걷거나 산에 올라 몸을 정화시키는 대신, 빵과 케이크와 프라이드치킨과 라면을 먹고 누우려고 한다. 아침에 대자연이 선물한 신선한 과일 대신 커피와 도넛을 먹고 싶어 한다. 당신이 숲에 들어가 조용히 산책을 한다면 깨달을 수 있는 단순한 진리지만, 눈앞의 욕심 때문에 자신을 엉망으로 만들고 나서 나중에 결국 후회한다. 당신이 진정으로 자신의 내부를 들여다보고 대자연이 원하는 대로 몸과 마음을 움직이면 최적의 몸 상태가 된다. 그리고 그런 쾌적한 몸 상태는 당신이 정신적인 현자의 경지에 오를 수 있게 해주는 사다리가 된다.

바로 그 시점이 시작이다. 그 기쁨은 우리 내면에서 시작되어 바깥 세상으로 퍼져나간다. 자신을 사랑하는 마음이 생기면 얼굴에 바로 표시가 나는 법이다. 그 표시를 보고 다른 사람들이 당신에게 호감을 가지게 된다. 사업이나 인생의 성공은 당신의 쾌적한 인생 뒤에 오는 보너스에 불과한 것이다.

아래 2주 프로그램은 2가지로 구성된다. 첫째는 '매일 프로그램'이다. 이것은 하루 일과로서 1주일 6일 동안 따를 것을 권장한다. 둘째는 '매주 1회 프로그램'이다. 최소 1주에 한 번은 반드시 실천할 것을 권장한다. 프로그램을 진행하면서 원하는 대로 '매주 1회 프로그램'의 빈도를 높여도 된다. '매일 프로그램'은 6일 동안 지켜야 한다. 그렇다고 7일째 날은 맘대로 해도 된다는 뜻은 아니다. 7일째 날은 휴식의 날이다. 각자가 원하는 대로 보내는 날이다. 당신의 선택이다. 7일째 날은 당신이 '숨을 쉬는 날'이다. 당신이 원하는 대로 설계하는 주인공의 날이다.

● 매일 프로그램(하루 일과)

다음은 당신이 새로운 라이프스타일을 실천하기 시작할 때 매일 해야 하는 활동이다. 다음과 같은 활동을 '2주 연속 매일' 실천하면 몸이 달라지는 것을 확실히 느낄 수 있을 것이다.

1. 밤에 창문을 열어 놓고 잔다.

추운 계절이라면 살짝만 열어 놓고 이불 한두 개를 추가한다. 왜 그럴까? 기억하시는가. 우리가 자는 동안에는 폐에서 독성물질과 이산화탄소가 배출된다. 따라서 창문이 닫혀 있으면 이 독소와 이산화탄소를 우리가 다시 흡입하게 된다. 열린 창문을 통해 신선한 공기를 유입시키면 이러한 유독한 물질을 다시 흡입하지 않고 해독할 수 있다. 그러면 아침에 개운한 몸으로 잠에서 깰 수 있고 기운이 난다.

앞에서 말한 것처럼 그것 없을 때 죽는 순서는 공기, 물, 음식이다. 신선한 공기가 얼마나 중요한지 깨닫는 사람은 거의 없다. 화재가 났을 때 사망원인 1위가 유독가스라는 사실을 당신은 아시는가? 뜨거운 열이나 불꽃이 아니라 유독가스, 그러니까 '공기의 불완전한 혼합물'이라는 말이다. 2주 동안 창문을 열고 자보면 2주가 지난 후에도 당신은 다시 창문을 닫지 않을 것이다. 내가 장담한다.

2. 잠자리에 들기 전, 그리고 기상 후에 1분간 스트레칭을 한다.

당신이 새로운 라이프스타일을 시작한다고 해서, 일어나자마자 부랴부랴 마라톤을 할 필요는 없다. 그렇게 갑작스런 라이프스타일의 변화는 지속 가능하지 않다. 작은 것부터 천천히 그리고 짧게 시작하시라. 편하고 간단한 스트레칭으로 하루를 여시라. 발끝으로 서서 팔을 천장을 향해 쭉 올린다. 몸을 스트레칭하는 것은 Y셔츠를 입기 전에 다림질하는 것과 같다. 빳빳하게 잘 다려진 Y셔츠를 입고 출근하면 기분이 좋아진다. 간밤에 숙면을 취했다면 아침에 일어나자마자 이 동작을 보다 편안하게 할 수 있을 것이다.

3. 취침 전, 기상 후, 또는 낮에 잠깐씩, 하루에 6회 복식호흡을 한다.

인간은 음식이나 물이 없어도 며칠은 살 수 있다. 그러나 5분이라도 호흡을 못 하면 바로 사망이다. 우리 인간은 가장 가까이 있는 것이 가장 소중하다는 사실을 잊고 사는 어리석은 동물이다. 마음과 호흡, 의식과 무의식은 언제나 불가분의 연관성을 가진다. 분노할 때는 호흡이 거칠어진다. 슬플 때는 내쉬는 숨이 강하다. 기쁠 때는 들이마시는 숨이 강하다.

그러나 집중할 때는 호흡이 부드러워진다. 이처럼 마음의 상태와 호흡이 일치한다. 칸트는 '내용이 형식을 규정하고 형식은 내용을 규정한다'라고 말했다. 따라서 당신은 의도적인 호흡(형식)을 통해서 평화로운 마음상태(내용)를 스스로 조절할 수 있다. 이것은 야생의 어떤 동물도 할 수 없는 일이다. 호모 사피엔스는 감정 상태를 얼마든지 스스로 조절할 수 있는 유일한 동물임을 신(대자연)에게 감사하시라.

① 명상 자세로 앉아 몸 전체를 편하게 한다.

② 복부를 충분히 팽창시키면서 천천히 깊게 마시다가, 복부 팽창이 끝날 즈음에 가슴을 밖으로 위로 팽창시킨다.

③ 늑골(12개의 갈비뼈)이 충분히 팽창되었을 때, 목 아랫부분 폐의 상부에서 팽창이 느껴질 때까지 조금 더 마신다. 어깨와 쇄골도 약간 올라간다.

④ 반대로 숨을 내쉴 때에는 쇄골(가슴 위쪽 좌우에 있는 한 쌍의 뼈)이 먼저 가라앉고 그 후 가슴, 복부 순으로 가라앉는다.

복식호흡은 잠들기 전에 하는 것이 가장 좋다. 숙면에 도움이 되기 때문이다. 특히 바쁜 하루를 보냈다면 잠들기 전의 복식호흡으로 몸과 마음이 차분히 가라앉을 것이다. (106페이지 그림 참조)

4. 잠에서 깨자마자 물 한 잔을 마시고, 매 식사 5~10분 전에 한 잔을 더 마신다.

양주잔 1컵 정도의 적은 물이라도 탈수를 예방해준다. 우리는 갈증에 반응해야 한다. 때로는 너무 바빠서 즉시 반응하지 못할 수도 있다. 사실 많은 현대인들은 탈수상태이다. 탈수는 무기력증을 유발하고 근력을 약화시킨다. 물은 우리 몸에서 많은 기능을 한다. 먼저 에너지를 북돋아준다. 또한 식사 전에 한 잔을 마시면 식욕을 조절하는 데 도움이 되며 식사 후에도 필요한 수분이 공급되어 목이 마르지 않게 된다. 아침에 일어나자마자 물 한 잔을 가득 마시면 위장과 소화기관에 붙어 있는 음식 찌꺼기를 씻어 내리는 데 도움이 된다.

5. 매일 30분 이상 걸어라.

아침, 저녁 또는 점심시간 아무 때나 상관없다. 무조건 걸으시라. 활기차게 걸을수록 심장이 활발하게 펌프질한다. 심장은 우리 몸에서 가장 중요한 근육이다. 매일 운동해야 한다. 당신이 심장을 힘차게 운동시키면 심장도 우리 몸의 모든 세포를 운동시켜줄 것이다. 기억하시라. 심장질환은 미국인 제1위의 사망원인이다. 매일 걷기운동을 하시라. 매일 꾸준히 걷는 사람에게는 변비가 없다. 혈액순환이 좋아지기 때문에 피부색도 좋아진다. 눈동자도 맑다. 혈액에 신선한 산소가 공급되면 기분도 좋아지고 생각도 맑아진다. 점심시간에 사무실 밖으로 나가서 햇빛과 신선한 공기를 즐겨보시라.

나의 많은 친구들은 사무실에 리바운더(스프링이 달린 사각형의 탄력 있는 기구)를 설치해두고 비 오는 날에 사용하고 있다. 사무실에서 30분 정도 리바운더를 이용하면 심장과 혈액 순환에 30분 동안 걷는 것과 동일한 효과가 있다. 물론 신선한 공기와 햇빛이 주는 혜택은 포기해야 한다. 혼자서 규칙적으로 외출할 수 없는 노인이나 혹독한 기후에서 사는 사람들에게도 리바운더를 추천한다. 가격이 비싸지도 않고 충분한 가치가 있다.

6. '다이어트 5대 불변의 법칙'을 준수하라.

3장에서 언급한 '다이어트 5대 불변의 법칙'을 준수하시라. 아침에는 과일만 먹고 점심과 저녁식사를 적절하게 조합하시라.

7. 매일 5분 이상 내면에 집중하라.

이것은 매우 중요한 '매일'의 일과다. 조용한 곳에서 최소한 5분 동안 눈을 감고 편안하게 앉아서 '내 안에 있는 것'에 집중하시라. 그렇게 주의력을 높이면 자신의 자아 및 목표를 더 잘 깨달을 수 있게 된다. 오전에 스트레칭을 마친 후 5분 정도, 혹은 매일 오후 같은 시간에 외부세계가 아닌 내부세계에 집중하는 시간을 갖는다. 이렇게 내면에 집중한 채로 앉아 있으면 마음속에 충돌하는 모든 욕구들이 떠오른다. 이러한 욕구들이 충돌하는 모습을 객관적으로 관찰하시라. 그리고 긍정적인 것은 받아들이고 부정적인 것은 흘려보낸다. 그러면 마음이 좀 더 강해지고 욕구에 휘둘리지 않게 되고 진실한 것들에 집중할 수 있게 된다. 자신에게 집중하면 시중의 '상업적인 전문가'의 말에 휘둘리지 않게 된다.

● 매주 1회 프로그램(최소한 1주에 한 번 이상)

다음은 적어도 1주에 한 번 이상 실천하면 몸과 마음이 변하는 '자연치유 불변의 법칙'들이다. 자주 할수록 좋다. 사정이 허락하지 않으면 최소한 1주에 한 번이라도 실행하시라. 빠른 시간 내에 긍정적인 변화가 찾아올 것이다.

1. 요가

1주에 한 번 요가를 하시라. 복잡하고 상업적인 요가는 피하시라. 시끄러운 음악과 해괴한 도구를 사용하는 요가는 진정한 요가가 아니다. 심신의 안정을 주는 전통적인 요가일수록 '참요가'에 가깝다. 요가는 몸을 전체적으로 튼튼하게 해주고 독소를 방출하는 데 큰 도움을 준다. 처음에는 1주에 한 번만 하다가 시간이 지날수록 진정으로 요가를 즐기게 된다. 그 효과를 느끼게 되면 당신은 매주가 아닌 매일 요가를 하게 될 것이다. 기억하시라. 상업적이고 격정적인 요가는 피하시라. 격정적일수록 포기하기가 더 쉽다. 6개월 프로그램에 가입한 후 1주일 만에 그만둔 헬스클럽 회원권을 기억하시라. 부드럽고 조용한 것일수록 평생 따라 할 수 있다. 사기꾼이 말이 많은 것처럼 거짓일수록 요란한 법이다.

2. 9시까지 잠자리에 들라.

1주에 한 번만 이렇게 에너지에 투자해도 엄청난 효과를 볼 수 있다. 나중에는 늦게 잠을 자도 다음 날 좀 더 개운하게 일어날 수 있을 것이다. 기억하시라. 잠은 단순한 휴식시간이 아니라 질병을 치유하는 시간이다. 자정 전에 자는 잠이 가장 유익한 잠이다. 잠을 자면 몸이 신경에너지를 재생하고 이렇게 보충된 에너지는 모든 과정을 보다 효과적으로 수행해준다. 몸이 개운해진다는 말이다. 우리 조상 호모 사피엔스는 700만 년 동안 어두워지면 잠자리에 들면서 건강을 유지해왔다. 인터넷과 스마트폰을 끄고 우리 조상의 습관을 따라 해보시라. 휴식과 수면은 대자연이 우리에게 준 선물이다. 1주에 딱 한 번이다. 어쩌면 그 딱 한 번이 당신의 새로운 라이프스타일의 첫걸음이 될 수 있다.

3. 로푸드(생식)의 날을 가져라.

1주에 하루는 세끼의 생식을 하시라. 소화기관이 심각하게 약화되어 채소샐러드를 먹어도 속이 부글거린다면 채소를 살짝 찌거나 죽으로 만들어 먹을 수도 있다. 그러나 꼭 필요할 때만 이렇게 해야 한다. 음식을 불에 익혀 조리할수록 우리가 공급받을 수 있는 에너지가 약해진다.

로푸드Raw Food의 날에는 아침에 과일 대신 과일즙을 먹어도 좋다. 점심과 저녁에는 과일이나 채소샐러드로 식사를 한다. 그러나 날씨가 춥다면 허브차를 곁들여도 좋다. 콜리플라워와 브로콜리와 같은 것들로 생식을 하면 속이 불편할 수 있다. 양상추, 콩나물, 오이, 토마토, 당근, 셀러리, 피망과 같은 샐러드 채소를 주로 섭취하시라. 원한다면 소량의 다른 채소를 추가할 수는 있지만 너무 많이 넣지는 마시라. 수분함량이 높은 채소를 먹을수록 소화도 편해진다는 사실을 기억하시라. 로푸드로 식사할수록 몸의 정화가 가속화되고 극대화된다. 몸이 가벼워졌다고 고백한 수천수만의 내 친구들이 그것을 증명한다. 몸이 가벼워질수록 당신은 식단에 살아 있는 음식을 추가할 것이다.

앞에서 언급했던 '로푸드 이론의 걸작'으로 불리는 더글라스 그라함Douglas Graham 박사의 〈산 음식, 죽은 음식〉80/10/10 Diet을 정독하면서 마음을 다지기를 바란다.

4. 따뜻한 욕조목욕을 하시라.

최소 1주에 한 번 욕조에 들어간다. 워낙 바쁜 세상이어서 현대인들은 샤워를 아주 간단히 끝내는 경향이 있다. 샤워를 하면 청결은 유지되지만 욕조에 몸을 담그는 것만큼 스트레스를 풀어주지는 못한다. 조명을 낮추고 양초에 불을 켜고 음악을 틀고 욕조에 따뜻한 물을 채우고 그 안에 들어가시라. 욕조에 들어가기 전에, 부드러운 스킨 브러시로 몸 전체를 닦아서 피부 표면의 죽은 세포를 제거한다.

몸을 물에 담그고 어느 정도 시간이 지나면 스펀지를 사용하여 남아 있는 죽은 세포를 제거한다. 이것은 죽은 세포가 모공을 막지 않게 하는 방법이다. 당연히 피부가 부드러워지고 노폐물 제거가 더 빨리 진행될 것이다. 욕조에 몸을 담글 때는 10분 이상 충분한 시간을 가지는 것이 좋다.

따뜻한 목욕은 상상 이상으로 미용과 자연치유에 좋다. 두뇌는 기본적으로 두 부분으로 나누어져 있다. 한쪽은 명상적이고 창조적인

부분이다. 인생을 보다 큰 그림으로 보게 하는 뇌이며 삶을 풍요롭게 하도록 조정한다. 조용히 음식물을 소화하고, 영양분을 흡수하고, 노폐물을 제거하고, 상처를 치유하는 등 삶을 건강하게 유지하는 일을 감독한다.

두뇌의 다른 한쪽은 경고방송과 관련되어 있다. 즉각적인 신체적 위험과 응급상황에 대처할 수 있도록 우리 몸을 준비시킨다. 응급상황이 발생하면 신경에 동요가 일어난다. 혈액의 60%를 내장에서 근육으로 운반하고 만약의 사태에 대비할 행동을 준비시킨다. 결국 소화, 흡수, 제거의 기능이 크게 감소하고 때로는 정지되기도 한다.

언제나 그렇듯 해답은 가까이에 있다. 시간을 내어 느긋하게 더운 물에 몸을 담그시라. 따뜻한 물이 우리 몸을 감싸고 있으면 신경이 자극되어 근육 안의 혈액이 따뜻해진다. 그러면 두뇌에서 균형을 회복하고 혈액을 내부 장기로 되돌리라는 신호를 보낸다. 경고방송의 뇌가 명상적인 뇌로 전환된다는 말이다.

5. 자연 속으로 들어가라.

1주일에 한 번은 숲이나 공원을 걷기 바란다. 우리 호모 사피엔스는 700만 년 중에 699만 년 동안 숲에서 살았고 숲에서 진화했다는 사실을 기억하시라. 숲으로 들어갈 때마다 몸과 마음이 편안하고 상쾌해지는 이유는 바로 이 때문이다. 그곳이 우리의 고향이기 때문이다. 당신은 매일 바닷물 속에 들어갈 때마다 물고기가 그런 것처럼 편안함을 느낄 수 있을까? 당신은 매일 굴속에 들어갈 때마다 두더지가 그런 것처럼 편안함을 느낄 수 있을까?

숲에서 살면서 비만과 질병 없이 살아온 인류의 먼 조상에게서 원초적인 배움을 얻으시라. 당신은 1주 내내 인간이 스스로 만든 제약 속에서 압박을 받으며 살았다. 숲에서 평화롭게 산책하면 이러한 삶 속의 긴장감을 완화하는 데 효과가 있다. 1주 내내 유독한 가스로 뒤덮인 도시에서 생활한 당신에게 신선하고 깨끗한 산소를 공급해준다. 프랑스 철학자 장자크 루소Jean-Jacques Rousseau가 '자연으로 돌아가라'고 외친 이유를 깨닫게 될 것이다.

6. 보상을 바라지 말고 선행하라.

1주에 한 번이면 충분하다. 보상을 바라지 않는 무조건적인 사랑은 타인의 삶을 밝혀주고 당신에게 사랑으로 되돌아온다. 현대의 이기적인 사회에서는 '받는 것보다 주는 것이 낫다'는 사실을 잊고 살기 쉽다. 사랑을 받는 방법은 바로 사랑을 주는 것이다. 그러나 이것조차도 잊어야 한다. 받을 것이라는 예측을 하고 나누는 사랑은 참사랑이 아니다. 가끔씩은 어르신들에게 공경심을 표시하는 것도 좋다. 우리 호모 사피엔스는 700만 년을 자연 속에서 살아왔다. 자연에서는 경험이 많아야 지혜가 많으므로 노인은 존경의 대상이었다. 그러나 너무 빨리 변하는 현대사회에서 노인은 오히려 소외되고 있다.

우리는 모두 늙는다. 당신도 늙는다. 우리는 모두 죽는다. 당신도 죽는다. 라틴어 '메멘토 모리'Memento Mori라는 말을 기억하시라. '우리는 모두 죽는다'는 뜻이다. 불과 100년 전만 해도 우리 인간들은 평생을 부모와 함께 살았거나 가까운 마을에 살았다. 가족과 가까이 살고 싶어 하는 것은 호모 사피엔스의 본능이다. 노인을 따뜻하게 대하시라. 주는 만큼 받는다. 당신도 곧 늙기 때문이다.

7. 친구나 가족을 만나라.

1주에 한 번으로도 충분하다. 인간은 사회적인 존재이다. 관계를 맺고 사는 동물이라는 말이다. 침팬지가 그런 것처럼 우리 호모 사피엔스는 야생에서 20~30명씩 무리 지어 생활했고 무리 지어 이동했다. 가족과 친척들과 수시로 접촉하면서 진화했다는 말이다. 이런 유전자는 우리 뼛속 깊이 각인되어 있다. 오랜만에 만나는 친구나 가족이 반가운 것은 바로 이런 유전적인 이유다.

700만 년 전부터 최근 100년 전까지 우리 인간은 최소한 마을을 이루어 가족과 친척들이 어울려 살았다. 결코 고독하게 살지 않았다는 말이다. 인간은 혼자 사는 동물이 아니다. 좋아하는 사람들과 1주에 한 번 만나서 먹고 웃고 떠드시라. 특히 아이들은 가족이나 친구들과의 사회적 상호작용이 있어야 건강하게 자랄 수 있다. 당신이 이 위대한 자연의 선물을 잃어버렸다면 꼭 되찾기를 바란다.

맺는 말

'매일 프로그램'과 '매주 1회 프로그램'을 살펴보았다. 나는 가능하면 당신이 이 모든 것을 2주 동안 실천하기 바란다. 그러나 당신이 완벽하게 실천하지 못하더라도 실망하지 않기 바란다. 이것은 시중의 상업적인 다이어트 프로그램도 아니고 상업적인 치료 프로그램도 아니다. 따라서 한두 번 실패했다고 해서 실망할 필요가 없다. 문제는 방향이다. 당신이 몸과 마음을 치료하는 방향, 라이프스타일을 좀 더 자연과 유사한 환경으로 만들어가는 방향, 자연과 유사한 음식을 먹는 방향으로 전진한다면 실패는 아무것도 아니다. 위대한 인물들은 모두 수많은 실패를 거쳐 오늘날의 위인이 되었다. 실패는 오히려 자신의 마음을 다잡는 기회가 될 뿐이다.

장미의 향기는 설명하기 어렵다. 당신 몸의 쾌적함도 장미 향기처럼 이성적으로 설명할 수 없다. 몸이 쾌적해진다면 그것을 인슐린수치나 콜레스테롤수치와 같은 복잡한 용어로 설명할 필요가 없다. 아침에 일어나 몸과 마음이 쾌적한 것을 어떻게 수치로 표현할 수 있다는 말인가. 어떤 사람의 성공신화가 책이나 TV프로그램으로 만들어졌다고 해도, 당신이 직접 실천해보지 않은 것은 별 의미가 없다. 경험이 전부다.

음식을 바꾸고 생활습관을 바꾸면 몸과 영혼이 바뀐다. 내가 지금까지 이 책에서 쓴 내용을 다 잊어도 좋다. 이 프로그램을 딱 2주 동안만 직접 실천해보시라. 당신이 그동안 매스컴과 전문가들에게 휘둘리며 살았다는 사실을 깨달을 수 있다고 나는 장담한다. 나도 그런 과정을 똑같이 겪었기 때문이다. 나 또한 전문가들이 추천하는 약물을 먹었지만 매일 죽음의 공포와 같은 위장병을 달고 살았었다. 전문가들이 추천한 47가지 다이어트를 해봤지만 뚱보라는 말을 귀가 질리도록 들었었다. 또한 걸리면 반드시 죽는다는 고엽제 후유증 속에서 죽음을 기다렸었다. 그런 내가 다시는 병원에 가지 않았고, 다시는 살이 찌지 않았으며, 아주 오래전에 고엽제 후유증에서 부활했다면 내 말을 한 번쯤 믿어도 되지 않겠는가 말이다.

당신은 고된 노동의 대가로 번 돈을 지불하고 지금 이 책을 모두 읽었다. 당신이 귀를 쫑긋하고 내 이야기를 모두 들었다면, 바로 그 사실 하나만으로도 당신은 비만과 질병에서 50%는 해방되었다고 나는 자신 있게 말할 수 있다.

어떤 분야든 정상에 오른 사람은 규칙적이고 지루한 인생을 가지고 있다

몇 년 전 옛날의 직장후배가 사무실로 찾아왔다. 그는 지나치게 정의감에 불타는 점을 제외하고는 매우 훌륭한 친구였다. 나는 그 당시 홍대 부근에 쪽방을 얻어 채식과 자연식물식에 관련된 책을 번역하면서 근근이 책을 만들어내고 있었다. 내가 건강관련 출판사를 하고 있다는 소식을 듣고 찾아온 후배는, 따뜻한 봄 햇살이 내리쬐는 홍대 '기찻길 공원' 벤치에서 놀라운 얘기를 꺼냈다. 아내가 유방암에 걸렸다는 것이다. 그런데 만신창이가 된 아내가 과일과 과일즙을 먹고 완치가 되었다는 것이다. 자초지종은 이랬다.

결혼 후 아이를 셋이나 낳았다. 식탐도 많거니와 '아무거나 골고루' 먹는 것을 신조로 여기고 있던 아내는 건강검진을 통해서 유방암에 걸렸다는 사실을 알았다. 가슴에 작은 멍울이 있었는데 대수롭지 않게 생각하다가 검진을 통해 암선고를 받았고 결국 그 지옥과도 같다는 항암요법을 받게 된 것이다. 신촌의 유명 대학병원에 입원해서 각종 참혹한(?) 육체와의 전쟁을 치른 후, 담당의사가 '집에 가서 조용히 쉬라'는 최종진단을 내렸다는 것이다. 그러니까 죽음을 기다리라는 사망선고를 내렸다는 말이다.

경제력이 넉넉하지 못했던 후배는 더 이상의 입원비도 부담스러워 아내를 집으로 데려왔다. 아이들은 어렸고 미래는 막막했다. 그러던 중 어디서 '과일과 과일즙이 암에 특효약'이라는 말을 듣고 실천에 옮겼다. 시체나 다름없던 아내는 자기 의지가 거의 바닥이었으므로 남편의 말을 그대로 따랐다. 그렇게 몇 달 지났는데, 어라?

몸이 정상으로 돌아왔다는 것이었다. 하도 신기해서 아내를 다시 그 대학병원에 데려갔는데, 더 이상 가망이 없다고 말했던 바로 그 하얀 가운의 전문가로부터 '암세포가 사라졌습니다'라는 진단을 받았다는 것이다. 후배는 너무 놀라서 나를 찾아왔고 나 또한 너무 반가워서 내가 번역해서 출판했던 채식관련 책들과, 그 당시 내가 번역을 막 끝내고 있던, 이 책의 저자 하비 다이아몬드 박사의 〈나는 질병 없이 살기로 했다〉를 A4용지에 프린트해서 건네주었다. 그러니까 그녀의 치유가 '우연한 것'이 아니라 '당연한 것'이라는 사실을 이론으로 증명하는 박사님의 메시지를 건넨 셈이다. 나는 내가 하는 출판일이 사람의 목숨을 살릴 수도 있다는 자부심에 들떴고, 그녀가 〈나는 질병 없이 살기로 했다〉의 국내 최초의 독자가 된 것에 감사했는데….

1년쯤 지났을까? 후배가 다시 나를 찾아왔다. 아내가 사망했다는 것이었다. 몸이 정상으로 되돌아온 아내는 또다시 '아무거나 골고루' 먹는 과거의 여자가 되었다는 말이다. 내가 건네준 책들과 A4용지의 번역물을 아내는 전혀 읽지 않았다고 했다. 집안에 돈이 없어 다시 병원에는 못 가고 가슴에 진물이 났지만 붕대로 칭칭 감고 미친 듯이 골고루 먹다가 사망했다는 말을 내게 전했다. 나는 슬픔에 젖어 있는 그에게, 아내가 집에서 사망했는지 병원에서 또다시 항암요법을 받았는지 묻지 못했다. 나는 망연자실 할 말을 잃었다. 1년 만에 찾아온 후배를 보내고 나는 그 '기찻길 공원'을 오래 서성거렸다. 먹는다는 것은 무엇인가? 질병이란 무엇인가? 인간이란 도대체 무엇인가….

영화배우 신성일 씨가 사망했다. 그는 죽기 전 80살이 되어서도 건강해 보였다. TV에 출연해서 시골생활을 공개하기도 했다. 지나치게 건강을 자신하는 점만 빼고는 그의 말년이 행복해 보였다. 경북 영천에 커다란 한옥을 짓고 말도 타면서 유유자적하는 모습을 나도 TV를 통해서 즐겨 보았는데….

어느 날 MBC '휴먼 다큐 사람이 좋다' 프로그램에 나와 '팔팔하게 살던 내가 건강검진 결과 폐암 3기임을 판정받았다'고 고백했다. 그리고 그는 암과의 전쟁을 선포했다. 싸워서 반드시 이기겠다고 시청자들 앞에서 선언했다. 웃으면서 수술실로 들어가는 그의 모습도 화면에 고스란히 비쳤다. 신성일 씨에게는 죄송한 일이지만 나는 수술실 앞에서 당당해하던 그 모습을 보다가 채널을 돌렸다. 무슨 일이 일어날지 내가 예감한 탓일까?

그는 결국 5번의 항암치료와 25번의 방사선치료를 받았다. 그 후 전라도 광주 인근의 요양병원에 머무르며 심신을 다스렸다. 그는 '마라톤과 헬스 등 온갖 운동을 섭렵하고 술과 담배를 멀리했는데도 뜻하지 않게(?) 찾아온 질병으로 육체적 심리적 충격을 견디기 힘들었다'고 고백했다. 그 또한 몇 달 후 사망했다.

나는 후배의 아내와 신성일 씨를 탓할 생각이 전혀 없다. 그리고 두 쓸쓸한 죽음 앞에서 현대의학과 과도한 검진시스템을 탓할 생각도 전혀 없다. 나는 다만 '아주 단순한 방법이 있다'고 설득할 뿐이다. '진실은 아주 단순하다'고 설득할 뿐이다. 나의 의견은, 이 책의 저자 하비 다이아몬드 박사의 의견과 정확히 일치한다. 얼마 전 번역 출판한 더글라스 그라함 박사의 〈산 음식, 죽은 음식〉과도 정확히 일치한다. '살아 있는 음식을 먹어라'라는 것이다. 살아 있는 과일과 채소를 위주로 먹고 통곡물을 곁들인다면 질병과 비만이 사라진다는 것이다. 나 또한 15kg을 감량한 후 15년 동안 다시 살이 찌지 않았고, 병원 한 번 가지 않았으며 그 흔한 감기약 한 번 먹은 적이 없기 때문이다. 이 책의 추천사를 쓰신 지리산 농부의사 임동규 선생님도 똑같이 증언하고 있다.

독일 슈투트가르트 발레단의 수석발레리나로 활동했고 지금은 국립발레단 단장을 맡고 있는 강수진 씨는 이런 말을 했다. "어떤 분야든 정상에 오른 사람은 규칙적이고 지루한 인생을 가지고 있다."

너무도 많은 '세상의 혼탁한 음식'들이 조회수 수백만의 '먹방'들과 합세해서 호모 사피엔스의 정신을 어리둥절하게 만들고 있다. 그래서 어리석은 우리 인간은 만신창이가 된 뚱뚱한 몸을 이끌고 '용하다는 의사'를 찾거나 한 방에 해결해줄 '신비의 영약'을 찾기도 한다. 사람들은 묻는다. "그러면 단백질이 부족하지 않나요?", "미네랄은 어디서 얻나요?", "비타민D 영양제가 정말 필요 없다는 말인가요?" 인슐린은, 콜레스테롤은…? 나는 이런 질문들에 대한 대답으로 70년대에 유행했던 노래 '송학사'의 가사를 말해주고 싶다. "산모퉁이 바로 돌아 송학사 있거늘 무얼 그리 갈래갈래 깊은 산 속 헤매나…."

본질의 문제를 기술로 풀어서는 안 된다. 신(자연)은 어리석은 우리 인간에 의해 그렇게 기술적으로 분석되는 대상이 아니다. 시중에는 다이어트 비법과 특효약이 넘쳐난다. 많은 전문가들이 '특별한 비법'에 대해 말한다. 그러나 그런 기술적인 접근으로는 절대 본질에 접근할 수 없다. 후배의 아내와 신성일 씨가 문제를 본질적으로 풀려 했다면 그들은 절대 이른 죽음을 맞이하지 않았으리라 나는 확신한다.

발레리나 강수진 씨가 말한 정상에 오르는 방법이 그러한 것처럼, 비만과 질병을 기술적으로 접근해선 안 된다. 때론 규칙적이고 지루하지만 천천히 온몸에 스며드는 본질, 그 본질로 가는 한 가지 방향만 있을 뿐이다. 마치 우리의 인생이 그런 것처럼 말이다. 오늘 실패하면 내일 하면 된다. 이 또한 얼마나 행복한 일이던가.

이제 사이몬북스가 하비 다이아몬드 박사의 3번째 책을 출간한다. 나는 그의 책들 〈다이어트 불변의 법칙〉과 〈나는 질병 없이 살기로 했다〉를 통해서 인생을 통째로 바꾸었으며 '단순한 삶의 기쁨'을 몸으로 체득하게 되었다. 그리고 나처럼 인생을 바꾸었다는 수많은 독자들의 생생한 증언을 전화와 이메일로 받았다.

고교시절의 첫사랑을 수십 년 만에 만날 생각에 밤잠을 설치는 중년남자처럼, 이 책을 통해서 인생을 통째로 바꾸게 될 당신을 만날 생각에, 나는 지금 가슴이 설렌다.

강신원

참고자료

1. Abdulla, Mohammed, M.D., et al. "Nutrient Intake and Health Status of Vegans; Chemical Analyses of Diets Using the Duplicate Portion Sampling Technique." *American Journal of Clinical Nutrition*, Vol. 34, Nov. 1981, p. 2464.
2. Abernathy, R. P., Ph.D., et al. "Lack of Response to Amino Acid Supplements by Preadolescent Girls." *American Journal of Clinical Nutrition*, Vol. 25, Oct. 1972, p. 980.
3. Abramowski, O. L. M., M.D. *Fruitarian Diet and Physical Rejuvenation*. Wethersfield, Connecticut: Omangod Press, 1973.
4. ————. *Fruitarian Healing System*. Natal, South Africa: Essence of Health, 1976.
5. Accraido, Marcia M. *Light Eating for Survival*. Wethersfield,

Connecticut: Omangod Press, 1978.

6. "Acta." *Medicine Scandinavia*, Vol. 192, Sept. 1972, p. 231.

7. Agranoff, Bernard W., et al. "Diet and the Geographical Distribution of Multiple Sclerosis." *Lancet*, Vol. 2, Nov. 2, 1974, p. 1061.

8. Agres, Ted. *Your Food, Your Health*. Chicago: Inter-Direction Press, 1972.

9. Alcott, William A. *Forty Years in the Wilderness of Pills and Powders*. Boston: John P. Jewett & Co., 1859, p. 178.

10. ——————. *The Teacher of Health and the Laws of the Human Constitution*. Boston: D. S. King & Co., 1843, pp. 136, 358.

11. Alexandrou, Evangelos. *Yoga and You. San Jose*, California: Christananda Publishing Co., 1975.

12. Allard, Norman, Dr. "Exercise and Its Beneficent Role in Nutrition and Digestion." *Life Science Health System, Lesson #17*. Austin, Texas: Life Science, 1982.

13. Allen, Hannah. "Lesson #33, Why We Should Not Eat Animal Products in Any Form." In: *The Life Science health System*, by T. C. Fry. Austin, Texas: Life Science, 1984.

14. ——————. *The Happy Truth About Protein. Austin*, Texas: Life Science, 1976.

15. ——————. "Why We Should Not Eat Meat." *Life Science Health System, Lesson #32. Austin*, Texas: Life Science, 1983.

16. ------------------. "Why We Should Not Eat Animal Products." *Life Science Health System, Lesson #33*. Austin, Texas: Life Science,

1983.

17. Allen, Lindsay H., Ph.D., et al. "Protein-Induced Hyper-calcuria: A Long-Term Study." *American Journal of Clinical Nutrition*, Vol. 32, April 1979, p. 741.

18. Aloia, John F., M.D. "Exercise and Skeletal Health." *Journal of the American Geriatric Society*, Vol. 29, 1981, p. 104.

19. Aloia, John. F., M.D., et al. "Prevention of Involutional Bone Loss by Exercise." *Annals of Internal Medicine*, Vol. 89, Sept. 1978, p. 356.

20. Altchuler, Steven I., Ph.D. "Dietary Protein and Calcium Loss: A Review." *Nutrition Research*, Vol. 2, 1982, p. 193.

21. Alter, Milton, M.D., Ph.D., et al. "Multiple Sclerosis and Nutrition." *Archives of Neurology*, Vol. 31, Oct. 1974, p. 267.

22. Altman, Nathaniel. *Eating for Life*. Wheaton, Illinois: Theosophical Publishers, 1974.

23. "Aluminum Exposure & Neurological Abnormalities." *International Clinical Nutrition Review*, Vol. 3, No. 4.

24. American Cancer Society. *Nutrition and Cancer: Cause and Prevention*, A Special Report. Vol. 34, 1984, p. 121.

25. Anand, Chander Rekha, et al. "Effect of Protein Intake on Calcium Balance of Young Men Given 500mg Calcium Daily." *Journal of Nutrition*, Vol. 104, Jan./June 1974, p. 695.

26. Anderson, Bonnie M., M.Sc., et al, "The Iron and Zinc Status of Long Term Vegetarian Women." *American Journal of Clinical Nutrition*, Vol. 34, June 1981, p. 1042.

27. Anderson, J. "Update of HCF Diet Results." *HCF Newsletter*, Vol. 4, June 1982, Lexington, Kentucky.

28. Anderson, Joseph T., Ph.D., et al. "Independence of the Effects of Cholesterol and Degree of Saturation of the Fat in the Diet on Serum Cholesterol in Man." *American Journal of Clinical Nutrition*, Vol. 29, Nov. 1976, p. 1184.

29. Andrews, Arthur D. *Eat Your Way to Glowing Health*. Affton, Missouri: Good Life Publications, 1957.

30. Annand, J. C. "Further Evidence in the Case Against Heated Milk Protein, Atherosclerosis." *Journal of the College of General Practitioners*, Vol. 7, 1964, p. 386.

31. Appleton, Scott B., and Colin T. Campbell. "Inhibition of Aflatoxin Initiated Preneoplasmic Liver Lesions by Low Dietary Protein." *Nutrition and Cancer*, Vol. 3, No. 4, 1982, p. 200.

32. Arroyave, G. "Nutritive Values of Dietary Proteins: For Whom?" *Proceedings 9th International Congress of Nutrition* (Mexico), Vol. 1, 1972, p. 43.

33. Atkinson, Donald T. *Myth, Magic & Medicine*. Cleveland: World Publishing Co., 1956.

34. *Atlanta Journal*, Sept. 24, 1982.

35. Bach, Edward. *Heal Thyself*. London: Daniel, 1946.

36. Bahna, Sami L., M.D. *Allergies to Milk*. New York: Grune & Stratton, 1980.

37. Bahna, Sami L., M.D., *et al*. "Cow's Milk Allergy: Pathogenesis,

Manifestations, Diagnoses, and Management." *Advances in Pediatrics*, Vol. 25, 1978, p. 1.

38. Barlow, Wilfred. *The Alexander Technique*. New York: Warner Books, Inc., 1973.

39. Barnard, R. James, et al. "Response of Non Insulin Dependent Diabetic Patients to an Intensive Program of Diet and Exercise." *Diabetes Care*, Vol. 5, July/Aug. 1982, p. 370.

40. Baron, Samuel, M.D. *Medical Microbiology*. Menlo Park, California: Addison-Wesley Publishing Co., 1982.

41. Bartlett, R. W. *The Milk Industry*. New York: Ronald Press, 1946.

42. Bauman, Edward, et al. *The Holistic Health Handbook*. Berkeley, California: And/Or Press, 1978.

43. Bealle, Morris A. *The Drug Story*. Spanish Fork, Utah: The Hornet's Nest, 1949.

44. ---------------. *The New Drug Story*. Washington, D.C.: Columbia Publishing Co., 1958.

45. Bear, John, Ph.D. *Bear's Guide to Non-Traditional College Degrees*, 9th Edition. Berkeley, California: Ten speed Press, 1985.

46. Beasley, R. Palmer, et al. "Low Prevalence of Rheumatoid Arthritis in Chinese: Prevalence Survey in a Rural Community." *Journal of Rheumatology*, Vol. 10, Nov. 1983, p. 11.

47. Beighton, P. "Rheumatoid Arthritis in a Rural South African Population." *Annals of the Rheumatic Diseases*, Vol. 34, 1975, p. 136.

48. Beiler, Henry G. *Food Is Your Best Medicine*. New York: Random House, 1965.

49. Bell, G. *Textbook of Physiology and Biochemistry*, 4th Ed., p. 167. Baltimore, Ohio: Williams & Wilkins, 1959.

50. Bennett, John G. *Creative Thinking. Gloucestershire*, England: Coombe Springs Press, 1969.

51. ————. *Sex*. Gloucestershire, England: Coombe Springs Press, 1975.

52. Bennion, Lynn J., M.D., and Scott M. Grundy, M.D., Ph.D. "Risk Factors for the Development of Cholelithiasis in Man." *The New England Journal of Medicine*, Vol. 299, Nov. 1978, p. 1221.

53. Benton, Mike. "Proteins in the Diet." *Life Science Health System*, Lesson #8. Austin, Texas: Life Science, 1982.

54. Bernard, Raymond W. *Eat Your Way to Better Health*, Vol. I & II. Clarksburg, West Virginia: Saucerian, 1974.

55. ------------------. *Rejuvenation Through Dietetic Sex Control*. Natal, South Africa: Essence of Health, 1967.

56. *The Best of Food & Wine*. New York: American Express Food & Wine Magazine Corp., 1984.

57. *The Best of Food & Wine 1986 Collection*. New York: American Express Food & Wine Magazine Corp., 1986.

58. Bidwell, Victoria. *The Salt Conspiracy. Hollister*, California: Get Well-Stay Well Publications, 1986.

59. Bien, Edward J., *et al*. "The Relation of Dietary Nitrogen

Consumption to the Rate of Uric Acid Synthesis in Normal and Gouty Men." *Journal of Clinical Investigations*, Vol. 32, May 1, 1953, p. 778.

60. Bikle, Daniel D., M.D., Ph.D. "Bone Disease in Alcohol Abuse." *Annals of Internal Medicine*, Vol. 103, July 1985, p. 42.

61. Billings, John J., M.D. *The Ovulation Method*. Collegeville, Minnesota: The Liturgical Press, 1972.

62. Bircher-Benner, M. *Eating Your Way to Health*. Baltimore, Maryland: Penguin, 1973.

63. Biser, Samuel. "The Truth About Milk." *The Healthview Newsletter*, Vol. 14, Spring 1978, pp. 1-5.

64. Blume, Elaine. "Protein." *Nutrition Action*, Vol. 14, March 1987, p. 1.

65. Bolourchi, Simin, Ph.D., et al. "Wheat Flour as a Source of Protein for Adult Subjects." *American Journal of Clinical Nutrition*, Vol. 21, Aug. 1968, p. 827.

66. Bond, Harry C., M.D. *Natural Food Cookbook*. North Hollywood, California: Wilshire Book Co., 1974.

67. *Breads*. Alexandria, Virginia: Time-Life Books, 1981.

68. Bricker, Mildred L., et al. "The Protein Requirement of the Adult Rat in Terms of the Protein Contained in Egg, Milk and Soy Flour." *Journal of Nutrition*, Vol. 34, July/Dec. 1947, p. 491.

69. Bricklin, Mark. *The Practical Encyclopedia of Natural Healing*. Emmaus, Pennsylvania: Rodale Press, 1976.

70. Briscoe, Anne M., Ph.D., and Charles Ragan, M.D. "Effect of Magnesium. on Calcium Metabolism in Man." *American Journal of Clinical Nutrition*, Vol. 19, No. 5, Nov. 1966.

71. Broitman, Selwyn A., Ph.D., et al. "Polyunsaturated Fat, Cholesterol and Large Bowel Tumorigenesis." *Cancer*, Vol. 40, Nov. 1977, p. 2455.

72. Brooks, Karen. *The Complete Vegetarian Cookbook*. New York: Pocket Books, 1976.

73. Buisseret, P. D. "Common Manifestations of Cow's Milk Allergy in Children." *Lancet*, Vol. 1, Feb. 11, 1978, p. 304.

74. Burkitt, Denis P., F.R.C.S., F.R.C. "Some Diseases Characteristic of Modern Western Civilization." *British Medical Journal*, Vol. 1, Feb. 1973, p. 274.

75. Burstyn, P. G., and D. R. Husbands. "Fat Induced Hypertension in Rabbits, Effect of Dietary Fiber on Blood Pressure and Blood Lipid Concentration." *Cardiovascular Research*, Vol. 14, March 1980, p. 185.

76. Burton, Alec, Ph.D. "Milk." *Hygienic Review*, July 1974.

77. Buscaglia, Leo F., Ph.D. *Bus 9 to Paradise*. New York: Slack Inc., 1986.

78. ————. *Loving Each Other*. New York: Fawcett, 1984.

79. *Cancer Facts and Figures*. American Cancer Society, 1985.

80. Carmichael, Dan. "Milk Surplus Continues to Grow as Price Climbs Even Higher." *St. Petersburg Times*, June 3, 1982.

81. Carque, Otto. *Rational Diet*. Los Angeles: Times Mirror Press, 1923.

82. ——————. *Vital Facts About Food*. New Canaan, Connecticut: Keats, 1975.

83. Carrington, Hereward, Ph.D. *The History of Natural Hygiene*. Mokelhumne Hill, California: Health Research, 1964.

84. ------------------. *The Natural Food of Man*. Mokelhumne Hill, California: Health Research, 1963.

85. ——————. Vitality, *Fasting and Nutrition*. New York: Rebman Company, 1908.

86. Carroll, Kenneth K. "Experimental Evidence of Dietary Factors and Hormone Dependent Cancers." *Cancer Research*, Vol. 35, Nov. 1975, p. 3374.

87. Carter, Mary Ellen, and William McGarey. *Edgar Cayce on Healing*. New York: Warner Books, 1972.

88. "The Case Against Meat and Dairy." *Nutrition Health Review*, Vol. 35, July 1985, p. 4.

89. Cheraskin, Emanuel, M.D., W. Ringsdork, M.D., and J. W. Clark. *Diet and Disease*. Emmaus, Pennsylvania: Rodale Press, 1968.

90. Christiansen, Claus, Dr., et al. "Prevention of Early Post Menopausal Bone Loss: Controlled 2-Year Study in Normal Females." *European Journal of Clinical Investigation*, Vol. 10, Aug. 1980, p. 273.

91. Claire, Rosine. *French Gourmet Vegetarian Cookbook*. Millbrae, California: Celestial Arts, 1975.

92. Clark, Helen E., Ph.D., et al. "Nitrogen Balances of Adult Human

Subjects Fed Combinations of Wheat, Beans, Corn, Milk, and Rice." *American Journal of Clinical Nutrition,* Vol. 26, July 1973, p. 702.

93. Clements, John A., et al. "Prenatal Origin of the Respiratory Distress Syndrome (RDS)of Premature Infants." *Journal of Applied Physiology*, Vol. 12, March 1958, p. 262.

94. Coe, F. "Eating Too Much Meat Called Major Cause of Renal Stones." *Internal Medical News*, Vol. 12, 1979, p. 1.

95. Colgate, Doris. *The Barefoot Gourmet*. New York: Offshore Sailing School, 1982.

96. Collin, Rodney. *The Mirror of Light*. London: Stuart & Watkins, 1959.

97. Committee on Diet, Nutrition and Cancer: Assembly of Life Sciences National Research Council. *Diet, Nutrition and Cancer*. Washington, D.C.: National Academy Press, 1982.

98. Connor, W. "The Key Role of Nutritional Factors in the Prevention of Coronary Heart Disease." *Preventative Medicine*, Vol. 1, 1979, p. 49.

99. "Consensus Conference: Osteoporosis." *Journal of the American Medical Association*, Vol. 252, 1984, p. 799.

100. Coombs, R. R. A. and P. McLaughlan. "The Enigma of Cot Death: Is the Modified Anaphalaxis Hypothesis an Explanation for Some Cases?" *Lancet*, Vol. 1, June 19, 1982, p. 1388.

101. Cousins, Norman. *Anatomy of an Illness*. New York: Bantam Books, 1979.

102. ————. *The Healing Heart*. New York: Avon, 1984.

103. Crowley, Jerry. *The Fine Art of Garnishing*. Baltimore: Lieba Inc., 1978.

104. Cruse, Peter, et al. "Dietary Cholesterol Is Cocarcinogen for Human Colon Cancer." *Lancet*, Vol. 1, April 7, 1979, p. 752.

105. Cummings, J. H., et al. "The Effect of Meat Protein and Dietary Fiber on Colonic Function and Metabolism, Changes in Bowel Habit, Bile Acid Excretion, and Calcium Absorption." *American Journal of Clinical Nutrition*, Vol. 32, Oct. 1979, p. 2086.

106. Cunningham, Allan S. "Lymphomas and Animal Protein Consumption." *Lancet*, Vol. 2, Nov. 27, 1976, p. 1184.

107. Cunningham-Rundles, C. "Milk Precipitins, Circulating Immune Complexes and IgA Deficiency." *Proceedings National Academy of Science* (USA), Vol. 75, 1978, p. 3387.

108. Curtis, H. J. *Biological Mechanism of Aging*. Springfield, Illinois: C. C. Thomas, 1966.

109. D'Adamo, Janus, M.D. *One Man's Food*. New York: Richard Marek, 1980.

110. Daniell, Harry W., M.D. "Osteoporosis of the Slender Smoker: Vertebral Compression Fractures and Loss of Metacarpal Cortex in Relation to Post Menopausal Cigarette Smoking and Lack of Obesity." *Archives of Internal Medicine*, Vol. 136, March 1976, p. 298.

111. Dauphin, Lise, N.D. *Recettes Naturiste. Montreal*, Canada: Editions

Du Jour, 1969.

112. De Romana, Guillermo Lopez, et al. "Fasting and Post-prandial Plasma Free Amino Acids of Infants and Children Consuming Exclusive Potato Protein." *Journal of Nutrition*, Vol. 111, July/Dec. 1981, p. 1766.

113. Derrick, Fletcher C., Jr., M.D., and William C. Carter, III, M.D. "Kidney Stone Disease: Evaluation and Medical Management." *Postgraduate Medicine*, Vol. 66, Oct. 1979, p. 115.

114. DeVries, Herbert A. *Vigor Regained*. Englewood Cliffs, New Jersey: Prentice-Hall, 1974.

115. Diamond, Marilyn. *The Common Sense Guide to a New Way of Eating*. Santa Monica, California: Golden Glow Publishers, 1979.

116. "Diet and Stress in Vascular Disease." *Journal of the American Medical Association*, Vol. 176, 1961, p. 134.

117. "Diet and Urinary Calculi." *Nutrition Review*, Vol. 38, 1980, p. 74.

118. "Diet for the Prevention and Treatment of Cancer." *The Herald of Health*, Vol. 37, #421, July-Sept. 1914, p. 54.

119. Dole, Vincent P., et al. "Dietary Treatment of Hypertension, Clinical and Metabolic Studies of Patients on the Rice-Fruit Diet." *Journal of Clinical Investigation*, Vol. 29, June 12, 1950, p. 1189.

120. Donaldson, Charles, M.D., et al. "Effect of Prolonged Bed rest on Bone Mineral." *Metabolism*, Vol. 19, Dec. 1970, p. 1071.

121. Dreyfuss, John. "Majority of the World's Population Suffers Allergic Reactions to Milk." *Los Angeles Times*, Sept. 18, 1984.

122. Dwyer, Johanna T., D.Sc., et al. "Nutritional Status of Vegetarian Children." *American Journal of Clinical Nutrition*, Vol. 35, Feb. 1982, p. 204.

123. Dyer, Wayne, Dr. *Gifts from Eykis*. New York: Pocket, 1983.

124. ————. *What Do You Really Want for Your Children?* New York: William Morrow, 1985.

125. Eastman, Sandy. "Medications and Bone Loss." *Nutrition Health Review*, Vol. 35, June 1985, p. 5.

126. Edwards, Cecile H., Ph.D., *et al.* "Utilization of Wheat by Adult Man: Nitrogen Metabolism, Plasma, Amino Acids and Lipids." *American Journal of Clinical Nutrition*, Vol. 24, Feb. 1978, p. 181.

127. Ehrenreich, Barbara, and Deirdre English. *Witches, Midwives & Nurses*. Old Westbury, New York: The Feminist Press, 1973.

128. Esser, William L. *Dictionary of Man's Foods*. Chicago: Natural Hygiene Press, 1972.

129. Farb, Peter, and George Armelagos. *The Anthropology of Eating*, Boston: Houghton Mifflin Co., 1980.

130. Farnsworth, Steve. "Plan to Cut Milk Surplus Isn't Working." *Los Angeles Times*, March 5, 1984.

131. Fathman, George, and Doris Fathman. *Live Foods*. Beaumont, California: Ehret Literature Publishing, 1973.

132. Feingold, Ben F., M.D. *Why Your Child is Hyper-Active*. New York: Random House, 1974.

133. Ford, Marjorie Winn, Susan Hillyard, and Mary F. Knock. *Deaf*

Smith Country Cookbook. New York: Collier Books, 1974.

134. Fraser, David R. "The Physiological Economy of VD." *Lancet*, Vol. 1, April 30, 1983, p. 969.

135. Fredericks, Carlton, Ph.D. *Arthritis: Don't Learn to Live with It*. New York: Grosset & Dunlap, 1981.

136. Fritch, Albert J. *The Household Pollutants Guide*. New York: Anchor Books, Center for Science in the Public Interest, 1978.

137. *Fruits*. Alexandria, Virginia: Time-Life Books, 1983.

138. Fry, T. C. *High Energy Methods, Lessons 1-7*. Austin, Texas: Life Science, 1983.

139. ----------------. *Super Food for Super Health*. Austin, Texas: Life Science, 1976.

140. ----------------. *Superior Foods, Diet Principles and Practices for Perfect Health*. Austin, Texas: Life Science, 1974.

141. ----------------. *The Curse of Cooking*. Austin, Texas: Life Science, 1975.

142. ----------------. *The Great Water Controversy*. Austin, Texas: Life Science, 1974.

143. ————. *The Life Science Health System, Lessons 1-111*. Austin, Texas: Life Science, 1983.

144. ----------------. *The Myth of Medicine*. Austin, Texas: Life Science, 1974.

145. ————. *The Revelation of Health*. Austin, Texas: Life Science, 1981.

146. Fuchs, Nan K., Ph.D. *The Nutrition Detective*. Los Angeles: Jeremy P. Tarcher, 1985, p. 140.

147. Gainer, John, Dr. "Protein and Hardening of the Arteries." *Science News*, Aug. 21, 1971.

148. Gale, Bill. *The Wonderful World of Walking*. New York: William Morrow, 1979.

149. Gandhi, *Mahatma*. Mohan-Mala. India: Navajiuan Press, 1949.

150. Garrier, Robert. *Great Salads and Vegetables*. Sydney, Australia: Angus & Robertson, 1965.

151. Garrison, Omar V. *The Dictocrats*. Chicago: Books for Today, 1970.

152. Gaskin, Ina May. *Spiritual Midwifery*. Summertown, Tennessee: The Book Publishing Co., 1980.

153. Gerrard, J. W., D.M., F.R.C.P. "Milk Allergy: Clinical Picture and Familial Incidence." *Canadian Medical Association Journal*, Vol. 97, Sept. 23, 1967, p. 780.

154. Gewanter, Vera. *A Passion for Vegetables*. New York: Viking Press, 1980.

155. Giller, Robert M., M.D. *Medical Makeover*. New York: William Morrow, 1986.

156. Glaser, Ronald. *The Body Is the Hero*. New York: Random House, 1976.

157. Goodhart, Robert S., and Maurice E. Shils. *Modern Nutrition in Health and Disease*, 5th Ed. Philadelphia: Lea & Febiger, 1973.

158. ————. *Modern Nutrition in Health and Disease*. Philadelphia:

Lea & Febiger, 1980.

159. Graham, Sylvester, *et al. The Greatest Health Discovery*. Chicago: Natural Hygiene Press, 1972.

160. Gray, Henry, M.D. *Gray's Anatomy*. New York: Bounty Books, 1977.

161. Greenberger, N. "Effect of Vegetable and Animal Protein Diets on Chronic Hepatic Encephalopathy." *Digestive Diseases*, Vol. 22, 1977, p. 945.

162. Gross, Joy. *The Vegetarian Child*. New York: Lyle Stuart, 1983.

163. Guyton, Arthur C., M.D. *Physiology of the Body*. Philadelphia: W. B. Saunders, 1964.

164. ------------------. *Guidance Textbook of Medical Physiology*. Philadelphia: Saunders Publishing Co., 1981.

165. ------------------. *Physiology of the Human Body*. Philadelphia: Saunders College Publishing, 1984, p. 502.

166. ————. *Physiology of the Body*. Philadelphia: W. B. Saunders, 1981.

167. Harper, A. E., Ph.D. "Some Implications of Amino Acid Supplementation." *American Journal of Clinical Nutrition*, Vol. 9, Sept./Oct. 1961, p. 553.

168. Hart, P. M., and M. D'Arcy. "The Prevention of Pulmonary Tuberculosis Among Adults in England." *Lancet*, May 8, 1937, p. 1093.

169. Haurylewicz, Ervin J. "Mammary Tumorigenesis by High Dietary

Protein in Rats." *Nutrition Reports International*, Vol. 26, Nov. 1982, p. 793.

170. Hazard Susan, Ph.D. "Rheumatic Diseases." *Life Science Health System*. Lesson #72. Austin, Texas: Life Science, 1982.

171. ----------------. "Ulcers." *Life Science Health System*, Lesson #76. Austin, Texas: Life Science, 1983.

172. Heaney, Robert P., et al. "Effects of Nitrogen, Phosphorus and Caffeine on Calcium Balance in Women." *Journal of Laboratory and Clinical Medicine*, Vol. 99, 1982, p. 46.

173. ————. "Calcium Nutrition and Bone Health in the Elderly." *American Journal of Clinical Nutrition*, Vol. 36, Nov. 1982, p. 986.

174. *Heart Facts*. New York: American Heart Association, 1984.

175. Hegsted, D. M. "Minimum Protein Requirements of Adults." *American Journal of Clinical Nutrition*, Vol. 21, May 1968, p. 352.

176. Hegsted, D. M., Ph.D., et al. "Lysine and Methionine Supplementation of All-Vegetable Diets for Human Adults." *Journal of Nutrition*, Vol. 56, May/Aug. 1955, p. 555.

177. Hegsted, D. M. "Calcium and Osteoporosis." *Journal of Nutrition*, Vol. 116, Nov. 1986, p. 2316.

178. Hegsted, D. M., Ph.D., et al. "Protein Requirements of Adults." *Journal of Laboratory and Clinical Medicine*, Vol. 31, March 1946, p. 261.

179. Hegsted, Maren, et al. "Urinary Calcium and Calcium Balance in Young Men as Affected by Level of Protein and Phosphorus

Intake." *Journal of Nutrition*, Vol. 111. Jan./June 1981, p. 553.

180. Heritage, Ford. *Composition and Facts about Foods*. Mokelhumne Hill, California: Health Research, 1971.

181. Hightower, Jim. *Eat Your Heart Out*. New York: Random House, 1976.

182. Hill, M. "Colon Cancer: A Disease of Fiber Depletion or of Dietary Excess." *Digestion*, Vol. 11, 1974, p. 289.

183. Hill, P., et al. "Environmental Factors and Breast and Prostate Cancer." *Cancer Research*, Vol. 41, Sept. 1981, p. 3817.

184. Hill, Peter, Ph.D., et al. "Diet and Endocrine Related Cancer." *Cancer*, Vol. 39, April 1977, p. 1820.

185. Hinsworth, H. P. "The Physiological Activation of Insulin." *Clinical Science*, Vol. 1, 1933/1934, p. 1.

186. Hoffman, William S., et al. "Nitrogen Requirement of Normal Men on a Diet of Protein Hydrolysate Enriched with the Limiting Essential Amino Acids." *Journal of Nutrition*, Vol. 44. May/Aug. 1951, p. 123.

187. Holt, E. *Protein and Amino Acid Requirements in Early Life*. New York: University Press, 1960, p. 9.

188. *Hors d'Oeuvres*. Alexandria, Virginia: Time-Life Books, 1980.

189. Hotema, *Hilton*. Perfect Health. Natal, South Africa: Essence of Health, no date in book.

190. Hovannessian, A. T. *Raw Eating*. Tehran: Arshavir, 1967.

191. Howe, Jean M., Ph.D., et al, "Nitrogen Retention of Adults Fed Six

Grams of Nitrogen from Combinations of Rice, Milk, and Wheat." *American Journal of Clinical Nutrition*, Vol. 25, June 1972, p. 559.

192. Howell, W. H., M.D. *The Human Machine*. Ontario, Canada: Provoker Press, 1969.

193. Hunter, Beatrice T. *Consumer Beware: Your Food and What's Been Done to It*. New York: Simon & Schuster, 1972.

194. Hur, Robin A. *Food Reform – Our Desperate Need*. Herr-Heidelberg, 1975.

195. ————. "Osteoporosis: The Key to Aging." *Life Science Health System*, Lesson #32. Austin, Texas: Life Science, 1983.

196. Hurd, Frank J., D.C., and Rosalie Hurd, B.S. *Ten Talents*. Chisholm, Minnesota: Dr. & Mrs. Frank J. Hurd, 1968.

197. Illich, Ivan. *Medical Nemesis*. New York: Bantam, 1976.

198. Immerman, Alan M., Dr. "Vitamins: The Metabolic Wizards of Life Processes." *Life Science Health System*, Lesson #9. Austin, Texas: Life Science, 1982.

199. Ippoliti, Andrew F., M.D., et al. "The Effect of Various Forms of Milk on Gastric-Acid Secretions, Studies in Patients with Duodenal Ulcer and Normal Subjects." *Annals of Internal Medicine*, Vol. 84, March 1976, p. 286.

200. Irwin, M. Isabel, et al. "A Conspectus of Research on Protein Requirements of Man." *Journal of Nutrition*, Vol. 101, March 1971, p. 385.

201. Jackson, James C., M.D. *How to Treat the Sick Without Medicine*.

Dansville, New york: Austin, Jackson & Co., 1873, p. 307.

202. Jampolsky, Gerald G., M.D. *Love Is Letting Go of Fear*. Berkeley, California: Celestial Arts, 1979.

203. Johnson, Nancy E., et al. "Effect of Level of Protein Intake on Urinary and Fecal Calcium and Calcium Retention of Young Adult Males." *Journal of Nutrition*, Vol. 100, July/Dec. 1970, p. 1425.

204. Juan, David, M.D. "The Clinical Importance of Hypomagnesemia." *Surgery*, Vol. 91, No. 5, May 1982.

205. Kalikowski, B., et al. "Low Protein and Purine Free Diet in Acute Leukemia in Children." *Polish Medical Journal*, Vol. 5, 1966, p. 558.

206. Kamen, Betty, Ph.D. *Osteoporosis: What It Is, How to Prevent It, How to Stop It*. New York: Pinnacle, 1984.

207. Kempner, Walter, M.D. "Compensation of Renal Metabolic Dysfunction." *North Carolina Medical Journal*, Vol. 6, Feb. 1945, p. 61.

208. Khalsa, Siri V. K. *Conscious Cookery*. Los Angeles: Siri Ved Kaur Khalsa, 1978.

209. Kies, Constance, et al. "Determination of First Limiting Nitrogenous Factor in Corn Protein for Nitrogen Retention in Human Adults." *Journal of Nutrition*, Vol. 86, May/Aug. 1965, p. 350.

210. Kime, Zane R., M.D. *Sunlight*. Penryn, California: World Health Publications, 1981.

211. Knapp, John, M.D., *et al.* "Growth and Nitrogen Balance in Infants

Fed Cereal Proteins." *American Journal of Clinical Nutrition*, Vol. 26, June 1973, p. 586.

212. Kon, Stanislaw Kazimierz, and Aniela Klein. "The Value of Whole Potatoes in Human Nutrition." *Biochemical Journal*, Vol. 22, 1928, p. 258.

213. Kopple, J. D., et al. "Controlled Comparison of 20g and 40g Protein Diets in the Treatment of Chronic Uremia." *American Journal of Clinical Nutrition*, Vol. 21, June 1968, p. 553.

214. Korenblat, Phillip E., M.D. "Immune Responses of Human Adults After Oral and Parenteral Exposure to Bovine Serum Albumin." *Journal of Allergy*, Vol. 41, March 1968, p. 226.

215. Krauss, W. E., et al. "Studies on the Nutritional Value of Milk and the Effects of Pasteurization on Some of the Nutritional Properties of Milk." *Ohio Agriculture Experiment Station Bulletin #518*, Jan. 1933, p. 7.

216. Krok, Morris. *Amazing New Health System*. Natal, South Africa: Essence of Health, 1976.

217. ————. *Formula for Long Life*. Natal, South Africa: Essence of Health, 1977.

218. ————. *Fruit, the Food and Medicine for Man*. Natal, South Africa: Essence of Health, 1967.

219. ————. *Golden Path to Rejuvenation*. Natal, South Africa: Essence of Health, 1974.

220. ————. *Hatha Yoga*. Natal, South Africa: Essence of Health,

1975.

221. ————. *Health. Diet and Living on Air.* Natal, South Africa: Essence of Health, 1964.

222. ————. *Health Truths Eternal.* Natal, South Africa: Essence of Health, 1964.

223. Kulvinskas, Victoras. *Survival into the 21st Century.* Wethersfield, Connecticut: Omangod Press, 1975.

224. Laurel, Alicia B. *Living on the Earth.* New York: Vintage, 1971.

225. Leaf, Alexander, M.D. "Every Day Is a Gift When You Are Over 100." *National Geographic*, Vol. 1, 1973, pp. 93-119.

226. LeBoyer, Frederick. *Birth Without Violence.* New York: Alfred A. Knopf, 1975.

227. ————. *Loving Hands.* New York: Alfred A. Knopf, 1982.

228. Lee, Chung-Ja, Ph.D., et al. "Nitrogen Retention of Young Men Fed Rice With or Without Supplementary Chicken." *American Journal of Clinical Nutrition*, Vol. 24, March 1971, p. 318.

229. Lemlin, Jeanne. *Vegetarian Pleasures.* New York: Alfred A. Knopf, 1986.

230. Leonardo, Blanche. *Cancer and Other Diseases from Meat.* Santa Monica, California: Leaves of Healing, 1979.

231. Lewinnek, George E., M.D. "The Significance and a Comparative Analysis of the Epidemiology of Hip Fractures." *Clinical Orthopedics and Related Research*, Vol. 152, Oct. 1980, p. 35.

232. Lindahl, Olov, et al. "A Vegan Regimen with Reduced Medication

in the Treatment of Hypertension." *British Journal of Nutrition*, Vol. 52, July 1984, p. 11.

233. Linkswiler, H. "Calcium Retention of Young Adult Males as Affected by Level of Protein and of Calcium Intake." *Transcript New York Academy of Science*, Vol. 36, 1974, p. 333.

234. Linkswiler, Helen M. *Nutrition Review's Present Knowledge in Nutrition, 4th Ed.* The Nutrition Foundation, New York, 1976.

235. Littman, M. L., et al. "Effect of Cholesterol-Free, Fat-Free Diet and Hypocholesteremic Agents on Growth of Transplantable Tumors." *Cancer Chemotherapy Report*, Vol. 50, Jan./Feb. 1966, p. 25.

236. Longwood, William. *Poisons in Your Food.* New York: Pyramid, 1969.

237. Lotzof, L. "Dairy Produce and Coronary Artery Disease." *Medical Journal of Australia*, Vol. 1, June 30, 1973, p. 1317.

238. Lucas, Charles P., and Lawrence Power. "Dietary Fat Aggravates Active Rheumatoid Arthritis." *Clinical Research*, Vol. 29, Nov. 5/6/7, 1981, p. 754.

239. MacArthur, John R. *Ancient Greece in Modern America.* Caldwell, Idaho: The Caxton Printers Ltd., 1943.

240. Mallos, Tess. *Complete Middle East Cookbook.* New York: McGraw-Hill, 1982.

241. Margen, S., M.D., et al. "Studies in Calcium Metabolism, the Calciuretic Effect of Dietary Protein." *American Journal of Clinical Nutrition*, Vol. 27, June 1974, p. 584.

242. Marks, Geoffrey, and William K. Beatty. *The Precious Metals of Medicine*. New York: Charles Scribner's Sons, 1975.

243. Massey, Linda K., Ph.D., and Kevin J. Wise, B.S. "The Effect of Dietary Caffeine on Urinary Excretion of Calcium, Magnesium, Sodium and Potassium in Healthy Young Females." *Nutrition Research*, Jan./Feb. 1984, p. 43.

244. Mazess, Richard Z., Ph.D., et al. "Bone Mineral Content of North Alaskan Eskimos." *American Journal of Clinical Nutrition*, Vol. 27, Sept. 1974, p. 916.

245. McBean; Eleanor. *The Poisoned Needle*. Mokelhumne Hill, California: Health Research, 1974.

246. McCarter, Robert, Ph.D., and Elizabeth McCarter, Ph.D. "A Statement on Vitamins," "Vitamins and Cures," "Other Unnecessary Supplements." *Health Reporter*, Vol. 11, 1984, pp. 10, 24.

247. McClellan, Walter S., et al. "Prolonged Meat Diets with a Study of the Metabolism of Nitrogen, Calcium and Phosphorus." *Journal of Biological Chemistry*, Vol. 87, 1930, p. 669.

248. McConnell, R. "Genetic Aspects of Gastrointestinal Cancer." *Clinics in Gastroenterology*, Vol. 5, 1976, p. 483.

249. McDougall, John A., M.D. *McDougall's Medicine*. Piscataway, New Jersey: New Century Publishers, 1985, pp. 231-254.

250. ——————. *The McDougall Plan*. Piscataway, New Jersey: New Century Publishers, 1983.

251. McLaren, Donald S. "The Great Protein Fiasco." *Lancet*, Vol. 2, July

13, 1974, p. 93.

252. McNair, James. *Power Food.* San Francisco: Chronicle Books, 1986.

253. ——————. *Cold Pasta.* Sydney, Australia: Angus & Robertson, 1986.

254. Medvin, *Jeannine O. Prenatal Yoga and Natural Birth.* Albion, California: Freestone Publishing Co., 1974.

255. Mendelsohn, Robert S., M.D. *Confessions of a Medical Heretic.* New York: Warner Books, 1980.

256. ——————. *How to Raise a Healthy Child in Spite of Your Doctor.* Chicago: Contemporary Books, 1984.

257. "Milk Facts." *Milk Industry Foundation*, New York, 1946-1947.

258. Modesto, Ruby, and Guy Mount. *Not for Innocent Ears.* Arcadia, California: Sweetlight Books, 1980.

259. Montagna, Joseph F. *People's Desk References*, Vol. I & II. Lake Oswego, Oregon: Quest for Truth Publications, 1980.

260. Moore, W. "The Evaluation of Bone Density Findings in Normal Populations and Osteoporosis." *Trans American Clinical Climatological Association*, Vol. 86, 1974, p. 128.

261. Morash, Marian. *The Victory Garden Cookbook.* New York: Alfred A. Knopf, 1982.

262. *Morbidity & Mortality Weekly Report.* Center for Disease Control, Atlanta, Mar. 16, 1979.

263. Muktananda, Swami. *I Welcome You All With Love.* South

Fallsburg, New York: Syda Foundation – Om Namah Shivaya, 1978.

264. Murray, A. B. "Infant Feeding and Respiratory Allergy." *Lancet*, Vol. 1, Mar. 6, 1971, p. 497.

265. Nahas, A. M. El, and G. A. Coles. "Dietary Treatment of Chronic Renal Failure." *Lancet*, Vol. 1, March 8, 1986, p. 597.

266. Nasset, E. "Movement of the Small Intestines." *Medical Physiology*, 11th ed. St. Louis: C. V. Mosby, 1961.

267. National Geographic Society. *The Incredible Machine*. Washington, D.C.: National Geographic Society, 1986.

268. Newman, Laura, M.D. *Make Your Juicer Your Drugstore*. Simi Valley, California: Benedict Lust, 1972.

269. Nilas, L., M.D., *et al*. "Calcium Supplementation and Post Menopausal Bone Loss." *British Medical Journal*, Vol. 289, Oct. 27, 1984, p. 1103.

270. Nishizuka, Yasuaki. "Biological Influence of Fat Intake on Mammary Cancer and Mammary Tissue: Experimental Correlates." *Preventative Medicine*, Vol. 7, June 1978, p. 218.

271. Nolfi, Cristine, M.D. *My Experiences with Living Food*. Ontario, Canada: Provoker Press, 1969.

272. "Nutrition and Health." *Nutrition Health Review* #37, Jan. 1986, p. 17.

273. O'Brien, J. R., M.A., D.M., M.R.C.S., L.R.C.P. "Fat Digestion, Blood Coagulation, and Atherosclerosis." *American Journal of Medical*

Science, Vol. 234, Oct. 1957, p. 373.

274. Olefsky, Jerrold M., M.D. "Reappraisal of the Role of Insulin in Hypertriglyceridemia." *American Journal of Medicine*, Vol. 57, Oct. 1974, p. 551.

275. Orage, A. R. *On Love*. New York: Samuel Weiser, Inc., 1974.

276. Osborn, Thomas B., et al. "Amino Acids in Nutrition and Growth." *Journal of Biological Chemistry*, Vol. 17, 1914, p. 325.

277. Oyster, Nancy, et al. "Physical Activity and Osteoporosis in Post Menopausal Women." *Medicine and Science in Sports and Exercise*, Vol. 16, No. 1, 1985.

278. Page, Melvin, and H. L. Abrams. *Your Body Is Your Best Doctor*. New Canaan, Connecticut: Keats, 1972.

279. Parham, Barbara. *What's Wrong with Eating Meat?* Denver, Colorado: Ananda Marga Publications, 1979.

280. Parish, W. E., B.A., B.V.Sc., et al. "Hypersensitivity to Milk and Sudden Death in Infancy." *Lancet*, Vol. 2, Nov. 19, 1960, p. 1106.

281. Parke, A. L., M.B., F.R.C.P., and G. R. V. Hughes, M.D., F.R.C.P. "Rheumatoid Arthritis and Food: A Case Study." *British Medical Journal*, Vol. 22, June 20, 1981, p. 2027.

282. Parrette, Owen S., M.D. *Why I Don't Eat Meat*. St. Catherines, Ontario: Provoker Press, 1972.

283. Pasley, Salley. *The Tao of Cooking*. Berkeley, California: Ten Speed Press, 1982.

284. *Pasta*. Alexandria, Virginia: Time-Life Books, 1980.

285. Paterson, C. "Calcium Requirements in Man: A Critical Review." *Postgraduate Medical Journal*, Vol. 54, 1978, p. 244.

286. Patrick, Lee T. "Pets Vulnerable to Human Ailments." *Nutrition Health Review*, Vol. 35, June 1985, p. 8.

287. Paulsen, Jane H. *Working Pregnant*. New York: Fawcett, 1984.

288. Pearce, Joseph Chilton. *Magical Child*. New York: E. P. Dutton, 1977.

289. ————. *Magical Child Matures*. New York: E. P. Dutton, 1985.

290. Peck, M. Scott, M.D. *The Road Less Traveled*. New York: Simon & Schuster, 1978.

291. Pelletier, Kenneth R. *Healthy People in Unhealthy Places: Stress and Fitness at Work*. New York: Delacorte Press, 1984.

292. Pike, M. C., Ph.D., *et al*. "Age at Onset of Lung Cancer: Significance in Relation to Effect of Smoking." *Lancet*, Mar. 27, 1965.

293. Pinkney, Callan. *Callanetics*. New York: William Morrow, 1984.

294. Pixley, Finoa, *et al*. "Effect of Vegetarianism on Development of Gall Stones in Women." *British Medical Journal*, Vol. 291, July 6, 1985, p. 11.

295. Pottenger, F. M., Jr. "The Effects of Heated, Processed Foods and Vitamin D Milk on the Dental Facial Structure of Experimental Animals." *American Journal of Orthodontics and Oral Surgery*, Aug. 1946.

296. *Poultry*. Alexandria, Virginia: Time-Life Books, 1978.

297. Prosser, C. *Comparative Animal Physiology*, 2nd ed. St. Louis: W. B.

Saunders, 1961, p. 61.

298. "Protein and Salt: Calcium Thieves." *Nutrition Health Review*, Vol. 35, June 1985, p. 4.

299. Puska, Pekka, et al. "Controlled Randomized Trial of the Effect of Dietary Fat on Blood Pressure." *Lancet*, Vol. 1, Jan. 1/8, 1983, p. 2.

300. Ramtha. *Ramtha*. Eastsound, Washington: Sovereignty Inc., 1986.

301. Randolph, Theron G., M.D., and Ralph W. Moss, Ph.D. *An Alternative Approach to Allergies*. New York: Lippincott/Crowell, 1979.

302. Reddy, Bandaru S., Ph.D., et al. "Metabolic Epidemiology of Large Bowel Cancer." *Cancer*, Vol. 42, Dec. 1978, p. 2832.

303. Reddy, Vinodini, M.D., D.C.H. "Lysine Supplementation of Wheat and Nitrogen Retention in Children." *American Journal of Clinical Nutrition*, Vol. 24, Oct. 1971, p. 1246.

304. Rensberger, Boyce. "Research Yields Surprises About Early Human Diets." *The New York Times*, May 15, 1979.

305. Reuben, David, M.D. *Everything You Always Wanted to Know About Nutrition*. New York: Avon, 1979.

306. Richards, Valerie. "The Dietary Dilemma." *Nutrition Health Review*, Vol. 29, Jan. 1984.

307. Richter, Vera. *Cook-Less Book*. Ontario, Canada: Provoker Press, 1971.

308. Rüs, Bente, M.D., et al. "Does Calcium Supplementation Prevent Post Menopausal Bone Loss?" *The New England Journal of*

Medicine, Vol. 316, Jan. 22, 1987, p. 173.

309. Roberts, H. "Potential Toxicity Due to Dolomite and Bonemeal." *Southern Medical Journal*, Vol. 76, 1983, p. 556.

310. Robertson, W. "The Role of Affluence and Diet in the Genesis of Calcium-Containing Stones." *Forteschritte der Urologie and Nephrologie*, Vol. 11, 1979, p. 5.

311. Robinson, Victor. *The Story of Medicine*. New York: The New Home Library, 1943.

312. Rombauer, Irma S., and Marion R. Becker. *Joy of Cooking*. New York: Signet, 1973.

313. Rose, William C., *et al.* "The Amino Acid Requirements of Adult Man – The Role of the Nitrogen Intake." *Journal of Biological Chemistry*, Vol. 217, Nov./Dec. 1955, p. 997.

314. Rosenblum, Art. *The Natural Birth Control Book*. Philadelphia: Aquarian Research Foundation, 1982.

315. Rothschild, Bruce M., and Alfonse T. Masi. "Pathogenesis of Rheumatoid Arthritis: A Vascular Hypothesis." *Seminar Arthritis Rheumatoid*, Vol. 12, Aug. 1982, p. 11.

316. Rouse, Ian L., *et al.* "Blood Pressure Lowering Effect of a Vegetarian Diet: Controlled Trial in Normotensive Subjects." *Lancet*, Vol. 1, Jan. 1/8, 1983, p. 5.

317. Sacca, Joseph D., M.D., F.A.C.A. "Acute Ischemic Colitis Due to Milk Allergy." *Annals of Allergy*, Vol. 29, May 1971, p. 268.

318. Sahni, Julie. *Classic Indian Cooking*. New York: William Morrow,

1980.

319. *Salads.* Alexandria, Virginia: Time-Life Books, 1980.

320. Sandler, Sandra and Bruce. *Home Bakebook of Natural Breads and Cookies.* Harrisburg, Pennsylvania: Stackpole, 1972.

321. Sandoz, Mari. *These Were the Sioux.* New York: Dell, 1961.

322. Scharffenberg, John A., M.D. *Problems with Meat.* Santa Barbara, California: Woodridge Press, 1979.

323. Schell, Orville. *Modern Meat.* New York: Random House, 1984.

324. Schuette, Sally A., *et al.* "Studies on the Mechanism of Protein-Induced Hypercalciuria in Older Men and Women." *Journal of Nutrition*, Vol. 110, Jan./June 1980, p. 305.

325. Schuller, Robert. *The Be Happy Attitudes.* Waco, Texas: Word Books, 1985.

326. Schuman, L. M., and J. S. Mandel. "Epidemiology of Prostate Cancer in Blacks." *Preventative Medicine*, Vol. 9, Sept. 1980, p. 630.

327. Select Committee on Nutrition and Human Needs, U.S. Senate. *Dietary Goals for the United States.* Washington, D.C.: U.S. Government Printing Office, 1977.

328. Shah, P. J. R., and Rosemary Farren. "Dietary Calcium and Idiopathic Hypercalciuria." *Lancet*, Vol. 1, April 4, 1981, p. 786.

329. Shapiro, Jay R., M.D. "Osteoporosis: Evaluation of Diagnosis and Therapy." *Archives of Internal Medicine*, Vol. 135, April 1975, p. 563.

330. Shelton, Herbert M., Ph.D. "Are Humans Meat Eaters?" *The Life*

Science Health System, Lesson #88. Austin, Texas: Life Science, 1983.

331. ————. *Exercise*. Chicago: Natural Hygiene Press, 1971.

332. ————. "The Digestion of Milk." *Hygienic Review*, Aug. 1969.

333. ————. *Human Beauty, Its Culture and Hygiene*. San Antonio, Texas: Dr. Shelton's Health School, 1968.

334. ————. *Human Life, Its Philosophy and Laws*. Mokelhumne Hill, California: Health Research, 1979.

335. ----------------. *The Hygienic Care of Children*. Bridgeport, Connecticut: Natural Hygiene Press, 1981.

336. --------------. *The Hygienic System*, Vol. I, II, & III. San Antonio, Texas: Dr. Shelton's Health School, 1934.

337. ————. *The Natural Cure of Cancer*. San Antonio, Texas: Dr. Shelton's Health School, 1935.

338. ---------------. *Natural Hygiene, Man's Pristine Way of Life*. San Antonio, Texas: Dr. Shelton's Health School, 1968.

339. ————. *Principles of Natural Hygiene*. San Antonio, Texas: Dr. Shelton's Health School, 1964.

340. ————. *Rubies in the Sand*. San Antonio, Texas: Dr. Shelton's Health School, 1961.

341. ————. *Superior Nutrition*. San Antonio, Texas: Dr. Shelton's Health School, 1951.

342. Sherman, Henry C., M.D. *Essentials of Nutrition*, 4th ed. New York: Macmillan, 1957.

343. Shettles, Landrum B., M.D., and David M. *Rorvik. How to Choose the Sex of Your Baby*. Garden City, New York: Doubleday, 1984.

344. Shillam, K. W., et al. "The Effect of Heat Treatment on the Nutritive Value of Milk for the Young Calf: The Effect of Ultra-High Temperature Treatment and of Pasteurization." *British Medical Journal*, Vol. 14, Nov. 10, 1960, p. 403.

345. Shippen, Katherine B. *Men of Medicine*. New York: New Viking, 1957.

346. Simmons, Richard. *Reach for Fitness*. New York: Warner Books, 1986.

347. Singer, Peter, and Jim Mason. *Animal Factories*. Bridgeport, Connecticut: Natural Hygiene Press, 1980.

348. Singh, Charan. *The Master Answers*. New Delhi, India: R. S. Satsang Beas, 1966.

349. Singh, Inder, M. B. Rangoon, F.R.F.P.S., M.R.C.P.E. "Low-Fat Diet and Therapeutic Doses of Insulin in Diabetes Mellitus." *Lancet*, Vol. 1, Feb. 26, 1955, p. 422.

350. Sirtori, C. R., et al. "Soybean Protein Diet in the Treatment of Type II Hyperdipoproteinemia." *Lancet*, Vol. 1, Feb. 5, 1977, p. 275.

351. Sivamanda, Swami. *Bhagavad Gita*. Bombay, India: Divine Life Society, 1983.

352. Smith, Everett L., Jr. "Physical Activity and Calcium Modalities for Bone Mineral Increase in Aged Women." *Medical Science of Sports and Exercise*, Vol. 13, 1981, p. 60.

353. Smith, Jeff. *The Frugal Gourmet*. New York: William Morrow, 1984.

354. "Smoking, Alcohol and Bone Degeneration." *Nutrition Health Review*, Vol. 35, June 1985, p. 4.

355. *Snacks & Sandwiches*. Alexandria, Virginia: Time-Life Books, 1980.

356. Solomon, L., M.D., F.R.C.S., *et al*. "Rheumatic Disorders in the South African Negro, Rheumatoid Arthritis and Ankylosing Spondylitis." *South African Medical Journal*, Vol. 49, July 26, 1975, p. 1292.

357. Solomon, L. "Osteoporosis and Fracture of the Femoral Neck in the South African Bantu." *Journal of Bone and Joint Surgery*, Vol. 50B, Feb. 1968, p. 2.

358. *Soups*. Alexandria, Virginia: Time-Life Books, 1979.

359. *Southern California Dental Association Journal*, Vol. 31, No. 9, Sept. 1963.

360. Spencer, R. P. *The Intestinal Tract*. Springfield, Illinois: Charles Thomas Publishers, 1960.

361. Spenser, James T., Jr., M.D. "Hyperlipoproteinemias in the Etiology of Inner Ear Disease." *Laryngoscope*, Vol. 85, Jan. 11, 1973, p. 639.

362. Stevenson, J. C., and M. I. Whitehead. "Post Menopausal Osteoporosis Regular Review." *British Medical Journal*, Vol. 285, Aug. 28/Sept. 4, 1982, p. 585.

363. Stroud, R. M., et al. "Comprehensive Environmental Control and

Its Effect on Rheumatoid Arthritis." *Clinical Research*, Vol. 28, Nov. 6/7/8, 1980, p. 791.

364. Studervant, Richard A. L., M.P.U. "Increased Prevalence of Choletithiasis in Men Ingesting a Serum Cholesterol Lowering Diet." *The New England Journal of Medicine*, Vol. 288, Jan. 4, 1973, p. 24.

365. Su-Huei, Huang. *Chinese Appetizers and Garnishes*. Taipei, Taiwan: Huang Su-Huei, 1983.

366. Sunset International. *Vegetarian Cookbook*. Menlo Park, California: Lane Publishing, 1983.

367. Swank, Roy L., M.D., Ph.D. "Multiple Sclerosis: Twenty Years on Low Fat Diet." *Archives of Neurology*, Vol. 23, Nov. 1970, p. 460.

368. Sweeny, Shirley J., M.D. "Dietary Factors That Influence the Dextrose Tolerance Test." *Archives of Internal Medicine*, Vol. 40, 1927, p. 818.

369. "Symposium on Human Calcium Requirements: Council on Foods and Nutrition." *Journal of the American Medical Association*, Vol. 185, 1963, p. 588.

370. Talamini, R., et al. "Obesity, Milk and Cancer in Italy." *British Journal of Cancer*, Vol. 53, 1986, p. 817.

371. Tannahill, Reay. *Food in History*. New York: Stein & Day, 1981.

372. Thomas, Anna. *The Vegetarian Epicure*, Books I & II. New York: Alfred A. Knopf, 1972.

373. Tilden, John H., M.D. *Toxemia Explained*. Denver, Colorado:

Health Research, 1926.

374. ————. Food: *Its Composition, Preparation. Combination* ... Denver: J. H. Tilden, 1916, p. 211.

375. ————. "Cancer." *A Stuffed Club*, Vol. 1, 1900-1901, p. 28. Also references in Vols. 3, 10, 12-15. A Stuffed Club becomes Philosophy of Health in Vol. 16. Philosophy of Health Vols. 18, 19, 21 also contain references to cancer.

376. Tobe, John H. *Hunza: Adventures in a Land of Paradise*. Ontario, Canada: Provoker Press, 1971.

377. Tommori, J., and Pal Osvath, Hajnalka Marton, and Helga Lehotzky. "Study of the Frequency of Cow's Milk Sensitivity in the Families of Milk-Allergic and Asthmatic Children." *Acta Allergol*, Vol. 28, July 1973, p. 107.

378. Trail, Russell T., M.D. *The Hygienic System*. Battle Creek, Michigan: The Office of the Health Reformer, 1872.

379. ————. *The Hydropathic Encyclopedia*. New York: Fowlers & Wells, 1854, p. 347.

380. Trop, Jack D. *Please Don't smoke in our House*. Chicago: Natural Hygiene Press, 1976.

381. ————. *You Don't Have to Be Sick*. New York: Julian Press, 1961.

382. Truelove, S. C., M.D., M.R.C.P. "Ulcerative Colitis Provoked by Milk." *British Medical Journal*, Vol. 1, 1961, p. 154.

383. Truswell, A. Stewart, M.D., et al. "The Nutritive Value of Maize

Protein for Man." *American Journal of Clinical Nutrition*, Vol. 10, Feb. 1962, p. 142.

384. Tzu, Lao. *Tao Teh King*. New York: Frederick Ungar Pub1ishing Co., 1972.

385. United Nations Food and Agriculture Organization. *FAO Production Yearbook*, Vol. 37, 1984, p. 263.

386. ----------------. *Food Balance Sheets: 1979-1981 Average*. Rome, 1984.

387. United States Senate Report: *Dietary Goals for the U.S.* Washington, D.C.: Government Printing Office, 1977.

388. Upton, Arthur C., M.D., Director National Cancer Institute. Statement on the Status of the Diet, Nutrition and Cancer Program Before the Subcommittee on Nutrition. Senate Committee on Agriculture, Nutrition and Forestry, Oct. 2, 1972.

389. "Urinary Calcium and Dietary Protein." *Nutrition Review*, Vol. 38, 1980, p. 9.

390. Vanecek, Karel, and Alois Zapletal. "Sensibilization of Guinea Pigs with Cow's Milk as a Model of Sudden Death in Infants and Children." *Acta University Carolina Medica*, Vol. 13, 1967, p. 207.

391. *Vegetables*. Alexandria, Virginia: Time-Life Books, 1979.

392. Verrett, Jacqueline, and Jean Carper. *Eating May Be Hazardous to Your Health*. New York: Simon & Schuster, 1974.

393. Wachman, Ammon, M.D., and Daniel B. Bernstein, M.D. "Diet and Osteoporosis." *Lancet*, Vol. #1, May 4, 1968, p. 958.

394. Walker, Alan, Dr. "Research Yields Surprises About Early Human Diets." *New York Times*, May 15, 1979.

395. Walker, Alexander R. P., D.Sc. "Colon Cancer and Diet with Special Reference to Intakes of Fat and Fiber." *American Journal of Clinical Nutrition*, Vol. 29, Dec. 1976, p. 1417.

396. ------------------. "The Human Requirement of Calcium: Should Low Intakes Be Supplemented?" *American Journal of Clinical Nutrition*, Vol. 25, May 1972, p. 518.

397. ---------------. "Osteoporosis and Calcium Deficiency." *American Journal of Clinical Nutrition*, Vol. 16, Mar. 1965, p. 327.

398. Walker, A. R. P., et al. "The Influence of Numerous Pregnancies and Lactations on Bone Dimensions in South African Bantu and Caucasian Mothers." *Clinical Science*, Vol. 42, Feb. 1972, p. 189.

399. Walker, N. W., D.Sc. *Become Younger*. Phoenix, Arizona: Norwalk Press, 1949.

400. -----------------. *Diet and Salad Suggestions*. Phoenix, Arizona: Norwalk Press, 1971.

401. ——————. *Fresh Vegetables and Fruit Juices*. Phoenix, Arizona: Norwalk Press, 1978.

402. ——————. *Natural Weight Control*. Phoenix, Arizona: O'Sullivan Woodside & Co., 1981.

403. ------------------. *Vibrant Health*. Phoenix, Arizona: O'Sullivan Woodside & Co., 1972.

404. ------------------, *Water Can Undermine Your Health*. Phoenix,

Arizona: O'Sullivan Woodside & Co., 1974.

405. Walker, Ruth M., et al. "Calcium Retention in the Adult Human Male as Affected by Protein Intake." *Journal of Nutrition*, Vol. 102, July/Dec. 1972, p. 1297.

406. Walser, Mackinzie, M.D. "Does Dietary Therapy Have a Role in the Predialysis Patient?" *American Journal of Clinical Nutrition*, Vol. 33, July 1980, p. 1629.

407. Weisburger, John H., Ph.D., B.S., et al. "Nutrition and Cancer – On the Mechanisms Bearing on Causes of Cancer of the Colon, Breast, Prostate and Stomach." *Bulletin New York Academy of Medicine*, Vol. 56, Oct. 1980, p. 673.

408. Welch, Raquel. *Raquel*. New York: Fawcett, 1984.

409. Whitaker, Julian M., M.D. *Reversing Heart Disease*. New York: Warner Books, 1985.

410. White, Ellen G. *Counsels on Health*. Mountain View, California: Pacific Press Publishing Association, 1923.

411. "Whole Milk Linked with Cancer." *Nutrition Health Review*, Spring 1983.

412. Wigmore, Ann. *Be Your Own Doctor*. Boston: Hippocrates Health Institute, 1973.

413. ——————. *Recipes for Longer Life*. Wayne, New Jersey. Avery Publishing Group, 1978.

414. Wilder, Alexander. *History of Medicine*. New Sharon, Maine: New England Eclectic Publishers, 1901.

415. Williamson, Francis. "Exercise and Activity for Bone Health." *Nutrition Health Review*, Vol. 35, June 1985, p. 3.

416. ———. "Osteoporosis: The Silent Thief of Body and Bone." *Nutrition Health Review*, Vol. 35, June 1985, p. 2.

417. Winter, Ruth. *Beware of the Food You Eat*. New York: Signet, 1971.

418. Woolsey, Raymond H. *Meat on the Menu, Who Needs It?* Washington, D.C.: Review & Herald Publishing, 1974.

419. Wright, Ralph, M.D., D.Phil., M.R.C.P., et al. "A Controlled Therapeutic Trial of Various Diets in Ulcerative Colitis." *British Medical Journal*, Vol. 2, July 17, 1965, p. 138.

420. Wynder, E. "The Dietary Environment and Cancer." *Journal of American Dietetic Association*, Vol. 71, 1977, p. 385.

421. Yerushamy, J., Ph.D., and Herman E. Hilleboe, M.D. "Fat in the Diet and Mortality from Heart Disease." *New York State Journal of Medicine*, Vol. 57, July 15, 1957, p. 2343.

422. Yudkin, John, M.D. *Sweet and Dangerous*. New York: Bantam, 1972.

423. Zollner, N. "Diet and Gout." *Proceedings of the 9th International Congress of Nutrition* (Mexico), Vol. 1, 1972, p.267.

하비 다이아몬드 박사의
자연치유 불변의 법칙
독소가 빠지면 비만과 질병은 저절로 사라진다

초판 1쇄 발행 2020년 7월 10일
초판 5쇄 발행 2023년 10월 1일

지은이 하비 다이아몬드
옮긴이 이문희, 강신원
디자인 책만드는사람(010-5526-0928)
교정 김우현(010-4356-5100)
펴낸곳 사이몬북스
펴낸이 강신원
출판등록 2006년 5월 9일 제16-3895호
주소 서울시 영등포구 영등포로 150, 생각공장 당산 B동 1212호
전화 02-337-6389
팩스 02-325-7282
이메일 simonbooks@naver.com

등록번호 ISBN 979-11-87330-17-2 13510

*** 잘못된 책은 구입처에서 바꾸어 드립니다.**
*** 값은 뒤표지에 있습니다.**